普通高等学校"十三五"省级规划教材

MEDICAL PHYSICS

医用物理学

第②版

主 编 魏 杰

副主编 孙亚娟 方立铭 张拥军

编 委（以姓氏笔画为序）

王 奕 安徽医科大学

方立铭 皖南医学院

孙亚娟 安徽理工大学理学院

李 斌 蚌埠医学院

吴跃胜 蚌埠医学院

张拥军 蚌埠医学院

欧阳君 蚌埠医学院

施 灿 皖南医学院

韩东强 中国药科大学理学院

喀蔚波 北京大学医学部

魏 杰 蚌埠医学院

中国科学技术大学出版社

内 容 简 介

本书按照教育部高等学校物理与天文学教学指导委员会的相关要求编写而成,包括物体的弹性、流体的运动、振动、波动和声、分子动理论、静电场、稳恒磁场、直流电路、电磁感应与电磁波、波动光学、几何光学、激光及其医学应用、量子物理基础、X射线、原子核与放射性、热力学基础等内容。结构上以"引例—回答引例提出的问题—拓展知识"串联各章的物理知识和医学知识,附有与当前科技进步相关的图片、小知识、知识拓展等内容,并增加了电子教学相关内容。

本书适合高等医药院校及综合性大学的临床医学、药学、检验、预防医学、口腔、影像、麻醉、眼视光、法医、信息管理、护理学等本科专业的教学,也可作为医药院校生命科学等其他相关专业的师生和研究工作者的参考用书。

图书在版编目(CIP)数据

医用物理学/魏杰主编. —2 版. —合肥:中国科学技术大学出版社,2019.2
(2023.1 重印)
普通高等学校"十三五"省级规划教材
ISBN 978-7-312-03986-7

Ⅰ.医… Ⅱ.魏… Ⅲ.医用物理学—医学院校—教材 Ⅳ.R312

中国版本图书馆 CIP 数据核字(2019)第 007370 号

出版	中国科学技术大学出版社
	安徽省合肥市金寨路 96 号,230026
	http://press.ustc.edu.cn
	https://zgkxjsdxcbs.tmall.com
印刷	安徽国文彩印有限公司
发行	中国科学技术大学出版社
经销	全国新华书店
开本	710 mm×1000 mm 1/16
印张	23
字数	450 千
版次	2014 年 2 月第 1 版 2019 年 2 月第 2 版
印次	2023 年 1 月第 8 次印刷
定价	45.00 元

第2版前言

  本书是安徽省规划教材,第1版在多年的使用中收到了很好的教学效果,然后经过多次修订,终形成此第2版。

  再版的原则是在保持原书五大特色不变、基本内容不变、编写目的(尽量易懂、易学、有趣)不变的基础上,增加一些跟进时代的新元素。书中增加了二维码,把编者多年精心制作的各种动画、录像、PPT课件以及习题详细解答等内容嵌入各章节设置的二维码中,读者可以通过扫描二维码,在手机上观看;在几乎不增加教材厚度的基础上大大丰富了书本的内容,以此提升学生的学习兴趣,帮助他们较好地掌握和理解相关的物理知识、物理过程。本书相当于集教材、习题指导书及教学视频于一体。

  本版共增加动画32个、录像5个,增加部分章节的PPT课件5个,增加习题78道,详细解答习题268道,增补一章内容——第16章"热力学基础"。

  本书动画、录像、PPT课件全部由魏杰制作完成。各章内容及习题解答编写分工如下:

  第1,4,5,16章:魏杰,欧阳君;

  第2章:方立铭,施灿;

  第3,7章:孙亚娟;

  第6章:王奕;

  第8,9,10,14章:张拥军;

  第11章:魏杰;

  第12章:韩东强,欧阳君;

  第13,15章:喀蔚波,欧阳君。

  由于编者水平有限,书中难免有疏漏之处,恳请读者批评指正。

编　者

2018年10月

前　　言

"医用物理学"是医药院校的重要基础课程,也是物理学的重要分支学科,是物理学与医学相结合形成的交叉学科。编者根据目前的教育现状,在现有的"医学物理学"多媒体课件的基础上,总结多年的教学改革经验,吸取国内外相关教材的优点,编写了本书。

本书根据高等学校物理学与天文学教学指导委员会编制的《理工科大学物理课程教学基本要求》(2010年版),并结合医药类专业物理课程的特点编写而成,在内容的选取和编写方法上特色鲜明。

(1) 强调基础性:适当降低数学要求与物理难度,适应现代医学教育对医学专业学生的培养要求。

(2) 注重实用性:在注重保持物理学的基本理论体系的同时,兼顾医学专业学生的知识结构,将物理学知识与其在医学中的应用紧密结合,既能体现物理学在医学中的重要性,也能体现医学在物理学中的表达。

(3) 突出先进性,增加可读性及趣味性:在保持物理学知识系统性、完整性及科学性的基础上,设置了一些能激发学生兴趣的简单易懂的小知识点,并添加了一些与章节内容相关的、精美有趣的、与当前科技进步有关的图片及知识拓展等内容。

(4) 增加资料性:每章出现的科学家名字都有相关的简单生平介绍,对某些物理医学的相关技术做了历史性的追溯,以培养学生对本学科的学习兴趣。

(5) 编写模式新颖且易于教学:每章以问题开头(这是本书的主要特色),所提的问题与该章内容有关,有趣味性的,有生活化的,有关于医学应用的,问题一般多于三个,能激发读者的好奇心,使读者带着问题阅读。

本书由多名作者编写而成,各章内容分工如下:

第1章:李斌,魏杰;

第2,8~10,14章:张拥军;

第 3,7 章:孙亚娟;

第 4,5,11 章:魏杰;

第 6 章:王奕;

第 12 章:韩东强;

第 13,15 章:喀蔚波。

本书分物体的弹性、流体的运动、振动、波动和声、分子动理论、静电场、稳恒磁场、直流电路、电磁感应与电磁波、波动光学、几何光学、激光及其医学应用、量子物理基础、X 射线、原子核与放射性等 15 章内容。

本书适合高等医药院校及综合性大学的临床医学、药学、检验、预防医学、口腔、影像、麻痹、眼视光、法医、信息管理、护理学等本科专业的教学,也可作为医药院校生命科学等其他相关专业的师生和研究工作者的参考用书。

由于编者水平有限,书中难免有疏漏和谬误之处,恳请读者批评指正。

编 者

2013 年 10 月

目　　录

第 1 章

物体的弹性

引例

1. 飞机升降时或潜水时甚至乘坐电梯时,有人会感到耳朵疼痛,原因是什么?

2. 动物的骨骼为什么都是空心的?

3. 成年人的骨骼破裂往往始于拉伸侧,未成年人则始于压缩侧,为什么?

中学物理在研究刚体的运动时,忽略了在外力作用下物体形状和大小的改变,刚体只是一种理想模型。实际上,任何物体在外力作用下形状和大小都会发生变化,即产生形变。研究物体产生形变时的力学性质,在工程技术、生物医学等方面都有着重要意义。本章主要讨论物体弹性形变的类型、程度及简单的骨力学性质。

1.1 应变和应力

1.1.1 应变

物体在外力作用下发生的形状和大小的改变,称为**形变**(deformation)。在一定形变限度内,去掉外力后物体能够完全恢复原状的形变,称为**弹性形变**(elastic deformation);去掉外力作用后物体不能完全恢复原状的形变,称为**范(塑)性形变**(plastic deformation)。(动画 1.1)常见的形变有长度、体积、形状等的变化。为表示物体形变的程度,我们引入

动画 1.1 弹性和塑性

1

应变(strain)这一概念,它表示物体受外力作用时,长度、体积或形状发生相对变化的程度。对应的应变分三种:线应变、体应变、切应变。

1. 线应变

长度为 L_0 的物体受外力牵拉作用发生了 ΔL 的长度改变时,用物体在外力作用下发生的长度改变量 ΔL 和物体原长 L_0 的比值来表示形变程度,称为**线应变**(linear strain),用 ε 表示,即

$$\varepsilon = \frac{(L_0 + \Delta L) - L_0}{L_0} = \frac{\Delta L}{L_0} \tag{1.1}$$

若物体被拉伸,$\Delta L > 0$,则 $\varepsilon > 0$,此时 ε 称为**张应变**;若物体被压缩,$\Delta L < 0$,则 $\varepsilon < 0$,此时 ε 称为**压应变**。

2. 体应变

物体各个方向受到同等压强 P 的作用时,体积会发生变化而形状不变,如潜水员潜到深海时身体体积会减小,氢气球飞上天空后体积会逐渐增大。我们把体积变化量 ΔV 与原体积 V_0 之比称为**体应变**,用 θ 表示,即

$$\theta = \frac{\Delta V}{V_0} \tag{1.2}$$

θ 也有正负之分,外界压强增大时体积减小,θ 为负值;外界压强减小时(如氢气球飞上天)体积增大,θ 为正值。

> 氢气球飞上天空后,随高度的增加气球外部的气压变小,气球会逐渐胀大,直至爆裂。

3. 切应变

如图 1.1 和动画 1.2 所示,物体两端同时受到反向平行的作用力时会发生切向形变,形变的程度称为**切应变**(shearing strain),用符号 γ 表示。发生错位的平面称为**剪切面**,平行于这个平面的外力 F 称为**剪切力**。如图 1.1 所示,物体上、下两底面在外力 F 的作用下发生相对位移 Δx,若两平面的垂直距离为 d,则切应变为

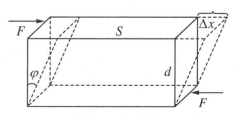

图 1.1　切应变

动画 1.2　切应变

$$\gamma = \frac{\Delta x}{d} = \tan\varphi \qquad (1.3)$$

在弹性限度内，φ 一般很小，$\tan\varphi \approx \varphi$，则切应变为

$$\gamma \approx \varphi \qquad (1.4)$$

切应变随时间的变化即 $\mathrm{d}\gamma/\mathrm{d}t$ 称为**切变率**。切变率是描述材料的变形速率的量，单位为 s^{-1}。人体内有大量的红细胞（图 1.2），正常红细胞的变形性非常好，不同的切变率可以体现出红细胞的不同性能，如低切变率反映红细胞的聚集性，高切变率反映红细胞的变形性。

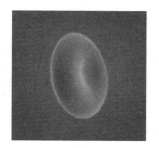

图 1.2　红细胞

线应变、体应变、切应变都是无量纲的，它们只表示物体相对形变的程度，而与物体原来的长度、体积或形状都没有关系。

1.1.2　应力

物体在外力作用下发生形变时，其内部存在大小与外力相等的回应力，此力具有使物体恢复原状的作用。我们将单位面积上物体的回应力称为**应力**（stress），其单位为牛·米$^{-2}$（N·m^{-2}）。对应上述三种应变有以下三种应力。

1. 正应力

设有一粗细均匀、截面积为 S 的板，在板的两端施加大小相等、方向相反的拉力 F，如图 1.3 所示。在板上任一横截面 S 上都会存在回应力，对于被分开的部分来说，此回应力又是外力，其大小与所施加的拉力 F 相等。截面上的力与截面积的比值称为**正应力**，即

$$\sigma = \frac{F}{S} \qquad (1.5)$$

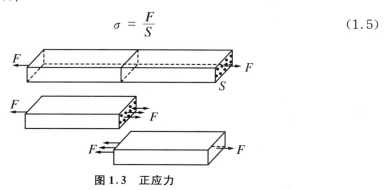

图 1.3　正应力

当板处于拉伸状态时,这一应力称为**张应力**;当板两端处于压缩状态时,此应力为负值,称为**压应力**(compressive stress)。张应力和压应力都垂直于横截面。

若横截面上的力不是均匀分布的,求某一点的张应力应采用求导数的方法,即

$$\sigma = \frac{\mathrm{d}F}{\mathrm{d}S} \tag{1.6}$$

2. 体应力

当物体受到来自各个方向的均匀压力,且物体是各向同性的时,体积可发生变化。处在静止液体中的固体,不论固体的形状如何,液体的压强总是垂直于固体的表面,如果忽略物体上、下表面的高度差,此时在物体内部各个截面上都有同样大小的压应力或者说具有同样的压强,如潜水(图1.4)。因此用压强 P 来表示**体应力**(volume stress)。

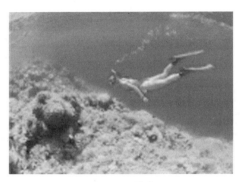

图 1.4 潜水

(引自:搜狐户外频道)

大气的压强随高度的增加而减小,坐飞机耳朵疼痛是由耳膜内、外气压不等引起的:飞机上升,空气压强降低,耳膜内压强大于耳膜外;反之,飞机下降,空气压强升高,若压力差使耳膜充血,就会令人感到耳疼。人耳对飞机降落时的气压差更敏感,会更易感到疼痛。在没有增压的小飞机里耳疼也比较明显,严重时会使耳膜损坏。

为缓解耳疼,我们可以做吞口水、吃东西、打哈欠等促使耳管张开的动作,以此来平衡耳膜两侧的气压。

潜水员潜到水深两三米处,就会感到耳疼,这是因为在水中每下降10 m会增加1大气压,外界水压力快速增加。为缓解耳疼可以捏住鼻子,使鼻孔阻塞,然后用力从鼻孔呼气,将空气灌入耳道使耳朵内、外压力达到一致。

3. 切应力

在图 1.1 中，长方体物体上、下底面分别受到与底面平行的大小相等、方向相反的力的作用，则物体发生切应变。在物体内部任取一与底面平行的横截面，则横截面上、下两部分也受到与截面相切且与该力大小相等的剪切力 F 的作用。F 与截面积 S 之比，称为**切应力**（shear stress），用 τ 表示，即

$$\tau = \frac{F}{S} \tag{1.7}$$

某一点的切应力则为

$$\tau = \lim_{\Delta S \to 0} \frac{\Delta F}{\Delta S} = \frac{\mathrm{d}F}{\mathrm{d}S} \tag{1.8}$$

注意：此处的剪切力 F 与截面 S 不再是垂直关系，而是互相平行的。

切应力是作用在物体单位截面积上的力，反映物体发生形变时的内应力问题。应力也称**胁强**，应变也称**胁变**。在复杂形变中，截面上各点的应力大小不一定相等，方向也可以和截面成某一角度，因此物体可能同时受到切应力和正应力的作用。

例 1.1　人骨骼上的二头肌（臂上部的肌肉）可以对相连的骨骼施加约 600 N 的力。设二头肌的横截面积为 50 cm²，腱肌下端连到肘关节下面的骨骼上。设腱肌的截面积为 0.5 cm²，试求二头肌和腱肌的张应力。

解　张应力是作用在单位面积上的内力，则二头肌的张应力为

$$\sigma = \frac{F}{S} = \frac{600 \text{ N}}{50 \times 10^{-4} \text{ m}^2} = 1.2 \times 10^5 \text{ N} \cdot \text{m}^{-2}$$

腱的张应力为

$$\sigma = \frac{F}{S} = \frac{600 \text{ N}}{0.5 \times 10^{-4} \text{ m}^2} = 1.2 \times 10^7 \text{ N} \cdot \text{m}^{-2}$$

在相同形变时，物体能承受的应力越大，物体越不容易变形。

1.2　弹　性　模　量

1.2.1　正应力与线应变的关系

物体发生形变时的应力与应变的关系反映了材料受力时的性质。当外力较小时，材料一般出现弹性形变，应力与应变之间保持简单的线性函数关系，去掉外力

后物体能够完全恢复原状,且服从胡克(Hooke)定律。但随着外力的增大,其应力与应变的关系就会变得非常复杂。

低碳钢是常见的材料,其正应力与线应变的关系具有代表性,下面予以讨论。低碳钢在外力作用下被拉伸的过程如图 1.5 所示。

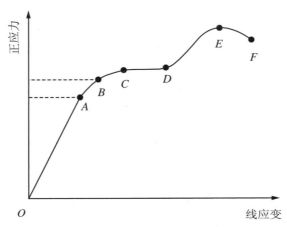

图 1.5 低碳钢的正应力-线应变关系

整个拉伸过程被分为四个阶段:**弹性阶段**、**屈服阶段**、**硬化阶段**和**颈缩阶段**。

(1) OB 弹性阶段。其中 OA 段去掉外力后物体能够完全恢复原状,遵守胡克定律,而正应力与线应变的关系成正比关系。A 点的正应力是保持正比关系的最大正应力,称为**正比极限**。低碳钢的正比极限约为 2×10^7 Pa。AB 段仍为弹性形变,去掉外力后物体能够恢复原状,但正应力与线应变不再是正比关系。对应于 B 点的正应力称为**弹性极限**。BC 段撤去外力后物体虽然能够部分恢复,但形变会有残留。

(2) CD 屈服阶段。几乎与横轴平行,表明正应力变化很小而应变很大,称为材料的**屈服**,去掉外力后物体完全不能恢复。这一阶段的最大正应力在 D 处,我们称此最大正应力为**屈服强度**。

(3) DE 硬化阶段。表明虽然正应力继续增大,但物体的形变却非常小,此正应力的最大值 E 称为**强度极限**。低碳钢的强度极限约为 4×10^8 Pa。

(4) EF 颈缩阶段。在此阶段即使不再加大负荷,物体也会发生较大的形变,直至断裂。F 点称为**断裂点**;拉伸时,断裂点对应的应力称为材料的**抗张强度**或**抗拉强度**;压缩时,断裂点对应的正应力称为**抗压强度**。

BF 是材料的范性(塑性)范围,若 F 点距 B 点较远,表明这种材料能在较大范围内产生范性形变,即这种材料具有**展性**或说材料展性好,比如黄金;若 F 点距 B 点较近,则材料具有**脆性**,易碎,如老年人的骨骼、玉石等。材料范性范围的讨论非

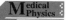

常复杂,各种材料的正应力与线应变的关系差异也非常大,本章不作重点讨论。

1.2.2 弹性模量

从低碳钢的正应力-线应变关系曲线可以看出,在正比极限范围内,应力与应变成正比关系,虽然不同材料的比例系数不同,但它体现了材料在低应力时的弹性性质,因此把应力与应变的比值称为材料的**弹性模量**(modulus of elasticity)。弹性模量是材料本身具有的性质,是材料抵抗形变能力的物理量,与材料的温度和加载速率等条件有关。在一般情况下,弹性模量的值越大,材料越不容易发生形变。

对应物体的三种形变,弹性模量也分为三种:**杨氏模量**、**体变模量**和**切变模量**。弹性模量的单位为 $N \cdot m^{-2}$,与应力的单位相同。

1. 杨氏模量

托马斯·杨为了描述材料的弹性,率先提出了材料弹性模量定义,引入了表征物体弹性的量——杨氏模量,即材料受到正应力作用时,在正比极限范围内,正应力与线应变的比值,用 Y 表示为

$$Y = \frac{\sigma}{\varepsilon} = \frac{F/S}{\Delta L/L_0} = \frac{FL_0}{\Delta LS} \tag{1.9}$$

在一般情况下,杨氏模量的值越大材料越不容易发生线应变。

2. 体变模量

当物体受到外界各个方面的压力改变时,可发生体积变化。如当压强增大时物体体积会减小,当压强减小时物体体积会增大。在体积形变中,压强的改变与体应变的比值称为**体变模量**(bulk modulus),用 K 表示为

$$K = -\frac{\Delta P}{\theta} = -\frac{\Delta P}{\Delta V/V_0} \tag{1.10}$$

式中负号表示体积缩小时压强是增加的。体变模量的倒数称为**压缩率**,记为 k,即有

$$k = \frac{1}{K} = -\frac{\Delta V/V_0}{\Delta P} \tag{1.11}$$

物体的压缩率越大越容易被压缩。

3. 切变模量

在剪切情况下,切应力与切应变的比值称为**切变模量**(shear modulus),切变模量也称**刚性模量**,用 G 表示为

$$G = \frac{\tau}{\gamma} = \frac{F/S}{\varphi} = \frac{Fd}{S\Delta x} \tag{1.12}$$

大多数材料的切变模量大小只有杨氏模量的 $1/2\sim1/3$。表 1.1 中列出了一些常见材料的弹性模量和强度极限。

弹性模量是衡量材料产生弹性形变难易程度的量,弹性模量越大,材料越不容易形变,即材料刚度越大。弹性模量的倒数称为**柔量**。

当材料的应力与应变不成正比时,弹性模量不再为常量,应力与应变表现为非线性关系,一般称这种材料为**非线性弹性体**。大多数生物机体材料如骨骼、肌肉等均为非线性弹性体。

表 1.1　一些常见材料的弹性模量、抗张强度和抗压强度

材　料	弹性模量($\times 10^9$ N·m^{-2})			抗张强度($\times 10^7$ N·m^{-2})	抗压强度($\times 10^7$ N·m^{-2})
	Y	K	G		
铝	70.000	70.000 000	25	20	35
铜	110.000	120.000 000	40	40	
钼	329.000				
玻璃	70.000	36.000 000	30	5	110
碳钢	200.000	158.000 000	80	50	
骨拉伸	16.000			12	
骨压缩	9.000				17
腱	0.200				
血管	0.002				
木材	10.000			10	10
橡胶	0.010				
空气(20 ℃)		0.000 142			
水(20 ℃)		2.180 000			

注:表中所列仅是每种材料的代表值,对于非均匀材料,压缩或拉伸时的杨氏模量是不同的。另外,大气的体变模量与温度、密度等因素有关。

弹性模量是工程材料重要的性能参数:从宏观角度来说,弹性模量是衡量物体抵抗弹性形变能力的量;从微观角度来说,则是原子、离子或分子之间键合强度的反映。凡影响键合强度的因素均能影响材料的弹性模量,如键合方式、晶体结构、

化学成分、微观组织、温度等。因合金成分、热处理状态、冷塑性变形等不同,金属材料的杨氏模量会有 5% 或者更大的波动。但是总体来说,金属材料的弹性模量是一个对组织不敏感的力学性能指标,合金化、热处理(纤维组织)、冷塑性变形等对弹性模量的影响较小,温度、加载速率等外在因素对其影响也不大,所以在一般工程应用中都把弹性模量作为常量。

1.3　骨的力学性质

人体骨骼(图 1.6)起着支撑重量、维持体形、完成运动和保护内脏器官的作用,是人体重要的力学支柱。

骨组织是一种特殊的结缔组织,它既有一定的结构形状及力学特性,又有很强的自我修复功能与力学适应性。骨的力学性质随人的年龄、性别,骨的部位、组成成分等因素的不同而异。

大量实验表明,骨骼是非线性弹性体。如图 1.7 所示为成人润湿四肢骨的应力-应变关系,为了讨论问题方便,一般将比较小的应力对应的骨骼应力-应变关系(开始部分的一段)近似为线性关系,把骨骼近似为弹性体。

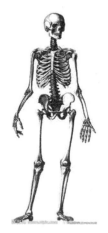

图 1.6　人体骨骼

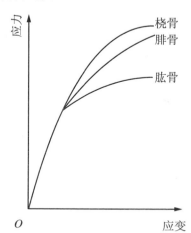

图 1.7　成人润湿四肢骨的
应力-应变关系

骨折是常见的临床疾病。研究骨折经常使用强度与刚度的概念:**强度**是指在载荷作用下抵抗破坏的能力;**刚度**是指在载荷作用下抵抗形变的能力。骨的这两种最基本的物理性能又取决于它的成分和结构。

1.3.1　骨的受力

骨是各向异性的材料,人体骨骼受不同方式的力或力矩作用时会有不同的力学反应,骨骼的形变、损坏与其受力方式有关。人体骨骼受力形式多种多样,可根据外力和外力矩的方向将骨骼的受力分为拉伸、压缩、剪切、扭转、弯曲和复合载荷六种情况,下面分别予以讨论。

1. 拉伸

拉伸载荷是施加于骨表面大小相等、方向相反的载荷,如人在做悬垂运动时所受的载荷。受较大拉伸载荷的骨骼会变长变细,但一般不会断裂,如果断裂则主要是骨单位间结合线的分离和骨单位的脱离,临床上由拉伸所致的骨折多见于松质骨。如图 1.8 所示。

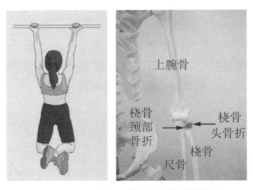

上腕骨

桡骨颈部骨折

桡骨头骨折

桡骨

尺骨

图 1.8　悬垂及可能发生骨折的地方

2. 压缩

举重(图 1.9)时,人体受到压缩力载荷。压缩力能够刺激骨的生长,促进骨折愈合,但过大压缩会使骨缩短和变粗。骨骼受拉伸与压缩时的杨氏模量是不同的,如成人股骨受拉伸时杨氏模量为 16×10^9 N·m^{-2},受压缩时杨氏模量为 9×10^9 N·m^{-2}。骨组织在压缩载荷作用下的损坏主要是骨单位的斜行劈裂。骨遭受破坏的压缩极限强度大于拉伸极限强度,如成人股骨拉伸极限强度为 1.20×10^8 N·m^{-2},而压缩极限强度为 1.70×10^8 N·m^{-2}。

例 1.2　股骨是大腿的主要骨骼。如果成年人股骨的最小截面积是 6×10^{-4} m^2,问受压负荷为多大时将发生碎裂? 又假定碎裂前,应力-应变关系是线性的,试求发生碎裂时的应变大小。(抗压强度为 1.7×10^8 N·m^{-2})

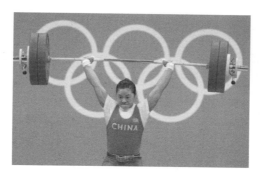

图 1.9　举重

（引自：新华社）

解　导致骨碎裂的作用力为

$$F = \sigma S = 1.7 \times 10^8 \text{ N} \cdot \text{m}^{-2} \times 6 \times 10^{-4} \text{ m}^2 = 1.02 \times 10^5 \text{ N}$$

此力大约是质量为 70 kg 的人所受重力的 150 倍，若从高处自由下落，则骨受力远超过这个力。

骨的杨氏模量为 9×10^9 N·m^{-2}，其碎裂时的应变为

$$\varepsilon = \frac{\sigma}{Y} \times 100\% = \frac{1.7 \times 10^8 \text{ N} \cdot \text{m}^{-2}}{9 \times 10^9 \text{ N} \cdot \text{m}^{-2}} \times 100\% \approx 1.9\%$$

即在引起碎裂时，骨的长度将缩短约 1.9%。

3. 剪切

在与骨骼横截面平行的方向施加的载荷即为剪切载荷。这时骨的横截面上的应力是切应力。人的骨骼所能承受的剪切载荷比拉伸载荷和压缩载荷小得多，比如，成人股骨横向剪切极限强度只有 84×10^6 N·m^{-2}，所以骨骼在受剪切载荷时更易断裂。

4. 扭转

当骨骼的两端受到与其轴线相垂直的一对大小相等、方向相反的力偶作用时，如图 1.10(a)所示，骨骼处于受扭转作用的状态。这一对力偶产生的力矩称为**扭矩**，用 M 表示，扭矩 M 就是扭转载荷。骨骼受到扭转载荷作用时，横截面承受切应力作用，其分布如图 1.10(b)所示。切应力的大小与扭矩 M 成正比，在轴线处切应力为零，越靠近边缘切应力越大，在边缘处的切应力最大。人的四肢长骨是中空的原因之一就是中轴线切应力为零。

扭转现象在日常生活中随处可见，比如掰手腕（图 1.11）、短道速滑运动（图 1.12）等。由于骨骼的抗扭转强度很小，短道速滑运动员在转弯时下肢骨很容

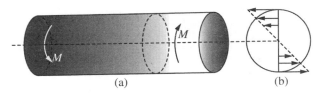

图 1.10　骨扭转

易造成扭转性骨折。

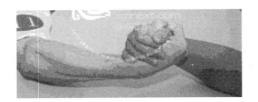

图 1.11　掰手腕
（引自：《新民晚报》）

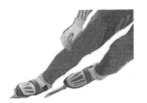

图 1.12　短道速滑
（引自：新华社）

5. 弯曲

当骨骼受到使其发生弯曲的载荷作用时，骨骼会发生弯曲形变（动画 1.3）。发生弯曲形变时，在轴线处有一层骨没有产生应力和应变，称为**中性层**，如图 1.13 所示，图中的轴线 OO' 表示中性层。图 1.13 给出了骨骼受弯曲载荷作用时的正应力分布，正应力的大小与至中性层的距离成正比，在凸侧骨骼受拉伸作用，在凹侧骨骼受压缩作用。

动画 1.3　骨弯曲

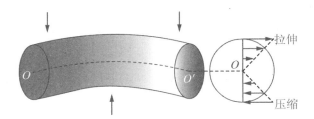

图 1.13　骨骼受弯曲载荷作用示意图

　　由于成年人骨骼的抗拉伸能力低于抗压缩能力，因此在发生弯曲破坏时，成人骨骼的断裂往往开始于拉伸侧，即断裂从凹面开始。未成年人由于骨骼没有完全发育好，其变形性较好，抗张强度大于抗压强度，所以在压缩侧易形成皱曲骨折，即未成年人骨断裂首先自压缩侧开始。

成年人股骨受弯曲载荷时的极限强度为 212×10^6 N·m^{-2}，比拉伸和压缩时的极限强度都大得多,所以骨骼有较好的抗弯性能。由于轴线附近各层的应变和应力都比较小,它们对抗弯所起的作用不大,所以人的四肢长骨是中空的原因之二就是中轴线处正应力为零。

建造楼房通常用空心钢管代替实心材料,既可节省材料又可减轻重量,还不严重影响材料的抗弯、抗扭转强度。许多动物的骨骼都长成管状的,尤其是鸟类,这对减轻骨骼的重量无疑是非常重要的,如天鹅的翅骨内、外径之比为0.9,其横截面积只有同样抗弯强度的实心骨骼的38%;人的股骨内、外径之比为0.5,其横截面积仅为同样抗弯强度的实心骨骼的78%,在受力比较大的股骨部分,长有许多交叉的骨小梁,借以提高抗弯强度。

6. 复合载荷

上面讨论的都是骨骼受某单一载荷作用的情况,实际生活中骨骼只受一种载荷作用的情况很少,大多是同时受到两种或两种以上载荷的作用,这种载荷称为**复合载荷**,如在跑步、各种球类运动中,股骨头受到的就是压缩和弯曲等复合载荷。

1.3.2 骨的力学特性

1. 骨的力学特性与骨的结构的关系

骨主要由骨质构成,骨质分为两种:一种构成骨的表层,致密而坚硬,称为**密质骨**;另一种是分布在骨的内部呈蜂窝状的疏松体,称为**松质骨**。松质骨具有一定的韧性,能承受较大的弹性形变。密质骨和松质骨的分布因骨的种类不同而有所不同。长骨的密质骨在中间的骨干部分很厚,向两端逐渐变薄,松质骨主要分布在长骨的两端;短骨表面有一层较薄的密质骨,内部充满松质骨;扁骨由密质骨构成内、外两层骨板,中间夹有一层松质骨。

骨中的成分有**骨胶原**和**骨矿物质**。骨胶原是存在于筋腱和韧带中的一种纤维蛋白,胶原纤维能拉长到大于本身线度的20%,骨胶原使骨质具有较大的抗拉强度和韧性;骨矿物质有很大的抗压强度,从而使骨具有很大的抗压强度。因此骨的构成类似于钢筋混凝土,既有一定的强度和硬度,又有一定的弹性和韧性。

2. 长骨的力学性质

长骨(图 1.14)是人体骨骼的主要受力部分。长骨的中间部位是骨干,两端是骨骺,而内部是中空的骨髓腔。骨干松质骨少,密质骨厚,有较大的强度和硬度,抗

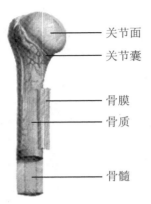

关节面
关节囊

骨膜
骨质

骨髓

图 1.14 长骨的结构

压强度是松质骨的 4～5 倍,所以骨干的力学性质接近脆性材料。骨骺密质骨较薄,松质骨发达且粗大,因此承载面积大,受力比较均匀,可以承受较大的载荷,能产生较大的弹性形变而不损伤,抗拉性能高于骨干,但抗压强度较低,只是骨干的 22%,所以骨骺的力学性质接近塑性材料。由于长骨既有塑性材料的弹性和韧性,又有脆性材料的强度和硬度,所以长骨既抗拉又抗压。

表 1.2 给出了人的小腿骨与其他常用材料强度的比较。从表中可以看出,长骨的抗压能力与花岗岩相近,而抗拉强度为花岗岩的近 20 倍。长骨除受拉伸与压缩的载荷作用外,更多的是受扭转或弯曲的载荷作用。受扭转作用时,横截面上主要是切应力的作用,在截面中心部位切应力最小,在边缘处切应力最大;受弯曲时,横截面上主要是正应力的作用,在中性层正应力最小,在边缘处正应力最大。长骨的横截面近似为空心圆截面,与实心圆截面相比,在截面积相等的情况下,相当于将实心圆中心部位受应力很小的部分挖去填在截面的外缘,增大了外缘的尺寸,相应地增加了外缘对应力的承受能力。因此空心圆截面对抗扭和抗弯来说是合理截面。人体长骨中部为骨髓腔,不但具有生理作用,而且从力学角度来说也是完全合理的结构。

表 1.2 人的小腿骨与其他常用材料的强度

密度与强度	骨	钢	花岗岩	红松
密度($\times 10^3$ kg·m^{-3})	1.92	7.8	2.6	0.63
抗拉强度($\times 10^6$ N·m^{-2})	93～120	424	5	6.5
抗压强度($\times 10^6$ N·m^{-2})	121～210	424	135	42.4

3. 体育锻炼对骨的应力刺激

(1) 体育锻炼的应力刺激会影响骨的组织、结构和形态,从而影响骨的力学性质。骨是活性物质,因此能不断地生长发育。应力刺激对骨细胞的生长和吸收起着调节作用。一定范围内经常性的、间歇式的压应力刺激能促进骨的生长,使骨变粗增厚,密度加大,改善骨的力学性质。有实验表明,骨的密度增加 5%,抗断裂性能就增加 30%。应力增加可引起骨增生,这是因为应力增加使骨骼中的基质呈碱性,这使基质中带有碱性的磷酸盐沉淀下来,骨骼中的无机盐成分因此而增加,从而产生增生。相反,如果应力减少,则骨骼会萎缩,引起**骨质疏松**,因为应力的减少使骨骼中的基质呈酸性,它将溶解骨中一部分无机盐,并将这些无机盐排出体外,使骨骼萎缩,产生骨质疏松。

实验表明,病人卧床休息期间每天可失去 0.5 g 钙,而宇航员在失重情况下每天会失去 3 g 钙。骨密度的减小,会使骨的强度大大降低。骨的应力刺激减少,会使骨吸收大于骨的生长,结果是骨骼萎缩,骨质疏松。因此要促进骨的生长,必须有经常性的应力刺激,尤其是压应力刺激。压应力刺激是应力刺激的主要因素,对骨组织的影响最大。体育锻炼是较好的应力刺激形式,不仅会刺激和影响肌肉组织,还会刺激骨组织的生长。

(2)体育锻炼的应力刺激对骨损伤的修复、愈合和再生起重要作用。骨组织是能再生和修复的组织,修复和再生后其化学成分和物理性质与原来的骨组织完全相同。应力刺激会使受伤后的骨组织再生,骨痂可以不断地形成和增殖。所以,必须在骨损伤和骨折的断端施加应力,使其发生形变,骨组织在形变的情况下产生骨痂。应力越大,骨痂越丰富,越能促进骨的愈合和再生,最终成为与受伤前完全相同的骨组织。

知识拓展

托马斯·杨

托马斯·杨,1773 年 6 月 13 日出生于英国索默塞特郡的米尔弗顿。他从小就才华横溢。在家人的辛勤培育下,先天的聪明加上后天的好学精神,他在两岁的时候就养成了阅读的习惯,对许多书籍都爱不释手;四岁时已能把许多英国诗人的作品背得滚瓜烂熟;不到六岁就把《圣经》从头到尾看了两遍,还学会了用拉丁文造句;几年后他学会了制作显微镜和望远镜,是个不折不扣的神童。

十四岁那年,他不仅熟习了微分学,还掌握了多种语言,包括希腊语、法语、意大利语等,显露出惊人的才智。

在舅舅的鼓励下,他十八岁开始醉心于医学,并于 1795 年到德国格丁根大学攻读医学。由于他勤奋用功,才能非凡,一年后便取得了博士学位。杨热爱物理学,在行医之余,他花了很多时间研究物理学,尤其是光学和声学,是光的波动说的奠基人之一,做了著名的杨氏双缝干涉实验。杨对人眼感知颜色的问题做了许多研究,并率先使用运动物体的能量来代替活力,描述了材料的弹性,提出了材料弹性模量的定义,引入了表征物体弹性的量,即杨氏模量。

他是个奇人,不但是一名医生、物理学家,而且知识涉猎甚广,包括光波学、声波学、流体动力学、造船工程、潮汐理论、毛细作用、用摆测量引力、虹的理论……此外,他对艺术也颇有兴趣,热爱美术,几乎会演奏当时所有的乐器,并且会制造天文器材,还研究了保险经济问题。他还擅长骑马,会耍杂技走钢丝,是一个玩家。他在去世前还在编写一本埃及字典。几乎可以这样说：他生命中的每一天都没有虚度。

神奇的骨骼

骨骼是非常有活力的。一般成年人骨骼的体积不会发生变化，但在运动刺激的影响下，骨骼的尺寸和组分都会发生改变。比如一个专业的网球运动员，其挥动球拍的主力手臂骨的直径要比一般人大。但如果不运动或在失重状态下，骨骼质量会因钙类物质的流失而变小。

人体骨骼每7～10年会完成一次更新，几秒钟左右的负荷可能会对骨骼造成影响，但数周内持续的负荷却不会造成影响。影响骨骼尺寸改变的刺激包括负荷、激素水平、代谢健康状况等，其他的因素还包括骨骼移植手术、摄入药物和所处重力环境等。

通过传统体育锻炼，可以促进骨骼的发育和生长。骨的可塑性很大，青少年时期，在神经系统的调节下，骨骼中进行着非常旺盛的生长和物质代谢。经常参加传统体育锻炼，肌肉的牵拉和重力的作用，不仅可使骨骼在形态方面产生变化，还可使骨骼的力学性能也得到提高。

骨骼在形态方面最明显的变化是：肌肉附着处的骨突增大，骨外层的密质骨增厚，而里层的松质骨在分布上则能适应肌肉的拉力和压力的作用。这些变化，使骨质更加坚固，使骨可以承担更大的负荷，也就是说，这些变化提高了骨骼对抵抗折断、弯曲、压缩、拉长和扭转方面的力学性能，即人的抗摔打能力提高了。

人体的许多骨与骨相连接的地方，有各式各样的关节。关节都有韧带和肌肉包围着，韧带能固定关节，而肌肉不仅能加固关节，更主要的是能使关节运动。

在体育锻炼中，由于跑、跳等动作练习能增进关节的弹性及灵活性，所以经常进行传统体育运动的人，其关节的活动范围比一般人大得多，关节的牢固性及其可承受的压力也比一般人的高。

另附本章电子课件，可扫描以下二维码获取。

课件：第1章1.1～1.2

课件：第1章1.3～1.4

习　题　1

习题 1 解答

1. 动物骨骼有些是空心的,从力学角度来看它有什么意义?

2. 低碳钢是常用材料,其正应力与线应变的关系(图 1.5)具有代表性。(1)简单说明其四个阶段,以及 C 点和 F 点的意义;(2)说明胡克定律适用的范围;(3)若 F 点距 B 点较远,说明材料具有什么性质?

3. 松弛的二头肌,伸长 5 cm 时,所需的力为 25 N,而这条肌肉处于紧张状态时,产生同样伸长量则需 500 N 的力。如果把二头肌看作一条长为 0.2 m、横截面积为 50 cm^2 的圆柱体,求其在上述两种情况下的杨氏模量。　　(2×10^4 N·m^{-2},4×10^5 N·m^{-2})

4. 弹跳蛋白存在于跳蚤的弹跳机构和昆虫的飞翔机构中,其杨氏模量接近于橡皮。今有一截面积为 30 cm^2 的弹跳蛋白,在 270 N 力的拉伸下,长度变为原长的 1.5 倍,求其张应变和杨氏模量。　　(0.5,1.8×10^5 N·m^{-2})

5. 某人的一条腿骨长为 0.6 m,平均横截面积为 3 cm^2。站立时,两腿支撑着 800 N 的体重,问此人每条腿骨要缩短多少?(骨的杨氏模量为 10^{10} N·m^{-2})　　(8×10^{-5} m)

6. 登山运动员所用的尼龙绳的杨氏模量为 4.1×10^8 N·m^{-2},如果绳原长为 50 m,直径为 9 mm,问当爬山者的体重为多少千克时,绳会伸长 1.5 m?　　(80 kg)

7. 若铜的杨氏模量为 1.2×10^{11} N·m^{-2},把横截面积为 4×10^{-5} m^2、长为 15 000 m 的铜丝拉长到 15 005 m,在铜丝上应加的张力为多少?　　(1 600 N)

8. 在边长为 0.02 m 的正方体的两个相对面上各施加大小相等、方向相反的切向力 9.8×10^2 N,求施加力后两面的相对位移。若施力时间为 5 s,对应的应变率为多少?(假设该物体的切变模量是 4.9×10^7 N·m^{-2})　　(0.001 m,0.01 s^{-1})

9. 低碳钢螺栓的受力部分长 120 mm,拧紧后伸长 0.04 mm,求线应变和正应力。(低碳钢的杨氏模量为 1.96×10^{11} N·m^{-2})　　(3.33×10^{-4},6.53×10^7 N·m^{-2})

10. 实心圆轴的直径 $d=10$ cm,长 $l=2$ m,两端所加的扭矩 $M=10^4$ N·m。设材料的切变模量 $G=8\times10^{10}$ N·m,求扭转角及最大切应力。　　(0.0255 rad,5.1×10^7 N·m^{-2})

11. 一横截面积为 1.5 cm^2 的圆柱形骨样品,在其上端加上一质量为 10 kg 的重物,其长度缩

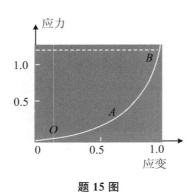

应力

1.0

0.5

B

A

O

0   0.5   1.0

应变

题 15 图

短了 0.0065%,求骨样品的杨氏模量。

$(1.0 \times 10^{10} \text{ N} \cdot \text{m}^{-2})$

12. 什么是弹性形变和范性形变?

13. 什么是弹性模量?其物理意义何在?按物体形变不同,弹性模量可分为几类?

14. 图 1.7 中最难以发生形变的是哪种四肢骨?请简述原因。

15. 图示为主动脉弹性组织的应力-应变关系,试分析其各个阶段代表的意义。

第 2 章

流体的运动

引例

1. 高尔夫球的表面做成有凹点的粗糙面,而不是平整光滑的面,这样做的道理是什么?

2. 齐头并进的船为什么容易发生碰撞? 为什么人在站台上的时候不能离火车道太近,而应站在白线以外(图2.1)?

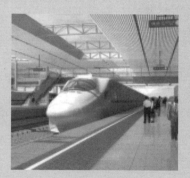

图 2.1　站台上的白线

3. 为什么倒啤酒时很容易产生泡沫?

4. 在桶不倾斜的前提下,可以用一根管子将桶中的水引出来,其原理是什么?

　　具有流动性(fluidity)的物体称为流体(fluid)。所谓流动性是指物体各部分之间很容易发生相对运动的特性。气体和液体具有流动性,故统称为流体。研究流体运动规律的学科称为**流体动力学**(fluid dynamics),它是水力学、空气动力学、生物力学等学科的理论基础。掌握流体运动的规律对研究人体血液循环系统、呼吸过程以及相关的医疗设备是十分必要的。本章将介绍它的一些基本概念和规律。

2.1 理想流体的流动

2.1.1 理想流体

实际流体的运动十分复杂（图 2.2），这是因为任何实际流体都有可压缩性（compressibility）和黏性（viscosity）。所谓可压缩性，即流体的体积随压强不同而

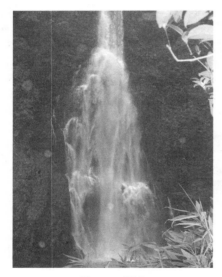

图 2.2 瀑布

改变的性质。实际流体的可压缩性很小，对水增加 1 000 atm（1 atm = 1.01×10^5 Pa）的压强，能使水的体积减小 5% 左右。气体虽容易压缩，但它的流动性好，除密闭容器外，只要有很小的压强差就可以使气体迅速流动起来，从而使各处的密度趋于均匀。因此实际液体和流动中的气体都可近似看作是不可压缩的。所谓黏性，即当流体各层之间有相对运动时，相邻两层间存在**内摩擦力**（internal friction）的性质。许多液体（如水和酒精）的黏性很小，气体的黏性则更小，因此黏性对流体流动造成的影响在某些情况下可以忽略。

在一些实际问题中，流体的可压缩性和黏性只是影响运动的次要因素，而决定流体运动的主要因素是其流动性，因此往往采用理想流体（ideal fluid）模型来分析问题。所谓**理想流体**，就是绝对不可压缩、完全没有黏性的流体。

在流体流动过程中的任一时刻，流体在所占据空间的每一点都具有一定的流速，即有 $v = v(x, y, z, t)$，通常将这种流速随时间的分布称为流体速度场，简称"**流场**（flow field）"。为了形象地描述流场，在任一时刻，可以在流场中画出一系列假想曲线，并使曲线上每一点的切线方向与流经该点的流体质元的速度方向一致，这些曲线称为这一时刻流体的**流线**（stream line），如图 2.3 所示。

一般情况下，流场中各固定点的流速随时间变化而变化，但在实际问题中，常

遇到整个流动随时间变化的变化并不显著或可以忽略其变化的情况,这时可近似地认为流场中各点的流速不随时间变化而变化,即 $v = v(x, y, z)$,这样的流动称为**稳定流动**(steady flow)。流体做稳定流动时,流线的形状将保持不变,流线与流体质元的运动轨迹重合。图 2.3 中,A, B, C 是流场中的三个点,并处在同一流线上,流体流经这三点的速度虽各不相同,但在稳定流动的情况下,A, B, C 三点的速度都不随时间变化而变化。

如果在稳定的流体中画出一个小截面 S_1(图 2.4),则把通过其周边各点的流线所围成的管状体称作**流管**(stream tube)。由于每一点有唯一确定的流速,所以流线不可能相交,流管内、外的流体都不会穿越管壁。可以把整个流动的流体看成是由许多流管组成的总体,因此只需分析流体在流管中的运动规律,就可以了解流体的一般情况。

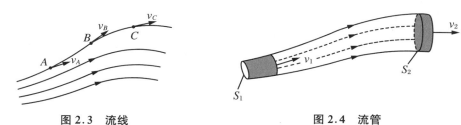

图 2.3　流线　　　　　　　　　　　图 2.4　流管

在稳定流动的流场中,任取一段细流管,如图 2.4 所示,流管任一截面上的物理量都可以被看成是均匀的。设截面 S_1 和 S_2 处的流速大小分别为 v_1 和 v_2,流体密度分别为 ρ_1 和 ρ_2。经过一短时间 Δt,通过截面 S_1 进入该流管段的流体(图中 S_1 附近的阴影部分)质量为

$$m_1 = \rho_1(v_1 \Delta t)S_1 = \rho_1 S_1 v_1 \Delta t$$

同时,通过截面 S_2 流出该流管段的流体(图中 S_2 附近的阴影部分)质量为

$$m_2 = \rho_2(v_2 \Delta t)S_2 = \rho_2 S_2 v_2 \Delta t$$

根据质量守恒原理及稳定流动的特点,有 $m_1 = m_2$,即

$$\rho_1 S_1 v_1 \Delta t = \rho_2 S_2 v_2 \Delta t$$
$$\rho_1 S_1 v_1 = \rho_2 S_2 v_2 \tag{2.1}$$

式(2.1)对流管中任意两个与该流管垂直的截面都是正确的,故可写成

$$\rho S v = 常量 \tag{2.2}$$

式(2.2)表明,流体做稳定流动时,同一流管中任一截面处的流体密度 ρ、流速 v 和该截面面积 S 的乘积为一常量,这个关系称为稳定流动时的**连续性方程**(continuity equation)。$\rho S v$ 是单位时间内通过任一截面 S 的流体质量,常称为质量流量,因此连续性方程又称为**质量流量守恒定律**。

如果研究的是不可压缩流体,则 $\rho_1 = \rho_2$,由式(2.1)和式(2.2)可得出

$$S_1 v_1 = S_2 v_2 \qquad (2.3)$$

$$Sv = 常量 \qquad (2.4)$$

式(2.4)是不可压缩流体做稳定流动时的连续性方程,Sv 是单位时间内通过

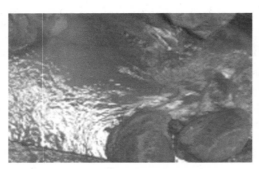

图 2.5　截面积大小对流速的影响

任一截面 S 的流体体积,常称为体积流量,所以式(2.4)又可称为**体积流量守恒定律**。因此对于不可压缩且做稳定流动的流体来说,不仅质量流量守恒,体积流量也是守恒的。

式(2.4)表明,当不可压缩的流体在流管中做稳定流动时,单位时间内通过垂直于流管的任一截面的流体体积都相等。因此对于流管中的任一横截面而言,流速与横截面积成反比,即截面面积大的地方流速小,截面面积小的地方流速大(图 2.5)。

2.1.2　伯努利方程

对于理想流体做稳定流动的情形,若在流场中取一细流管,则细流管中任意两截面处流体的流速、压强和高度之间存在一定的关系,下面利用功能关系来进行推导。

设处在重力场中的理想流体做稳定流动。在流场中任取一细流管,并截取一段 XY 间的流体作为研究对象,如图 2.6 所示。设经过极短时间 Δt 后,此段流体从 XY 移到了 $X'Y'$ 位置。由于所取的流管很细,并且时间 Δt 极短,所以介于 XX' 间的流体体积很小,可以认为其间各点的压强、流速及相对于参考面的高度都相同,并分别以 P_1,v_1,h_1 表示。XX' 部分的截面积可认为不变,设为 S_1,因此该段流体的体积 $\Delta V_1 = S_1 v_1 \Delta t$。

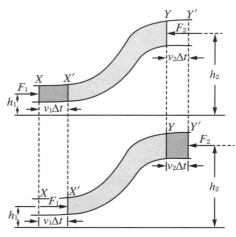

图 2.6　伯努利方程的推导

同理,用 P_2,v_2,h_2,S_2 分别表示 YY' 间流体的压强、速度、相对于参考面的高度及截面积,则该段流体的体积 $\Delta V_2 = S_2 v_2 \Delta t$。分析在 Δt 时间内、外力对 XY 段流体所做的功以及由此引起的机械能变化如下。

在流动过程中,由于理想流体没有黏性,因此 XY 段流体所受的外力是周围流体对它的压力,而对其做功的只有流管中 XY 段以外的流体对它的压力,即图中的 F_1 和 F_2,且有

$$F_1 = P_1 S_1, \quad F_2 = P_2 S_2$$

F_1 沿着流体方向做正功,F_2 逆着流动方向做负功。X 面的位移是 $v_1 \Delta t$,Y 面的位移是 $v_2 \Delta t$,故当流体从 XY 移至 $X'Y'$ 时,两力所做的总功为

$$A = F_1 v_1 \Delta t - F_2 v_2 \Delta t$$
$$= P_1 S_1 v_1 \Delta t - P_2 S_2 v_2 \Delta t$$

式中,$S_1 v_1 \Delta t$ 和 $S_2 v_2 \Delta t$ 分别等于流管中 XX' 段和 YY' 段的流体体积。由于是理想流体做稳定流动,因此这两段流体体积相等,用 ΔV 表示,上式可写成

$$A = P_1 \Delta V - P_2 \Delta V \tag{2.5}$$

现在讨论 XY 段流体流至 $X'Y'$ 时的机械能增量。由图 2.6 可以看出,在流动过程前后 X' 与 Y 之间的那段流体的运动状态没有变化,所以 XY 段流体流至 $X'Y'$ 时的机械能增量仅反映在 XX' 和 YY' 两段流体上。设 XX' 段流体的机械能为 E_1,YY' 段流体的机械能为 E_2,由连续性方程可知,XX' 和 YY' 两段流体的质量相等,现设为 m。若机械能增量用 ΔE 表示,则

$$\Delta E = E_2 - E_1 = (mv_2^2/2 + mgh_2) - (mv_1^2/2 + mgh_1) \tag{2.6}$$

由功能原理有

$$A = \Delta E$$

将式(2.5)和式(2.6)代入上式得

$$P_1 \Delta V - P_2 \Delta V = (mv_2^2/2 + mgh_2) - (mv_1^2/2 + mgh_1)$$

移项得

$$P_1 \Delta V + mv_1^2/2 + mgh_1 = P_2 \Delta V + mv_2^2/2 + mgh_2$$

上式两边同除以 ΔV 得

$$P_1 + \rho v_1^2/2 + \rho gh_1 = P_2 + \rho v_2^2/2 + \rho gh_2 \tag{2.7}$$

式中,$\rho = m/\Delta V$ 是流体的密度。

因为 X 和 Y 是在流管上任意选取的两个截面,所以对于同一流管的任一垂直截面来说,上式可表示为

$$P + \rho v^2/2 + \rho gh = 常量 \tag{2.8}$$

动画 2.1　管中水流动伯努利方程推导

式(2.7)或式(2.8)称为**伯努利**[①]**方程**(Bernoulli's equation)(动画 2.1)。该方程说明,理想流体在流管中做稳定流动时,单位体积的动能、单位体积的重力势能以及该点的压强之和为一常量。伯努利方程中的三项都具有压强的量纲,其中 $\rho v^2/2$ 项与流速有关,常称之为**动压强**(dynamic pressure),P 和 ρgh 项与流速无关,常称之为**静压强**(static pressure)。

如果流体在水平管($h_1 = h_2$)中流动,则式(2.8)可写成

$$P + \rho v^2/2 = 常量 \tag{2.9}$$

从上式可以看出,在水平管中流动的流体,流速小的地方压强较大,流速大的地方压强较小。

> 　　根据连续性方程和伯努利方程,理想流体内截面积小的地方流速大,流速大的地方压强小,齐头并进的船容易发生碰撞以及人站在站台上的时候不能离火车道太近都是这个原因。
>
> 　　啤酒是二氧化碳的过饱和溶液,即啤酒里面溶解了很多的二氧化碳。倒啤酒时,由于外界环境及操作不稳定性的影响,啤酒水柱冲向杯底而产生了不均匀的流动,有的地方流速快,有的地方流速慢。同时由于杯子的形状和杯壁材料等多方面的因素的影响,流体一方面可能在流动中产生边界层的分离,另一方面可能由于撞击杯壁或杯底而产生动量的瞬间改变,所有这些因素都会造成流体速度的突然改变,从而改变流体的压强,使二氧化碳气体释放出来,形成泡沫。

例 2.1　设流量为 $0.12\ \mathrm{m^3 \cdot s^{-1}}$ 的水流过如图 2.7 所示的细管。A 点的压强为 $2 \times 10^5\ \mathrm{Pa}$,$A$ 点的截面积为 $100\ \mathrm{cm^2}$,B 点的截面积为 $60\ \mathrm{cm^2}$。假设水的黏性可以忽略不计,求 A,B 两点的流速和 B 点的压强。

解　已知 $Q = 0.12\ \mathrm{m^3 \cdot s^{-1}}$,$S_A = 1 \times 10^{-2}\ \mathrm{m^2}$,$S_B = 6.0 \times 10^{-3}\ \mathrm{m^2}$,$P_A = 2 \times 10^5\ \mathrm{Pa}$。以 A 点所在的水平面为参考面,则有 $h_A = 0$,$h_B = 2\ \mathrm{m}$。

水可看作不可压缩流体,根据连续性方程有

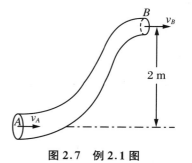

图 2.7　例 2.1 图

---

① 伯努利(D. Bernoulli),1700~1782,瑞士物理学家、数学家、医学家。

$$S_A v_A = S_B v_B = Q$$

所以, A 点的流速为

$$v_A = \frac{Q}{S_A} = \frac{0.12 \text{ m}^3 \cdot \text{s}^{-1}}{1 \times 10^{-2} \text{ m}^2} = 12 \text{ m} \cdot \text{s}^{-1}$$

B 点的流速为

$$v_B = \frac{Q}{S_B} = \frac{0.12 \text{ m}^3 \cdot \text{s}^{-1}}{6 \times 10^{-3} \text{ m}^2} = 20 \text{ m} \cdot \text{s}^{-1}$$

根据伯努利方程可知

$$P_A + \rho v_A^2/2 = P_B + \rho v_B^2/2 + \rho g h_B$$

所以, B 点的压强为

$$P_B = P_A + \rho v_A^2/2 - \rho v_B^2/2 - \rho g h_B$$
$$= 2 \times 10^5 + \frac{1}{2} \times 1\,000 \times 12^2 - \frac{1}{2} \times 1\,000 \times 20^2 - 1\,000 \times 9.8 \times 2$$
$$= 5.24 \times 10^4 (\text{Pa})$$

2.1.3　伯努利方程的应用

1. 空吸作用

当液体在截面积不均匀的水平管中做稳定流动时,由连续性方程可知,截面积小处流速大,由式(2.9)知,速度大处压强小。因此对于水平流管而言,截面积小的地方压强也小。当管中某处截面积小到一定程度时便可出现负压,即压强小于大气压 P_0,若在此处开一小孔 c,不但液体不会流出,外面的空气反而会被吸进来。如果在小孔处插一根细管,细管下端放入盛有另一种液体(密度为 ρ)的容器中,只要满足 $P_0 - P_c > \rho g h$,容器中的液体就会被吸到水平管中,这就是**空吸作用**。

各种喷雾器(图 2.8)、水流抽气机(图 2.9)及射流真空泵都利用了空吸作用。

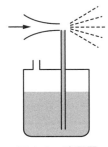

图 2.8　喷雾器

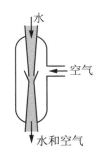

图 2.9　水流抽气机

2. 流量计

流体的流量可用**文丘里流量计**（Venturi meter）（动画 2.2）来测量，它是一段水平管，两端的截面与管道截面一样大，中间逐渐缩小且能保证流体稳定流动。图 2.10 所示的水平管是用来测液体流量的简单装置。设管子粗、细两处的截面积、压强、流速分别为 S_1, P_1, v_1 和 S_2, P_2, v_2，粗、细两处竖直管内的液面高度差为 h，根据水平管的伯努利方程有

动画 2.2　文丘里流量计

$$P_1 + \rho v_1^2/2 = P_2 + \rho v_2^2/2$$

由连续性方程有

$$S_1 v_1 = S_2 v_2$$

联立以上两式求解，并将 $P_1 - P_2 = \rho gh$ 代入可得

$$v_1 = S_2 \sqrt{\frac{2gh}{S_1^2 - S_2^2}}$$

因此流体的流量为

$$Q = S_1 v_1 = S_1 S_2 \sqrt{\frac{2gh}{S_1^2 - S_2^2}} \tag{2.10}$$

式中，S_1, S_2, g 为已知量，只要测出两竖直管中液面的高度差 h，就可求出管中液体的流量。将图 2.10 所示的装置稍加改变即可用来测气体的流量。

3. 流速计

图 2.11 是流速计的基本原理。图中 a 是一根直管，b 是一根直角弯管，直管下端的管口截面与流体流线平行，而弯管下端管口截面与流体流线垂直。流体在弯管下端 d 处受阻，形成流速为零的"**滞止区**"。这时所测出的两管的压强是不相同的，设管中流体为液体，则比较图中 c 和 d 两处的压强可得

$$P_c + \rho v^2/2 = P_d \tag{2.11}$$

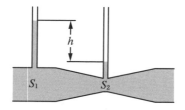

图 2.10　文丘里流量计

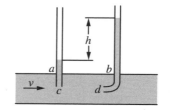

图 2.11　流速计的基本原理

式中, v 是液体在 c 处的流速,对于粗细均匀的这段流管来说也就是管中各点的流速。根据伯努利方程可知 P_d 比 P_c 大 $\rho v^2/2$,这说明流体的动压在滞止区全部转化为静压。对于该装置而言,只要测出两管的液面高度差 h,便可得 ρgh 即 $P_d - P_c$ 的值,进而求得流速 $v = \sqrt{2gh}$。

皮托管(Pitot tube)是一种测液体流速的装置,图 2.12 是其示意图。测量时把它放在待测流速的流体(密度为 ρ)中,使 A 孔正对着流体前进方向,形成"滞止区",M 孔的孔面与流线平行。两处的压强差可由 U 形管中液面的高度差测得,即

$$P_A - P_M = (\rho' - \rho)gh$$

式中,h 是 U 形管中液面的高度差,ρ' 是 U 形管中工作液体的密度。根据式(2.11)有

$$P_A - P_M = \rho v^2/2$$

由以上两式可求得流速为

$$v = \sqrt{\frac{2(\rho' - \rho)gh}{\rho}} \qquad (2.12)$$

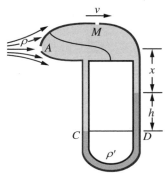

图 2.12 皮托管

4. 体位对血压的影响

如果流体在等截面积的管中流动,且流速不变,则由伯努利方程可得

$$P_1 + \rho gh_1 = P_2 + \rho gh_2$$

$$P + \rho gh = 常量 \qquad (2.13)$$

在这种情况下,流管中较高处的流体压强较小,而较低处的流体压强则较大。

用上述关系,可解释体位变化对血压的影响。如图 2.13 所示,某人平卧位的头部动脉压为 12.67 kPa,静脉压为 0.67 kPa,而直立位的头部动脉压则为 6.80 kPa,静脉压变为 -5.20 kPa,动脉压减少的 5.87 kPa 是由高度改变引起的。同理,对于足部来说,由平卧位改为直立位时,动脉压将由 12.67 kPa 变成 24.40 kPa,静脉压将由 0.67 kPa 变成 12.40 kPa,动脉压增加的 11.73 kPa 也是因高度改变引起的。因此测量血压时一定要注意体位和所测量的部位。

> 虹吸是一种流体力学现象,可以不借助泵而抽吸液体。处于较高位置的液体充满一根倒 U 形的管状结构(称为虹吸管)之后,开口于更低的位置。这种结构下,管子两端的液体压强差能够推动液体越过最高点,向另一端排放。在桶不倾斜的前提下,可以用一根管子将桶中的水引出来,就是这一道理。

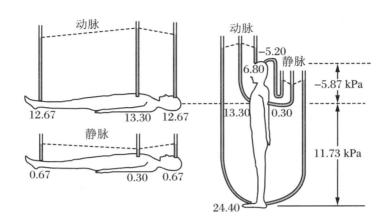

图 2.13　体位对血压的影响

2.2　黏性流体的流动

2.2.1　层流和湍流

在研究实际流体(动画 2.3)的运动规律时,像甘油、糖浆之类的流体,其黏性是不能忽略的。此类流体黏性较大,生活中常称它们为黏性流体。黏性流体的流动状态有层流(laminar flow)、湍流(turbulent flow)及过渡流动三种。

动画 2.3　小河流水

1. 层流

所谓**层流**,即流体的分层流动状态。在此状态下,相邻两层流体之间只做相对运动,流层间没有横向混杂。通过下面的实验可以观察到甘油的层流状态。

在一支垂直放置的滴定管中先倒入无色甘油,其上再加一层着色的甘油,打开下端活塞,甘油流出,从着色甘油的流动形态可以看出,管中与管壁不同距离处的甘油的流速并不完全相同,如图 2.14 所示,愈靠近管壁速度愈小,与管壁接触的液层附着在管壁上,速度为零,中央轴线处速度最大。流体沿竖直方向分成许多平行于管轴的圆筒形薄层,各流体层之间有相对滑动,这种现象说明管内的流体是分层流动的,图 2.15 是层流的示意图。

2. 湍流

当流体流动的速度超过一定数值时,流体不再保持分层流动状态,而有可能向各个方向运动,即在垂直于流层的方向有分速度,因而各流体层将混淆起来,并有可能形成旋涡,整个流动显得杂乱而不稳定,这样的流动状态称为**湍流**。流体做湍流运动时所消耗的能量比做层流运动时消耗的多,湍流区别于层流的特点之一是它能发出声音,在水管及河流中都可以看到这种现象并听到湍流声。

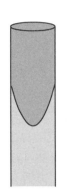

图 2.14　黏性液体的流动

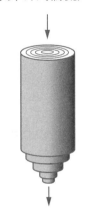

图 2.15　层流示意图

介于层流与湍流间的流动状态很不稳定,时而层流,时而湍流,因此将其称为**过渡流动状态**。

> 一高速飞行的高尔夫球,其前方有一个高压区。气流经球的前缘再流到球的后方时会与球体分离。同时球的后方会有一个湍流尾流区,在此区域气流起伏扰动,导致后方的压力较低。尾流的范围会影响阻力的大小。通常来说,尾流范围越小,球体后方的压力就越大,空气对球的阻力就越小。高尔夫球表面的小凹坑可使空气形成一层紧贴球表面的薄薄的湍流边界层,使得平滑的气流顺着球形多往后走一些,从而减小尾流的范围。此外,小凹坑也会影响高尔夫球的升力,从而使球飞得更远。

2.2.2　牛顿黏滞定律

实际流体在流动时常表现出黏性(或称黏滞性),这是因为流体在做层流运动时,相邻两层流体做相对滑动,两流层之间存在着切向的阻碍相对滑动的相互作用力,此力即为前面已提到的**内摩擦力**(internal friction)或**黏性力**(viscous force)。

黏性力是由分子间的相互作用力引起的,液体的黏性力比气体大得多。

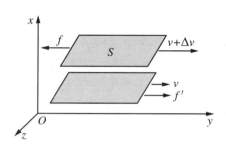

图 2.16　黏性力、速度梯度

在层流中,黏性力的大小与相邻两层流体间流速变化的快慢程度有关。如图 2.16 所示,流体沿 Oyz 平面分层流动,设相距为 Δx 的两流层的速度差为 Δv,比值 $\Delta v/\Delta x$ 表示在 Δx 距离内速度的平均变化率。若两流层无限接近($\Delta x \to 0$),比值 $\Delta v/\Delta x$ 的极限为 $\mathrm{d}v/\mathrm{d}x$,表示流层速度沿 x 方向的变化率,称为**速度梯度**(velocity gradient)。实验表明,黏性力 f 的大小与两流层的接触面积 S 以及接触处的速度梯度 $\mathrm{d}v/\mathrm{d}x$ 成正比,即

$$f = \eta S \frac{\mathrm{d}v}{\mathrm{d}x} \tag{2.14}$$

上式称为**牛顿黏滞定律**,式中比例系数 η 称为流体的**黏度**(viscosity)。η 值的大小取决于流体的性质,且和温度有关:一般来说,液体的 η 值随温度升高而减小,气体的 η 值随温度升高而增大。在国际单位制中,η 的单位是 $\mathrm{N \cdot s \cdot m^{-2}}$ 或 $\mathrm{Pa \cdot s}$,有时也用 P(poise)作单位(1 P = 0.1 Pa · s)。表 2.1 列出了几种液体的 η 值。

表 2.1　一些液体的黏度

液体	温度(℃)	黏度 η(Pa · s)	液体	温度(℃)	黏度 η(Pa · s)
水	0	1.80×10^{-3}	汞	100	1.0×10^{-3}
水	20	1.00×10^{-3}	蓖麻油	7.5	$1\,225.0 \times 10^{-3}$
水	37	0.69×10^{-3}	蓖麻油	50	122.7×10^{-3}
水	100	0.30×10^{-3}	血液	37	$(2.0 \sim 4.0) \times 10^{-3}$
汞	0	1.68×10^{-3}	血浆	37	$(1.0 \sim 1.4) \times 10^{-3}$
汞	20	1.55×10^{-3}	血清	37	$(0.9 \sim 1.2) \times 10^{-3}$

式(2.14)还可写为如下形式:

$$\tau = \eta \dot{\gamma} \tag{2.15}$$

式中,$\tau = f/S$ 为切应力,表示作用在流层单位面积上的内摩擦力;$\dot{\gamma} = \mathrm{d}\gamma/\mathrm{d}t = \mathrm{d}v/\mathrm{d}x$ 为切变率,即切应变 γ 对时间的变化率。在生物力学中,牛顿黏滞定律常采用式(2.15)的形式。

遵循牛顿黏滞定律的流体称为**牛顿流体**(Newtonian fluid),如水、血浆、酒精、稀油等。牛顿流体的黏度在一定温度下具有一定的数值,即切应力 τ 与切变率 $\dot{\gamma}$

成正比；不遵循牛顿黏滞定律的流体称为**非牛顿流体**，如血液、悬浮液、原油等。非牛顿流体的黏度不是常量，即切应力与切变率不成正比。

血液是一种非均匀液体，含有大量红细胞。分析血液的黏性，对某些疾病的诊断具有重要的参考价值。牛顿黏滞定律是研究血液流动及生物材料力学性质的重要基础。

2.2.3　雷诺数

黏性流体的流动状态是层流还是湍流，不仅取决于流动速度 v，还与流体的密度 ρ、黏度 η 以及管子的半径 r 有关。雷诺提出了一个无量纲的数，作为决定层流向湍流转变的判据，即

$$Re = \rho v r / \eta \qquad (2.16)$$

Re 称为**雷诺**[①]**数**（Reynolds number）。实验表明，在直流管中：① 当 $Re <$ 1 000 时，流体做层流；② 当 $Re > 1$ 500 时，流体做湍流；③ 当 1 000 $< Re <$ 1 500 时，流动状态不稳定（可以由层流变为湍流，或相反），为过渡流动。

从式（2.16）可以看出，流体的黏度愈小、密度愈大，愈容易发生湍流，而在细管内不易出现湍流。如果管是弯曲的，则在较低的 Re 值下也可发生湍流，且弯曲程度愈大，Re 的临界值就愈低。因此流体在管道中流动时，在急弯或分支的地方容易发生湍流。

> 在血液循环系统中，因血管有良好的弹性而使血液保持层流状态，只有在心脏内和主动脉的某些部位容易出现湍流。当血管内壁变粗、管径变小或血黏度偏低时可能激发湍流。呼吸系统中的气体流动一般保持层流，患有某些肺疾病或做深呼吸时可能出现湍流。临床医生常根据听诊器是否能听到湍流声来辨别血流和呼吸是否正常，从而诊断是否有某些疾病。

例 2.2　设循环系统中某主动脉的内半径为 0.01 m，血液的流速、黏度、密度分别为 $v = 0.25$ m·s^{-1}，$\eta = 3.0 \times 10^{-3}$ Pa·s，$\rho = 1.05 \times 10^3$ kg·m^{-3}，求雷诺数，并判断血液以何种状态流动。

解　雷诺数为

$$Re = \frac{1.05 \times 10^3 \text{ kg·m}^{-3} \times 0.25 \times 0.01 \text{ m·s}^{-1}}{3.0 \times 10^{-3} \text{ Pa·s}} = 875$$

该数值小于 1 000，说明血液在主动脉中为层流。

---

① 雷诺（O. Reynolds），1842～1912，英国力学家、物理学家和工程师，杰出的实验科学家。

2.2.4 黏性流体的流动规律

1. 黏性流体的伯努利方程

在推导理想流体的伯努利方程时,我们忽略了流体的黏性和可压缩性,讨论黏性流体的运动规律时,仍可忽略可压缩性,但必须考虑流体的黏性。黏性流体(图 2.17)在流动时存在黏性力,流体必须克服黏性力做功,因而要消耗流体运动的部分机械能(使之转化为热能)。这就是说,流体沿流管流动的过程中,总机械能将不断减少。对于图 2.6 所示的流管,如果是黏性流体做稳定流动,在 XY 段流体流至 $X'Y'$ 的过程中,若单位体积流体因黏性力的存在而引起的能量损耗为 ΔE,则可得到如下关系:

$$P_1 + \rho v_1^2/2 + \rho g h_1 = P_2 + \rho v_2^2/2 + \rho g h_2 + \Delta E \tag{2.17}$$

式中,v 和 P 分别为流管横截面上速度和压强的平均值。该式即为黏性流体做稳定流动时的伯努利方程。

(1)如果流体在水平均匀线管中做稳定流动,由于 $h_1 = h_2$,要维持 $v_1 = v_2$,则由式(2.17)得

$$P_1 = P_2 + \Delta E$$

可以看出,$P_1 > P_2$。因此在水平均匀细管的两端,必须维持一定的压强差才能使黏性流体做稳定流动。

(2)若流体在开放的均匀管道中维持稳定流动,由于 $P_1 = P_2 = P_0$(标准大气压),要维持 $v_1 = v_2$,则须有

$$\rho g h_1 - \rho g h_2 = \Delta E$$

即必须有高度差才能维持流体的稳定流动。

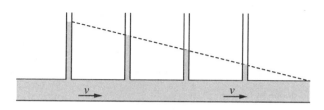

图 2.17 黏性流体的流动

2. 泊肃叶定律

黏性流体在水平均匀细管中做稳定流动时,如果雷诺数不大,则流动的形态是层流。由黏性流体的伯努利方程可知,要使管内的流体匀速流动,则必须有一个外

力来抵消黏性力,这个外力来自管子两端的压强差。实验表明,在水平均匀细圆管内做层流的黏性流体,其体积流量与管子两端的压强差 ΔP 成正比,即

$$Q = \frac{\pi R^4 \Delta P}{8 \eta L} \tag{2.18}$$

式中,R 是管子的半径,η 是流体的黏度,L 是管子的长度。式(2.18)称为**泊肃叶[①]定律**(Poiseuille law)。

下面是泊肃叶定律的推导过程。

(1) 速度分布

设黏性流体在半径为 R、长度为 L 的水平管内分层流动,管左端的压强为 P_1,管右端的压强为 P_2,且 $P_1 > P_2$,即流体向右流动。

在管中取与管同轴、半径为 r 的圆柱形流体(图 2.18)为研究对象,它所受到的压力差为

$$\Delta F = (P_1 - P_2)\pi r^2$$

周围流体作用在该圆柱形流体表面的黏性力为

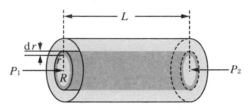

图 2.18 圆柱形流体

$$f = - \eta 2\pi r L \frac{\mathrm{d}v}{\mathrm{d}r}$$

式中,负号表示 v 随 r 的增大而减小,$\mathrm{d}v/\mathrm{d}r$ 是流体在半径为 r 处的速度梯度。

由于管内流体做稳定流动,所以以上两力的合力为零,则可得

$$(P_1 - P_2)\pi r^2 = - \eta 2\pi r L \frac{\mathrm{d}v}{\mathrm{d}r}$$

由上式可得

$$\mathrm{d}v = - \frac{P_1 - P_2}{2 \eta L} r \mathrm{d}r$$

对上式积分得

$$v = - \frac{P_1 - P_2}{4 \eta L} r^2 + C$$

根据 $r = R$ 时,$v = 0$ 的条件,得

$$C = \frac{P_1 - P_2}{4 \eta L} R^2$$

代入上式得

$$v = \frac{P_1 - P_2}{4 \eta L}(R^2 - r^2) \tag{2.19}$$

---

① 泊肃叶(J. L. M. Poiseuille),1799~1869,法国生理学家。

式(2.19)给出了流体在水平均匀细圆管中稳定流动时,流速随半径的变化关系。由此式可知,在管轴处($r=0$)流速有最大值 $v = \dfrac{P_1 - P_2}{4\eta L}R^2$,流速 v 沿管径方向呈抛物线分布。

(2)流量

在管中取一半径为 r、厚度为 dr 的圆管状流体元,该流体元的截面积为 $2\pi r dr$,流体通过该流体元的流量为

$$dQ = v 2\pi r dr$$

式中,v 是流体在半径 r 处的流速。将式(2.19)代入上式得

$$dQ = \pi \frac{P_1 - P_2}{2\eta L}(R^2 - r^2) r dr$$

那么,通过整个管截面的流量为

$$Q = \pi \frac{P_1 - P_2}{2\eta L} \int_0^R (R^2 - r^2) r dr$$

积分后得

$$Q = \frac{\pi R^4 (P_1 - P_2)}{8\eta L}$$

此式即为泊肃叶定律。

如果令 $R_f = \dfrac{8\eta L}{\pi R^4}$,则泊肃叶定律可改写成

$$Q = \frac{\Delta P}{R_f} \tag{2.20}$$

当管子的长度、半径以及流体的黏度确定时,R_f 是一个定值。式(2.20)表明,黏性流体在水平均匀细圆管中稳定流动时,流量 Q 与管两端的压强差 ΔP 成正比,与 R_f 成反比。这与电学中的欧姆定律极为相似,所以把 R_f 称为**流阻**(flow resistance),在循环系统中常把 R_f 称为**外周阻力**。值得注意的是,流阻与管半径的四次方成反比,半径的微小变化就会对流阻造成很大的影响。血管可以收缩和舒张,其管径的变化对血液流量的影响是非常显著的。

如果流体流过几个"串联"的流管,则总流阻等于各流管流阻之和。若几个流管相"并联",则总流阻和各流管流阻的关系与电阻并联情形相同。

例 2.3 成年人主动脉的半径约为 1.3×10^{-2} m,问一段长为 0.2 m 的主动脉的流阻 R_f 是多少?该段主动脉的压强降落 ΔP 是多少?(设血流量为 1.00×10^{-4} m$^3 \cdot$ s^{-1},血液黏度 $\eta = 3.0 \times 10^{-3}$ Pa $\cdot$ s)

解 $R_f = \dfrac{8\eta L}{\pi R^4} = \dfrac{8 \times 3.0 \times 10^{-3}\ \text{Pa} \cdot \text{s} \times 0.2\ \text{m}}{3.14 \times (1.3 \times 10^{-2}\ \text{m})^4} = 5.35 \times 10^4\ \text{Pa} \cdot \text{s} \cdot \text{m}^{-3}$

$\Delta P = Q \cdot R_f = 5.35 \times 10^4\ \text{Pa} \cdot \text{s} \cdot \text{m}^{-3} \times 1.0 \times 10^{-4}\ \text{m}^3 \cdot \text{s}^{-1} = 5.35\ \text{Pa}$

可见,在主动脉中,血压的下降是微不足道的。

3. 斯托克斯定律

当物体在黏性流体中做匀速运动时,物体表面附着一层流体,此层流体随物体一起运动,因而与周围流层之间存在黏性力,所以物体在运动过程中必须克服这一阻力。如果物体是球形的,且流体相对球体做层流运动,则球体所受阻力的大小为

$$f = 6\pi\eta vR \tag{2.21}$$

式中,R 是球体的半径,v 是球体相对流体的运动速度,η 是流体的黏度。式(2.21)称为**斯托克斯[①]定律**(Stokes law)。

设在黏性液体内有一半径为 R 的小球,它受重力作用而下沉。小球所受合力大小为

$$F = \frac{4}{3}\pi R^3 \rho g - \frac{4}{3}\pi R^3 \sigma g - 6\pi\eta vR$$

式中,ρ 是球体密度,σ 是液体密度,$\frac{4}{3}\pi R^3 \sigma g$ 为向上的浮力,$6\pi\eta vR$ 为向上的阻力。

在此合力作用下,小球加速下沉。但是随着速度 v 的增加,阻力愈来愈大,最后,当合力大小 $F = 0$ 时,它将匀速下沉。此时有

$$\frac{4}{3}\pi R^3 (\rho - \sigma)g = 6\pi\eta vR$$

所以

$$v = \frac{2}{9}\frac{R^2(\rho - \sigma)g}{\eta} \tag{2.22}$$

该速度 v 称为**收尾速度**(terminal velocity)或**沉降速度**。由式(2.22)可知,当小球(空气中的尘粒,黏性液体中的细胞、大分子、胶粒等)在黏性流体中下沉时,沉降速度与颗粒大小、密度差以及有效重力加速度 g 成正比,与流体的黏度成反比。对于颗粒很小的微粒,利用高速离心机来增加有效 g,就可以加快它的沉降速度。在生物化学中常用到沉降系数这一概念,所谓沉降系数是指沉降速度与离心机向心加速度的比值。

式(2.22)是测定液体黏度的基础,其方法是,把一个半径为 R、密度为 ρ 的小球放入液体中,通过测出它的沉降速度 v,就可计算出液体的黏度 η。

[①] 斯托克斯(G. G. Stokes),1819~1903,英国数学家、物理学家。

2.3 血液的流动

人体的循环系统包括动力和管路两部分,其动力部分是心脏,管路部分是血管。血液在循环系统中的流动是比较复杂的,这是因为:① 血液是含有多种血细胞的非牛顿流体;② 心脏、血管都具有弹性,并受神经控制。下面利用流体运动的基本规律来分析血液流动时的心脏做功、血流速度分布、血压等问题。

2.3.1 心脏做功

血液循环由心脏血液流动(动画 2.4)做的功维持。为了讨论问题方便,把整个心血管系统简化为如图 2.19 所示的物理模型。左、右两心室相当于两个唧筒,当左(右)心室收缩(即唧筒容积减小)时瓣膜开放,血液从左(右)心室射入主动脉(肺);舒张时(即唧筒容积增大)瓣膜关闭,停止射血。整个循环系统由体循环和肺循环两部分组成,血液方向如图中箭头所示。左心室供血给体循环,右心室供血给肺循环。计算心脏做功有两种方法。

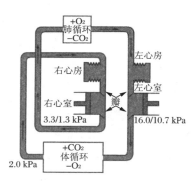

图 2.19 心脏做功的物理模型

动画 2.4 心脏血液流动

(1) 心脏所做的功等于左、右心室做功之和。设左心室每收缩一次做功为 A_L、平均压强为 p_L、容积变化为 ΔV_L;右心室每收缩一次做功为 A_R、平均压强为 p_R、容积变化为 ΔV_R,则心脏每收缩一次所做的功为

$$A = A_L + A_R = p_L \Delta V_L + p_R \Delta V_R$$

(2) 根据功能关系,心脏所做的功应等于血液流经心脏前后的能量变化。设单位体积的血液进入左心室时的能量为 E_{L_1},离开左心室时的能量为 E_{L_2},则左心室对单位体积血液所做的功为

$$A'_L = E_{L_2} - E_{L_1}$$

同理,右心室对单位体积血液所做的功 A'_R 与单位体积血液进入右心室时的能量 E_{R_1} 和离开右心室时的能量 E_{R_1} 之间的关系为

$$A'_R = E_{R_2} - E_{L_1}$$

心脏对单位体积血液所做的功为

$$A' = A'_L + A'_R = (E_{L_2} - E_{L_1}) + (E_{R_2} - E_{R_1})$$

根据本章中单位体积流体在流动时的能量算法,并考虑到进入心脏时的血流速度和血压都很小(可视为零),可忽略血液进出心脏时的高度变化,则

$$A' = p_L + \rho v_L^2/2 + p_R + \rho v_R^2/2$$

式中,ρ 表示血液的密度,p_L 表示血液离开左心室时的平均压强(即主动脉平均血压),v_L 表示血液离开左心室时的血流速度,p_R 表示血液离开右心室时的平均压强(即肺动脉平均血压),v_R 表示血液离开右心室时的血流速度。因为肺动脉平均血压大约是主动脉平均血压的 1/6,并且血液离开左、右心室时的流速相同,所以

$$A' = p_L + \frac{1}{2}\rho v_L^2 + \frac{1}{6}p_L + \frac{1}{2}\rho v_L^2 = \frac{7}{6}p_L + \rho v_L^2 \qquad (2.23)$$

若测出主动脉血压及血流速度,可根据上式求出心脏做的功,从而了解心功能的情况。人体内各类血管的总截面和血液的平均流速间的关系如图 2.20 所示。

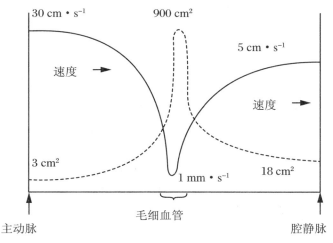

图 2.20　人体各类血管的总截面积和血液的平均流速间的关系

2.3.2　循环系统中的血流速度

心脏的射血是单线的,但由于血管的弹性、血流本身的惯性以及内、外摩擦等原因,血液在血管中的流动基本上是连续的。当心脏收缩时,有相当量的血液进入原已充满血液的主动脉内,使得该处的弹性管壁被撑开。此时,心脏推动血液所做的功转化为血管的弹性势能。心脏停止收缩,扩张的那部分血管壁也跟着收缩,驱使血液向前流动,结果又使前面的血管的管壁跟着扩张,如此类推。这种过程与波在弹性介质中的传播类似,因此常称之为**脉搏波**(pulse wave)。脉搏波的传播速度为 $8\sim10~\mathrm{m\cdot s^{-1}}$。应该注意,脉搏波的传播速度和血液的流速是不同的。

血液在循环系统中的流动可近似为不可压缩的液体在管中的稳定流动。由于血管的垂直总截面面积从动脉到毛细血管逐渐增大,而从毛细血管到静脉又逐渐减小,由连续性方程可知,血流速度从动脉到毛细血管逐渐减慢,而从毛细血管到静脉又逐渐加快,如图 2.20 所示。需要说明的是:① 由于血管有分支,所以截面积 S 指的是同类血管的总截面积;② 由于血液是黏性液体,血管中同一截面上靠近管壁和靠近轴心处的流速并不相等,所以流速 v 指的是截面上的平均速度。

2.3.3　血流过程中的血压分布

血压(blood pressure)是血管内流动着的血液对管壁的侧压强,平常所说的血压是指动脉血压。主动脉中的血压随着心脏的收缩和舒张呈周期性变化。当左心室收缩而向主动脉射血时,主动脉中的血压达到的最高值称为**收缩压**(systolic pressure)。在左心室舒张期,主动脉回缩,将血液逐渐注入分支血管,血压随之下降并达到最低值,此最低值称为**舒张压**(diastolic pressure)。收缩压与舒张压之差称为**脉压**(pulse pressure)。脉压随着血管远离心脏而减小,到了小动脉几乎消失。一个心动周期中动脉血压的平均值 $\bar{P}$ 称为**平均动脉压**(mean arterial pressure),常用来说明主动脉中血压的平均情况。如图 2.21 所示,平均动脉压等于图中积分面积 $\int_0^T P(t)\mathrm{d}t$ 与心动周期 T 之比,即 $\bar{P}=$

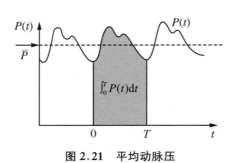

图 2.21　平均动脉压

$\left(\int_0^T P(t)\mathrm{d}t\right)/T$。为了计算方便,常使用舒张压加上 1/3 脉压来估算。需要注意的

是,平均动脉压并不是收缩压和舒张压的平均值。血压的高低与血液流量、流阻及血管的柔软程度有关,用生理学术语来说,就是与心输出量、外周阻力及血管的顺应性有关。由于血液是黏性流体,有内摩擦力做功消耗机械能,所以血液从心室射出后,它的血压在流动过程中是不断下降的。图 2.22 代表全部血液循环系统的血压变化曲线。心脏内的血流情况比血管中的复杂得多,是由两个原因造成的:一是它的形态结构特殊,另外它还受神经系统控制和外周血流的影响。近几年来,有人利用核磁共振成像技术观察心流场的流线及涡旋,由此了解心脏内的血流规律,为心脏内血液流动的研究提供了一种新的方法。

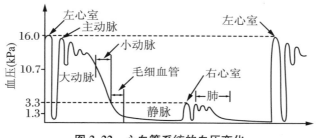

图 2.22　心血管系统的血压变化

　　血液的黏性和弹性以及血液循环方面的知识在生理学和医学中十分重要,这些方面的许多问题仅用物理学并不能得到解释,还涉及生理学和医学方面的问题,这里不进行讨论。

知识拓展

魔杯吐酒

　　南京博物院、四川大学博物馆有一种清代制作的"魔杯"(图 2.23):当向杯中注酒时,只要不超过限度,酒一滴也不会流出来,但如果装酒超过其限度,哪怕多一点点,酒就会从杯中流出,直至流完为止。这种器具常用来告诫人们不要贪酒好杯,并蕴含"盛而衰,乐极而悲"的人生哲理。

　　上述魔杯,也有人称之为"酒龙杯"、"劝世杯"或"公道杯"。杯中有一盏立状小瓷人与杯底粘连,瓷人中隐一渴鸟(虹吸管),渴鸟一端隐于杯底与杯中液体连通,另一端则穿过杯底与杯外空气连通。使用时,向杯中注酒,使杯内液面略低于虹吸管顶部,此时,虹吸管管内液面与杯中液面处在同一高度,其压强均为 1 标准大气压,酒不会从虹吸管流出;当杯内液面高于虹吸管的顶部时,虹吸管管中液面低于杯内液面,虹吸管通向杯内的一端压强增大,酒通过虹吸管流向杯外,直至酒液流完为止,原理如图 2.24 所示。

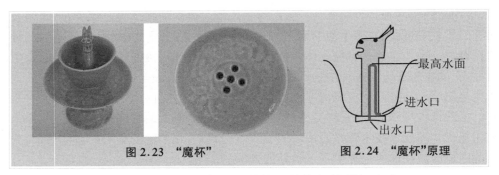

图 2.23 "魔杯"　　　　　　　　图 2.24 "魔杯"原理

另可扫描以下二维码获取本章电子课件和其他相关附加内容。

　　　　拓展知识

　　　　几点知识说明

课件:管中水流动伯努利方程推导

课件:第 2 章 2.2

课件:第 2 章 2.3

习　题　2

习题 2 解答

1. 试说明家用喷雾器的工作原理。

2. 为什么两只船平行靠近向前行驶时很容易发生碰撞?

3. 为什么自来水沿一竖直管道向下流时形成一连续不断的水流,而当水从高处的水龙头自由下落时,则断裂成水滴?

4. 有人认为从连续性方程来看,管子愈粗流速愈小,而从泊肃叶定律来看,管子愈粗流速愈大,两者似有矛盾,你认为是这样吗,为什么?

5. 在水管的某一点,水的流速为 $2\,\mathrm{m \cdot s^{-1}}$,高出大气压的计示压强为 $10^4\,\mathrm{Pa}$,设水管在另一点的高度比该点降低了 1 m,如果在另一点处水管的横截面积是该点的 1/2,求另一点处的计示压强(不考虑水的黏性和可压缩性)。 (13.8 kPa)

6. 水在截面不同的水平管中做稳定流动,出口处的截面积为管最细处的 3 倍,若出口处的流速为 2 m·s^{-1},问最细处的压强为多少? 若在此最细处开一小孔,水会不会流出来? (85 kPa,水不会流出来)

7. 一直立圆柱形容器,高为 0.2 m,直径为 0.1 m,顶部开启,底部有一面积为 $1×10^{-4}$ m^2 的小孔,水以 $1.4×10^{-4}$ m^3·s^{-1} 的流量由水管自上流入容器中。问容器内水面可上升的高度为多少? 若达到该高度时不再放水,求容器内的水流尽所需要的时间。 (0.1 m,11.2 s)

8. 一种测流速的装置如图所示。设 U 形管内装有密度为 ρ' 的液体,在水平管中有密度为 $\rho(\rho<\rho')$ 的液体做稳定流动,已知水平管中粗、细两处的横截面积分别为 S_A 和 S_B,测得 U 形管两液面的高度差为 h,求液体在管子较粗处的流速 v。

$$\left[v = S_B \sqrt{2(\rho'-\rho)gh/\rho(S_A^2 - S_B^2)}\right]$$

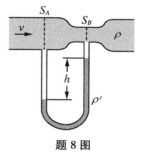

题 8 图

9. 将如图 2.11 所示的流速计插入流水中测水流速度,设两管中的水柱高度分别为 $5×10^{-3}$ m 和 $5.4×10^{-2}$ m,求水流速度。 (0.98 m·s^{-1})

10. 一条半径为 3 mm 的小动脉被一硬斑部分阻塞,此狭窄段的有效半径为 2 mm,血流的平均速度为 50 cm·s^{-1},设血液黏度为 $3.0×10^{-3}$ Pa·s,密度为 $1.05×10^3$ kg·m^{-3}。
(1) 求未变窄处的血流平均速度。
(2) 试问会不会发生湍流?
(3) 求狭窄处血流的动压强。
[(1) 0.22 m·s^{-1};(2) $Re=350$,不会发生湍流;(3) 131.2 Pa]

11. 20 ℃的水在半径为 $1×10^{-2}$ m 的水平均匀圆管内流动,如果在管轴处的流速为 0.1 m·s^{-1},则由于黏滞性,水沿管子流动 10 m 后,压强降落了多少? ($\eta_{水}=1.0×10^{-3}$ Pa·s) (40 Pa)

12. 设某人的心输出量为 $0.83×10^{-4}$ m^3·s^{-1},体循环的总压强差为 12.0 kPa,试求此人体循环的总流阻(即总外周阻力)。 ($1.45×10^8$ Pa·s·m^{-3})

13. 一个红细胞可以被近似地看作一个半径为 $2.0×10^{-6}$ m 的小球,它的密度是 $1.09×10^3$ kg·m^{-3}。试计算它在重力作用下在血液中沉淀 1 cm 所需的时间。假设血液温度为 37 ℃,血浆的黏度为 $1.2×10^{-3}$ Pa·s,密度为 $1.04×10^3$ kg·m^{-3}。如果利用一台加速度($\omega^2 r$)为 $10^5 g$ 的超速离心机,问沉淀同样距离所需的时间又是多少? ($2.8×10^4$ s,0.28 s)

14. 为维持血液循环,心脏需不停地做功,以克服血液流动时的内摩擦力等。已知主动脉中的平均血压为 100 mmHg,平均血流速度为 0.4 m·s^{-1},若心脏每分钟输出的血量为 5000 mL,血液循环到右心房时的流速和血压近似为零,求心脏每分钟所做的功。(67 J)

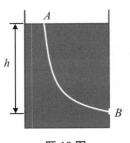

题 18 图

15. 试用伯努利方程讨论血细胞为什么会出现轴向集中现象?

16. 毛细血管中血液流速较慢,可以用层流来描述吗?

17. 试解释血压为何在小动脉段降落最快。

18. 如图,一很大的开口容器,器壁上有一小孔,当容器内注入液体后,液体从小孔处流出。设小孔距液面的高度为 h,求液体从小孔流出的速度。

第 3 章

振动

引例

1. 为什么部队行军过桥时不能正步走,火车过桥时要慢行?

2. 微波炉是怎样使食物变热的?

3. 调音器是怎样校准小提琴的?

振动是自然界中一种十分普遍的运动形式,微风中的树叶,跳动的心脏,开动的机床,这些看似毫不相干的生活现象,却来自同一个物理原因——振动。物体在某一位置附近的往复运动叫**机械振动**。振动不仅限于机械振动,广义地说,任何物理量,如电流、电场强度等,在某一数值附近来回往复变化,都称为**振动**。尽管宇宙中有各种各样复杂的振动,但总可以看作若干个最简单、最基本的振动的合成。这种最简单、最基本的振动称为**简谐振动**,简称"**谐振**"。

3.1 简谐振动

3.1.1 简谐振动表达式

究竟什么样的振动是简谐振动呢?下面我们就以弹簧振子为例,来研究简谐振动的运动规律。

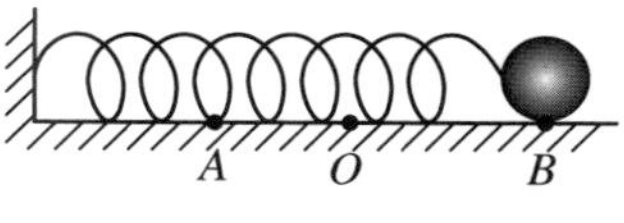

设光滑水平桌面上有一弹性系数为 k 的轻质弹簧,一端固定,另一端连接一质量为 m 的小球,这样的装置叫**弹簧振子**(**谐振子**)(图 3.1)。在弹性限度内,当小球离开平衡位置时,小球就在

图 3.1 弹簧振子

回复力的作用下做振动。从动力学角度看,在回复力作用下所做的振动就是简谐振动。

$$F = -kx \tag{3.1}$$

由牛顿第二运动定律,有

$$m\frac{\mathrm{d}^2 x}{\mathrm{d}t^2} = -kx$$

令

$$\omega^2 = \frac{k}{m} \tag{3.2}$$

整理可得

$$\frac{\mathrm{d}^2 x}{\mathrm{d}t^2} + \omega^2 x = 0 \tag{3.3}$$

式(3.3)称为简谐振动的**特征方程**。它从运动学角度规定了简谐振动的运动条件。解这个微分方程即可得到

$$x = A\cos(\omega t + \varphi) \tag{3.4}$$

式(3.4)称为**简谐振动表达式**,简称**谐振表达式**。

把式(3.4)对时间分别求一阶导数和二阶导数,可得到谐振的速度和加速度表达式:

$$v = \frac{\mathrm{d}x}{\mathrm{d}t} = -A\omega\sin(\omega t + \varphi) \tag{3.5}$$

$$a = \frac{\mathrm{d}^2 x}{\mathrm{d}t^2} = -A\omega^2\cos(\omega t + \varphi) \tag{3.6}$$

可见,做谐振的物体,其速度和加速度随时间做周期性变化。

谐振表达式中的 A 和 φ 是解微分方程时出现的积分常量,可由初始条件确定。当 $t = 0$ 时,$x = x_0$,$v = v_0$,分别代入式(3.4)和式(3.5),得

$$x_0 = A\cos\varphi$$
$$v_0 = -A\omega\sin\varphi \tag{3.7}$$

解得

$$A = \sqrt{x_0^2 + (v_0/\omega)^2}$$
$$\varphi = \arctan[-v_0/(\omega x_0)] \tag{3.8}$$

式中,A 表示物体离开平衡位置的最大距离,称为**振幅**;ω 表示 2π 秒内物体完成的全振动次数,称为**圆频率**或**角频率**,而频率指 1 s 内物体完成的全振动次数,用 f 表示;**周期**指物体完成一次全振动所需的时间,用 T 表示,$T = 1/f$。角频率 ω、频率 f 和周期 T 之间的关系为 $\omega = 2\pi f = 2\pi/T$。$\omega t + \varphi$ 决定谐振子任一时刻的运动状态,称为**相位**。当 $t = 0$ 时,相位为 φ,故 φ 称为**初相**,表示谐振子初始时刻的运动

状态。振幅、角频率和相位是决定一个简谐振动的重要物理量,称为简谐振动的特征物理量。

例 3.1　一简谐振动的振动曲线如图 3.2 所示。求其简谐振动表达式。

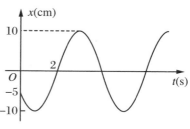

图 3.2　例 3.1 图

解　设简谐振动表达式为 $x = A\cos(\omega t + \varphi)$。

由曲线可知,$A = 10\ \text{cm}$,$t = 0$ 时,有

$$x_0 = -5 = 10\cos\varphi$$

$$v_0 = -10\omega\sin\varphi < 0$$

可解得

$$\varphi = 2\pi/3$$

又由图 3.2 可知,$t = 2\ \text{s}$ 时,$x = 0$,即

$$0 = 10\cos(2\omega + 2\pi/3)$$

则

$$2\omega + 2\pi/3 = 3\pi/2$$

所以

$$\omega = 5\pi/12$$

故所求的简谐振动表达式为

$$x = 0.1\cos(5\pi t/12 + 2\pi/3)\quad(\text{m})$$

3.1.2　简谐振动旋转矢量图

为了直观地表达谐振的三个特征物理量,下面介绍简谐振动的**旋转矢量图示法**(动画 3.1)。

如动画 3.1 和图 3.3 所示,作一条水平 Ox 轴,从原点 O 引出一条长度为 A 的矢量 $\boldsymbol{A}$,它以匀角速度 ω 绕 O 点逆时针旋转。当 $t = 0$ 时,$\boldsymbol{A}$ 所在的角位置为 φ,经过时间 t 转过角度 ωt,到达新角位置 $\omega t + \varphi$。在矢量 $\boldsymbol{A}$ 匀速旋转的过程中,

动画 3.1　旋转矢量图示法

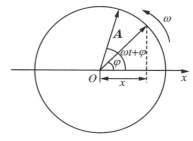

图 3.3　旋转矢量图示法

矢量末端在 Ox 轴上的投影恰好为一简谐振动,即 $x = A\cos(\omega t + \varphi)$。这样,就把轴向的变加速直线运动(谐振)与平面内的匀速圆周运动(旋转矢量)一一对应起来了:旋转矢量的长度代表谐振的振幅,旋转矢量的角速度代表谐振的角频率,旋转矢量与 Ox 轴正向的夹角代表谐振的相位。旋转矢量法可以直观地反映出谐振的三个特征物理量,而确定了三个特征量,整个谐振也就完全确定了。

例 3.2　利用旋转矢量图示法解例3.1。

解析　从振动曲线(图3.2)中可以看出,当 $t = 0$ 时,谐振子在 $x = -5\ \mathrm{cm}$ 处,且有向 x 轴负半轴运动的趋势,这一状态所对应的旋转矢量的位置如图3.4所示,由此易知 $\varphi = 2\pi/3$。又从振动曲线看出,当 $t = 2\ \mathrm{s}$ 时,谐振子在平衡位置且向 x 轴正向移动,对应的旋转矢量位置如图3.5所示,旋转矢量从 $t = 0$ 到 $t = 2\ \mathrm{s}$ 转过的角度是 $\pi/3 + \pi/2 = \omega t$,因此易知 $\omega = 5\pi/12$。由振动曲线图可直接看出 $A = 10\ \mathrm{cm}$。综上可知,所求简谐振动表达式为 $x = 10\cos(5\pi t/12 + 2\pi/3)\ (\mathrm{cm})$。

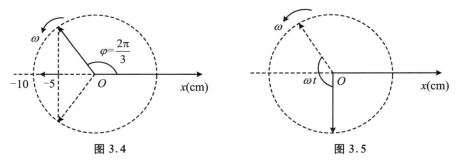

图 3.4　　　　　　　　　　　　　　　　图 3.5

由此可见,利用旋转矢量图示法,可以方便快捷地找到谐振特征物理量,尤其是"相位"这一抽象特征物理量;此外,对相位的判定取舍也是又快又准。掌握好这一方法,不仅有利于快速解题,还对后续的理论学习有着极大的帮助。

3.1.3　简谐振动的能量

下面仍以弹簧振子系统为例来研究简谐振动的能量规律。

由于不计摩擦,弹簧振子系统振动过程中只有保守内力(弹性力)做功,所以系统机械能守恒。设 t 时刻,弹簧振子的位移为 x,速度为 v,根据式(3.5)和式(3.6)可知,系统的动能和势能分别为

$$E_{\mathrm{k}} = \frac{1}{2}mv^2 = \frac{1}{2}m\omega^2 A^2\sin^2(\omega t + \varphi) \tag{3.9}$$

$$E_{\mathrm{p}} = \frac{1}{2}kx^2 = \frac{1}{2}kA^2\cos^2(\omega t + \varphi) \tag{3.10}$$

由于 $\omega^2 = k/m$,所以动能可写为

$$E_k = \frac{1}{2}mv^2 = \frac{1}{2}kA^2\sin^2(\omega t + \varphi)$$

于是系统机械能为

$$E = E_k + E_p = \frac{1}{2}kA^2 \tag{3.11}$$

式(3.11)表明,虽然谐振系统的动能和势能都随时间呈周期性变化,但总机械能是个常量,即机械能守恒,与上面的分析一致。对于一定的谐振系统,能量与振幅的平方成正比。

例 3.3 在简谐振动中,设总能量为 E,振幅为 A。当位移为振幅的一半时,动能为多大? 位移多大时动能和势能相等?

解 据题意可知,系统势能为

$$E_p = \frac{1}{2}kx^2 = \frac{1}{2}k\left(\frac{A}{2}\right)^2 = \frac{1}{4}\left(\frac{1}{2}kA^2\right) = \frac{E}{4}$$

所以动能为

$$E_k = E - E_p = \frac{3}{4}E$$

要使动能和势能相等,则动能、势能各占总能的一半,即

$$E_p = \frac{1}{2}E = \frac{1}{2}\left(\frac{1}{2}kA^2\right) = \frac{1}{2}kx^2$$

解得

$$x = \pm\frac{\sqrt{2}}{2}A$$

3.2 阻尼振动、受迫振动与共振

3.2.1 阻尼振动

在实际振动过程中,由于摩擦等原因,随着振动系统的能量不断损耗,振幅会随之减小,这种振幅随时间减小的振动称为**阻尼振动**(图 3.6)。阻尼振动是非简谐振动,甚至不是周期性振动。阻尼振动系统属于耗散系统。

振幅和振动能量减小的原因主要有两种:一是振动系统受到摩擦阻力的作用,振动能量逐渐转化成内能,如单摆摆动的过程中振幅减小或停下来就是由于系统的阻力作用使摆的机械能转化为了空气的内能;二是振动引起邻近介质质点的振动,使振动能量逐渐向四周辐射而转化成波的能量,称为**辐射阻尼**,如拨动的琴弦,

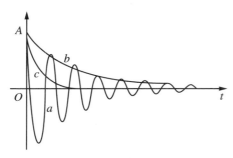

图 3.6　阻尼振动

不仅因为有空气的阻力而要消耗能量,同时也因为能量以声波的形式辐射而减少,最后琴弦会停止振动。

阻尼振动的理论在生物学中也有重要的应用,如脊椎动物耳朵中的耳石运动就是一个阻尼振动。耳石,又称听石,主要成分为碳酸钙,是控制身体平衡的重要器官。它由类似于弹簧的组织连接到充满水状液体的腔体上,当头部倾斜或加速运动时,耳石发生阻尼振动,仅仅振动几次就达到静止状态。但在这几次振动中大脑就获得了有关头部倾斜量或加速量的信息,从而控制身体平衡。

3.2.2　受迫振动

由于阻尼作用,振动系统最终会停止。要想获得一个持续不断的振动,就必须对阻尼振动系统加一个周期性外力,外力通过做功不断给振动系统补充能量,使其维持振动。这种在连续周期性外力作用下的振动,称为**受迫振动**,这个周期性的外力称为**驱动力**。荡秋千(图 3.7)就是一个受迫振动的例子。

物体的受迫振动达到稳定状态时,其振动的频率与驱动力频率相同,而与物体的固有频率无关,如纸盆扬声器的振动、耳机膜片的振动都受到外来驱动力的持续作用,振动频率都与驱动力的频率有关而与其自身的固有频率无关。

物体做受迫振动的振幅保持不变,它的大小不仅和驱动力的大小有关,还与驱

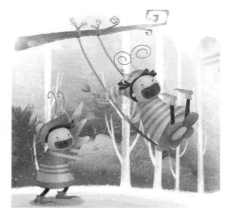

图 3.7　荡秋千

动力的频率以及振动物体自身的固有频率有关。做受迫振动的物体一边克服阻力做功,输出能量,一边从驱动力做的功中输入能量。当输入能量等于输出能量时,系统的能量达到动态平衡,总量保持不变,振幅保持不变,做等幅振动。

3.2.3　共振

在受迫振动中,当周期性外力的频率接近系统的固有频率时,系统振动的振幅急剧增大,这种现象称为**共振**(录像 3.1)。

录像 3.1　大桥断裂

　　大队士兵齐步过桥时,产生的频率与桥的固有频率很容易接近一致,使桥的振幅大大加强,当振幅达到最大限度时会超过桥梁的抗压力,桥就容易断裂。所以,为了避免这种危险情况发生,大队人马过桥时应改为便步行走。

　　微波炉具有约 2 500 Hz 的电磁波,与食物中的水分子的振动频率大致相同。当微波炉工作时,炉内产生很强的振荡电磁场,使食物中的水分子做受迫振动,发生共振,将电磁辐射能转化为食物分子的内能,从而使食物的温度迅速升高。这就是微波炉加热食物的奥秘。

共振现象不仅仅发生在机械振动中,在声、光、电磁、原子物理、原子核物理及各种技术领域中都会遇到。声音的共振称为**共鸣**,二胡、吉他、提琴等弦类乐器利用共鸣箱(图 3.8)提高音响效果;激光的产生利用的是“光学共振”;收音机的调谐利用的是电磁波共振来接收广播;医疗技术中非常普及的“核磁共振”利用的是原子核共振。沙漠中出现的鸣沙现象是由上层运动的沙粒与下层固定的沙粒之间摩擦而产生的一种弹性波引起的:沙层之间摩擦产生热气泡,当它受外力而发生变形、破裂、合并、缩小等变化时,造成的低频声振会引起相邻其他气泡的低频声共振,从而出现沙漠中的鸣沙现象。

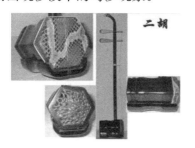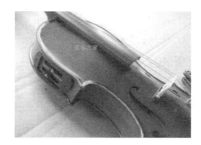

图 3.8　弦乐的共鸣箱

3.3　振动的合成与分解

3.3.1　振动的合成

琴弦发出的声音之所以悦耳,是因为琴声其实是由琴弦上若干种频率振动合成的。在实际问题中,振动的物体可能同时参与两个或更多相关联的振动。把几个单一方向的简谐振动作用在一个物体上就是振动的合成。一般来说,振动的合成(动画 3.2)问题较为复杂,这里只讨论几种简单情况下的合成。

动画 3.2　振动的合成(矢量图示法)

1. 两个同方向、同频率的简谐振动的合成

设有两个同方向、同频率(ω)的简谐振动,振幅和初相位分别是 A_1,A_2 和 φ_1,φ_2,则它们的振动表达式分别为

$$x_1 = A_1\cos(\omega t + \varphi_1), \quad x_2 = A_2\cos(\omega t + \varphi_2)$$

由于两振动都沿 x 方向,所以任意时刻合振动的位移为

$$x = x_1 + x_2 = A\cos(\omega t + \varphi)$$

其中

$$A = \sqrt{A_1^2 + A_2^2 + 2A_1A_2\cos(\varphi_2 - \varphi_1)} \qquad (3.12)$$

$$\varphi = \arctan\frac{A_1\sin\varphi_1 + A_2\sin\varphi_2}{A_1\cos\varphi_1 + A_2\cos\varphi_2} \qquad (3.13)$$

可以看出,合成后的振动仍然是一个简谐振动,其频率与分振动相同。合振幅 A 与分振幅 A_1,A_2 及分振动的相位差 $\varphi_2 - \varphi_1$ 有关,分为下面三种情况:

(1) 若分振动的相位差 $\varphi_2 - \varphi_1 = \pm 2k\pi(k = 0,1,2,\cdots)$,则

$$A = \sqrt{A_1^2 + A_2^2 + 2A_1A_2} = A_1 + A_2 \qquad (3.14)$$

即两个分振动同向时,合振幅最大,为两分振幅之和。这时称**两振动相互加强**。

(2) 若分振动的相位差 $\varphi_2 - \varphi_1 = \pm(2k + 1)\pi(k = 0,1,2,\cdots)$,则

$$A = \sqrt{A_1^2 + A_2^2 - 2A_1A_2} = |A_1 - A_2| \tag{3.15}$$

即两个分振动反向时,合振幅最小,为两分振幅之差的绝对值。这时称**两振动相互减弱**。特别地,当 $A_1 = A_2$ 时,$A = 0$,即两振动完全抵消,合成后不再振动。

(3) 当相位差为其他值时,合振幅介于 $A_1 + A_2$ 和 $|A_1 - A_2|$ 之间,即 $|A_1 - A_2| < A < A_1 + A_2$。

这是波的干涉的理论基础。后面我们将会看到,所谓波的干涉,就是同方向、同频率的两列波分别传至同一空间点,该点同时参与两个振动,其振动为两个振动的合振动,那些合振幅最大和合振幅最小的区域随时间稳定,即形成干涉花样。

还可以用旋转矢量图示法来体会两个谐振的合成。如图 3.9 所示,两个分振动 x_1, x_2 分别对应两个旋转矢量 $\boldsymbol{A}_1, \boldsymbol{A}_2$,由平行四边形法则得到合成矢量 $\boldsymbol{A} = \boldsymbol{A}_1 + \boldsymbol{A}_2$。由于 $\boldsymbol{A}_1, \boldsymbol{A}_2$ 旋转速度相同,都是 ω,所以整个平行四边形维持形状不变,以角速度 ω 绕 O 点逆时针旋转,从而对角线大小不变,转速也为 ω。由此看出,合成矢量对应的振动仍是简谐振动,并且由简单的几

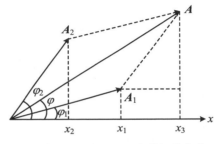

图 3.9　用旋转矢量法求谐振的合成

何关系很容易看出合振动的位移、振幅和初相位分别为

$$x = A\cos(\omega t + \varphi)$$

$$A = \sqrt{A_1^2 + A_2^2 + 2A_1A_2\cos(\varphi_2 - \varphi_1)}$$

$$\varphi = \arctan\frac{A_1\sin\varphi_1 + A_2\sin\varphi_2}{A_1\cos\varphi_1 + A_2\cos\varphi_2}$$

与前面的分析结果一致。

2. 两个同方向、不同频率但频率接近的简谐振动的合成

设有两个同方向、不同频率但频率接近($\omega_1 \approx \omega_2$)的简谐振动,它们的振动表达式分别为

$$x_1 = A\cos(\omega_1 t + \varphi), \quad x_2 = A\cos(\omega_2 t + \varphi)$$

根据三角函数和差化积公式,可得

$$\begin{aligned} x &= x_1 + x_2 \\ &= A\cos(\omega_1 t + \varphi) + A\cos(\omega_2 t + \varphi) \\ &= 2A\cos\left(\frac{\omega_2 - \omega_1}{2}t\right)\cos\left(\frac{\omega_2 + \omega_1}{2}t + \varphi\right) \end{aligned} \tag{3.16}$$

表明这个合振动不再是简谐振动,但可以看作一个角频率为 $(\omega_2 + \omega_1)/2$、振幅为

$\left|2A\cos\left[(\omega_2 - \omega_1)t/2\right]\right|$ 的准谐振。由于 $\omega_1 \approx \omega_2$,所以合振动的振幅随时间呈现周期性缓慢变化,这种现象称为**拍**,合振幅变化的频率称为**拍频**,$f_{拍} = \left|f_1 - f_2\right|$。

给小提琴调音时,同时奏响小提琴空弦和调音器,两者发出的声音频率接近时将发生拍音现象,继续微调,当拍音现象消失时,就意味着琴弦已经校准了。

3. 两个互相垂直、同频率的简谐振动的合成

设有两个互相垂直、同频率的简谐振动,它们的振动表达式分别为

$$x = A_1\cos(\omega t + \varphi_1)$$
$$y = A_2\cos(\omega t + \varphi_2)$$

消去参数 t,即可得到合振动的轨迹方程:

$$\frac{x}{A_1^2} + \frac{y}{A_2^2} - \frac{2xy}{A_1 A_2}\cos(\varphi_2 - \varphi_1) = \sin^2(\varphi_2 - \varphi_1) \tag{3.17}$$

这是一个椭圆方程,说明在一般情况下,合振动的运动轨迹是椭圆。椭圆的形状由两分振动的初相差 $\varphi_2 - \varphi_1$ 决定。下面讨论两种特殊情况。

(1)当 $\varphi_2 - \varphi_1 = 0$,即两分振动同相位时,式(3.17)变为

$$y = \frac{A_2}{A_1}x$$

表明合振动的轨迹是过原点的直线,斜率为分振幅之比[图 3.10(a)]。

(2)当 $\varphi_2 - \varphi_1 = \pi/2$ 时,式(3.17)变为

$$\frac{x}{A_1^2} + \frac{y}{A_2^2} = 1$$

表明合振动的轨迹是正椭圆[图 3.10(b)]。特别地,当 $A_1 = A_2$ 时,合振动轨迹是圆,如图 3.10(c)所示。

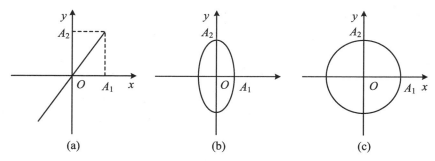

图 3.10 两个互相垂直、同频率的简谐振动的合成

3.3.2　谐振分析

　　在自然界和工程技术中,我们所遇到的振动绝大多数不是简谐振动,而是复杂的振动。处理这类问题,往往把复杂的振动看成是由一系列不同频率的简谐振动组合而成的,也就是把复杂的振动分解为一系列不同频率的简谐振动,这样的分解方法称为**谐振分析**。谐振分析的具体方法是利用傅里叶级数或傅里叶积分,根据已知的原振动方程的数据求出各个分振动的振幅和频率。其中,与原振动频率一致的分振动称为**基频振动**,这个频率称为**基频**;其他分振动均为基频的整数倍,称为**谐频振动**,相应的频率称为**谐频**。

　　设有一个周期性振动,周期为 T,相应的频率为 $f = 1/T$,角频率为 $\omega = 2\pi/T$,振动位移 x 对时间的函数关系为 $x = x(t)$,且满足

$$x(T + t) = x(t)$$

根据傅里叶定理,该函数可表示为许多正弦函数与余弦函数之和,即

$$x(t) = \frac{a_0}{2} + \sum_{n=1}^{\infty}(a_n \cos n\omega t + b_n \sin n\omega t) \tag{3.17}$$

或

$$x(t) = A_0 + \sum_{n=1}^{\infty} A_n \cos(n\omega t + \varphi) \tag{3.18}$$

其中,余弦函数的角频率都是 ω 的整数倍。这些频率为 $n\omega$ 的分振动称为 n **次谐频振动**。

　　为了显示实际振动中所包含的各个简谐振动的振动情况,常用图线把它表达出来,若用横坐标表示各个谐频振动的频率,纵坐标表示对应的振幅,就得到谐频振动的振幅分布图,称为振动的**频谱**。不同的周期运动具有不同的频谱,周期运动的各谐振成分的频率都是基频的整数倍,所以它的频谱是离散谱。不同的乐器音色各不相同,就是由各种乐器所包含的谐频振动的振幅不同引起的。图 3.11 从上至下顺次为小提琴、小号、长笛和双簧管的波形对比。

　　非周期性振动也可以分解为一系列的简谐振动,因为非周期性振动可以看成是周期 $T \to \infty$ 或基频 $\omega \to 0$ 的周期性运动,所以分解的一系列简谐振动的频率是连续分布的,相应的频谱不再是离散谱,而是密集的连续谱。

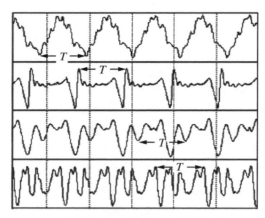

图 3.11　小提琴、小号、长笛、双簧管的波形对比

习　题　3

习题 3 解答

1. 从运动学来看什么是简谐振动？从动力学来看什么是简谐振动？说明下列振动是否为简谐振动：

   (1) 拍皮球时球的上下运动；

   (2) 一小球在半径很大的光滑凹球面底部的小幅度摆动。　　　　[(1) 不是；(2) 是]

2. 简谐振动的速度与加速度的表达式中都有个负号，这是否意味着速度和加速度总是负值？是否意味着两者总是同方向？　　　　　　　　　　　　　　　　　　(否,否)

3. 一物体做谐振,振动的频率越高,则物体的运动速度越大,这种说法对吗?　　(不对)

4. 当一个弹簧振子的振幅增大到原来的两倍时,它的振动周期、最大速度、最大加速度和振动能量将受到什么影响？

   (周期不变,最大速度和最大加速度加倍,振动能量为原来的 4 倍)

5. 一弹簧振子,振幅为 A,沿 x 轴运动,当 $t = 0$ 时,振子的运动状态分别如下:

   (1) $x = -A$；

   (2) 过平衡位置,且向 x 轴正向运动；

   (3) 过 $x = A/2$,且向 x 轴负向运动；

(4) 过 $x = A/\sqrt{2}$，且向 x 轴正向运动。

求其初相位。

$$[(1)\ \pi;(2)\ 3\pi/2;(3)\ \pi/3;(4)\ -\pi/4]$$

6. 一弹簧振子，重物的质量为 m，弹簧的劲度系数为 k，该振子做振幅为 A 的简谐振动。当重物通过平衡位置且向规定的正方向运动时，开始计时。求其谐振表达式。

$$[x = A\cos(\sqrt{k/m}t - \pi/2)]$$

7. 一质点沿 x 轴做简谐振动，谐振表达式为

$$x = 4 \times 10^{-2}\cos(2\pi t + \pi/3)\quad(\text{cm})$$

从 $t = 0$ 时刻起，向 x 轴正方向运动到 $x = -2$ cm 处的最短时间间隔为多少？　　(1/2 s)

8. 一质点做简谐振动，周期为 T。当它由平衡位置向 x 轴正方向运动时，从最大位移的 $1/2$ 处到最大位移处这段路程所需要的时间为多少？　　($T/6$)

9. 图为两个谐振的 x-t 曲线，试分别写出其谐振表达式。

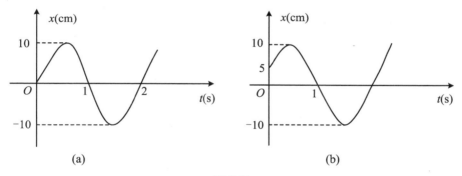

题 9 图

$$[x_a = 0.1\cos(\pi t + 3\pi/2)(\text{m});x_b = 0.1\cos(5/6\pi t + 5\pi/3)(\text{m})]$$

10. 一质点做简谐振动，速度最大值 $v_m = 5$ cm/s，振幅 $A = 2$ cm。若令速度具有正最大值的那一时刻为 $t = 0$，求简谐振动的表达式。　　$[x = 2 \times 10^{-2}\cos(5t/2 - \pi/2)]$

11. 一简谐振动的表达式为 $x = A\cos(3t + \varphi)$，已知 $t = 0$ 时的初位移为 0.04 m，初速度为 0.09 m·s^{-1}，则振幅 A 和初相 φ 各是多少？　　$[5\ \text{cm}, -\arctan(3/4)]$

12. 一竖直悬挂的弹簧振子，自然平衡时弹簧的伸长量为 x_0，此振子自由振动的周期 T 是多少？　　($2\pi\sqrt{x_0/g}$)

13. 一劲度系数为 k 的轻弹簧，下端挂一质量为 m 的物体，系统的振动周期为 T_1。若将此弹簧截去一半的长度，下端挂一质量为 $m/2$ 的物体，则系统的振动周期 T_2 等于多少？

$$(T_1/2)$$

14. 一物体做简谐振动，其谐振表达式为 $x = 0.04\cos(5\pi t/3 - \pi/2)$ (SI)。则：

(1) 此简谐振动的周期 T 是多少？

(2) 当 $t = 0.6\,\text{s}$ 时，物体的速度 v 是多少？ $\quad$ [(1) $1.2\,\text{s}$；(2) $-0.21\,\text{m} \cdot \text{s}^{-1}$]

15. 一质量为 m 的质点在力 $F = -\pi^2 x$ 的作用下沿 x 轴运动。求其运动的周期。 $\quad$ ($2\sqrt{m}$)

16. 质量 $M = 1.2\,\text{kg}$ 的物体挂在一个轻弹簧上振动，测得此系统在 $45\,\text{s}$ 内振动了 90 次。若在此弹簧上再加挂质量 $m = 0.6\,\text{kg}$ 的物体，而弹簧所受的力未超过弹性限度，则该系统新的振动周期为多少？ $\quad$ ($0.61\,\text{s}$)

17. 有一轻弹簧，下面悬挂质量为 $1.0\,\text{g}$ 的物体时，伸长为 $4.9\,\text{cm}$。这个弹簧和一个质量为 $8.0\,\text{g}$ 的小球构成弹簧振子，将小球由平衡位置向下拉开 $1.0\,\text{cm}$ 后，给予向上的初速度 $v_0 = 5.0\,\text{cm} \cdot \text{s}^{-1}$。求振动周期和谐振表达式。

$$[1.26\,\text{s}, x = \sqrt{2} \times 10^{-2}\cos(5t + 5\pi/4)\,(\text{m})]$$

18. 一轻弹簧的劲度系数为 k，其下端悬有一质量为 M 的盘子。现有一质量为 m 的物体从离盘底 h 高度处自由下落到盘中并和盘子粘在一起，于是盘子开始振动。

(1) 此时的振动周期与空盘子做振动时的周期有何不同？

(2) 此时的振幅多大？

(3) 取平衡位置为原点，位移以向下为正，并以弹簧开始振动时作为计时起点。求初位相并写出物体与盘子的谐振表达式。

$$\left\{ (1)\ \text{周期增大}；(2)\ A = \frac{mg}{k}\sqrt{1 + \frac{2kh}{(m+M)g}}；\right.$$
$$\left. (3)\ x = \frac{mg}{k}\sqrt{1 + \frac{2kh}{(m+M)g}}\ \cos\left[\sqrt{\frac{k}{m+M}}t + \arctan\sqrt{\frac{2kh}{(M+m)g}}\right] \right\}$$

19. 质量为 $10 \times 10^{-3}\,\text{kg}$ 的小球与轻弹簧组成的系统，按 $x = 0.1\cos(8\pi t + 2\pi/3)$（$x$ 和 t 的单位分别为"m"和"s"）的规律做简谐振动。

(1) 求振动的周期、振幅、初位相、速度最大值、加速度最大值；

(2) 求最大回复力、振动能量、平均动能和平均势能，并指出在哪些位置上动能与势能相等；

(3) 求 $t_2 = 5\,\text{s}$ 与 $t_1 = 1\,\text{s}$ 两个时刻的位相差。

$$[(1)\ 0.1\,\text{m}, 0.25\,\text{s}, 2\pi/3, 2.51\,\text{m} \cdot \text{s}^{-1}, 63.2\,\text{m} \cdot \text{s}^{-2}；$$
$$(2)\ 0.63\,\text{N}, 3.16 \times 10^{-2}\,\text{J}, 1.58 \times 10^{-2}\,\text{J}, 1.58 \times 10^{-2}\,\text{J}, \pm 0.07\,\text{m}；(3)\ 32\pi]$$

20. 一弹簧振子做简谐振动，当其偏离平衡位置的位移的大小为振幅的 $1/4$ 时，其动能为振动总能量的多少？ $\quad$ ($15/16$)

21. 一质点做简谐振动，已知振动周期为 T，则其振动动能变化的周期是多少？ $\quad$ ($T/2$)

22. 一做简谐振动的振动系统，振子质量为 $2\,\text{kg}$，系统振动频率为 $1000\,\text{Hz}$，振幅为 $0.5\,\text{cm}$，

则其振动能量为多少？ (985.96 J)

23. 一弹簧振子系统具有 1.0 J 的振动能量、0.10 m 的振幅和 1.0 m·s^{-1} 的最大速率,则弹簧的劲度系数和振子的振动频率各是多少？ (200 N·m^{-1},1.6 Hz)

24. 两个同方向同频率的简谐振动,其谐振表达式分别为
$$x_1 = 6 \times 10^{-2} \cos(5t + \pi/2), \quad x_2 = 2 \times 10^{-2} \cos(\pi - 5t) \quad \text{(国际单位)}$$
它们的合振幅是多少？初相是多少？ ($2\sqrt{10} \times 10^{-2}$ m,$\pi - \mathrm{arccot}\,3$)

25. 在一竖直轻弹簧下端悬挂质量 $m = 5$ g 的小球,弹簧伸长 $\triangle l = 1$ cm 达到平衡。经推动后,该小球在竖直方向做振幅为 $A = 4$ cm 的振动,求：
(1) 小球的振动周期；
(2) 振动能量。 $[(1)\ 0.02\pi\sqrt{10}$ s；$(2)\ 4 \times 10^{-3}$ J$]$

26. 一物体质量为 0.25 kg,在弹性力作用下做简谐振动,弹簧的劲度系数 $k = 25$ N·m^{-1},如果起始振动时具有势能 0.06 J 和动能 0.02 J,求：
(1) 振幅；
(2) 动能恰等于势能时的位移；(3) 经过平衡位置时物体的速度。
$[(1)\ 0.08$ m；$(2)\ \pm 0.0566$ m；$(3)\ \pm 0.8$ m·s$^{-1}]$

27. 有两个同方向、同频率的简谐振动,其合成振动的振幅为 0.20 m,位相与第一振动的位相差为 $\pi/6$,已知第一个振动的振幅为 0.173 m,求第二个振动的振幅以及第一、第二两个振动的位相差。 (0.1 m,$\pi/2$)

第 4 章
波动和声

引例

1. 为什么我们说话的声音不能余音绕梁、三日不绝?

2. 为什么高楼住宅处的噪声较大?为什么声强太大会使人耳聋?

3. 为什么利用超声波进行人体扫描或治疗时,在探头与体表之间要涂抹油类物质或其他液体耦合剂?

4. 上腹闷胀、隐痛、不适、嗳气等,进食油腻后症状更明显,医生怀疑是胆结石或胆囊息肉,能否用仪器检测?妊娠前三个月有感染或服药史,尤其是因感冒或病毒性风疹用药的孕妇,为避免先天性心脏病重症婴儿的出生,产前应如何检查才能确定胎儿正常?

5. 50 年前,美国一位物理学家罗伯特·伍德专门为英国伦敦一家新剧院做音响效果检查,当剧场开演后,罗伯特·伍德悄悄打开了仪器,仪器无声无息地在工作着。不一会儿,剧场内一部分观众出现了惶惶不安的神情,并逐渐蔓延至整个剧场,当他关闭仪器后,观众的神情才恢复正常,你知道是什么原因,他打开的是什么仪器吗?

波动是振动或场的传播,是最常见的现象之一,如机械波(声波、超声波、次声波、脉搏波等)、电磁波(无线电波、红外线、可见光、紫外线、X 射线等),虽然它们的本质不同,各有其特性和规律,但有许多相同的基本性质和规律,如都能产生反射、折射、干涉、衍射等。本章以最基本、最简单的机械简谐波作为讨论对象介绍波的基本性质。

4.1　波　的　分　类

　　波有各种分类(动画 4.1),波源的性质不同产生的波会有很大差别,在介质中传播的、波源为机械振动的波称为**机械波**,做简谐振动的波源在介质中所产生的波称为**机械简谐波**(simple harmonic wave),由交变电场和磁场产生的波称为**电磁波**,电磁波可以在真空中传播。机械波不可以在真空中传播,机械波的产生必须具备两个条件:一是要有做振动的质点或物体,即波源;二是要有传播这种振动的弹性介质,如空气、水、铁轨等。在波的传播(简称波动)过程中,介质中的各质点都在各自的平衡位置附近振动,并

动画 4.1　波的分类

没有沿波的传播方向移动,即波传播的是波源的振动状态和能量,而且各个质点的振动周期与波源相同。

　　在波动中,如果质点的振动方向与波的传播方向互相垂直,则这种波称为**横波**(transverse wave)。由于横波的振动方向与波的传播方向互相垂直,传播横波的介质会发生切变,所以只有能够承受切变的固体才能传播横波,液体和气体不能传播横波。如果质点的振动方向与波的传播方向互相平行,则这种波称为**纵波**(longitudinal wave)。纵波传播时由于介质的形变是压缩和膨胀,所以固体、液体和气体都能传播纵波。我们所熟悉的在气体中传播的声波形式就是纵波。

　　由于传播能量的空间不同,波又分为**一维波**(如绳波)、**二维波**(如表面波、涟漪)、**三维波**(如声波、光波等)。

　　根据传播期间的行为不同,波可分为**脉冲波**(是指一种间断的持续时间极短的突然发生的波)、**波列**(发射波的时间持续较长,大于一个周期)、**周期性波列**(发射波的时间无限长,是理想模型)等。

　　为了形象描绘波在空间的传播情况,引进波面和波线的概念。某一时刻振动相位相同的点连成的面称为**波阵面**或**波面**,最前面的波面则称为**波前**(wave front)。波面有各种形状,在各向同性的均匀介质中,波在各个方向的传播速度相同,因此点波源激起的波面是一系列的同心球面,故称**球面波**;波面若为平面或柱面,则称为**平面波**或**柱面波**。在各向异性的介质中还会出现**椭球面波**等。

　　表示波传播方向的线称为**波线**。在各向同性介质中,波线与波面总是相互垂

直的,如图 4.1 所示。波面和波线都是人为画出的假想面和假想曲线,是对空间物理量的几何描述。与其类似的概念还有很多,如电学中的电场等势面、电场线、磁感应线、光线、流体的流线等。

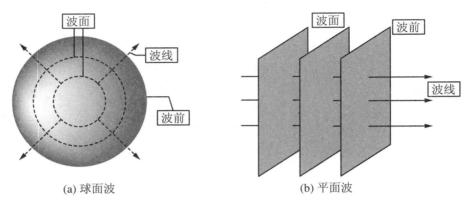

(a) 球面波　　　　　　　　　　　(b) 平面波

图 4.1　波面与波线

4.2　波速、波长、周期和频率

波线上相差为 2π 的两个质点之间的距离叫作**波长**(wavelength),通常用 λ 表示。在波线上,相距一个波长的两质点振动步调完全相同,波长表示的是一个完整波的长度。显然,同一波线上相距 Δx 的两点的振动相差为

$$\Delta\varphi = 2\pi\Delta x/\lambda \tag{4.1}$$

在波的传播过程中,一个波长的波通过波线上某点所需的时间称为**波的周期**(period of wave),用 T 表示。波的周期的倒数称为**波的频率**(frequency of wave),用 ν 表示。波的周期(频率)等于波源的振动周期(频率)。

波速(wave velocity),即波的传播速度,是指单位时间内振动传播的距离,常用 u 表示。它的大小取决于介质的性质,由介质的弹性模量和密度之比决定,即

$$u = \sqrt{弹性模量 / 介质密度}$$

在液体和气体中机械波只能以纵波形式传播,波速由下式决定:

$$u = \sqrt{K/\rho} \tag{4.2}$$

其中,ρ 为介质的密度,K 为介质的体变模量(即压强与体应变之比)。由此可见,机械波(如超声波与人发出的声波等)在相同的介质(如空气)中的波速是一样的。

在固体中机械波可以纵波和横波两种形式传播,波速分别由杨氏模量 Y、切变

模量 G 及密度 ρ 决定：

$$\text{纵波}: u = \sqrt{Y/\rho}, \qquad \text{横波}: u = \sqrt{G/\rho}$$

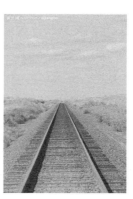

从表 1.1 中可以查出空气的体变模量为 1.42×10^5 Pa，钢铁的杨氏模量为 1.42×10^5 Pa，而空气的密度（0 ℃时）为 1.29 kg·m⁻³，钢铁的密度为 7 800 kg·m⁻³，由此可以计算出机械波（如声波）在空气和钢铁中的速度，分别为 332 m·s⁻¹ 和 5 064 m·s⁻¹。可见，声波在空气中传播的速度远小于其在钢铁（如铁轨）中传播的速度，因此在铁轨上（图 4.2）可以提前听到远方即将要到来的火车的声音。

大气中机械波的传播速度除了与介质的密度、体变模量有关以外，还与空气的温度、高度等有关。

由于波传播一个波长的距离需要一个周期的时间，因此波速、波长和波的周期之间有如下关系：

$$u = \lambda / T = \lambda \nu \qquad (4.3)$$

图 4.2　铁轨

由式（4.3）可知，波长取决于介质和波源。不同波源发出的波在同一介质中传播时，由于波速是恒定的，波长仅取决于波源的周期（或频率）。而波在不同介质中传播时，由于波的频率不变，所以波速、波长随介质不同而不同，如波从大气进入水中后，机械波（如声波）的波速、波长会增大。

注意：质点的振动速度和波的传播速度是完全不同的两个概念。

4.3　平面简谐波的波动方程

任何复杂的振动都可以看作是由若干简谐振动合成的，因此一切复杂的波也可看作是由若干个简谐波叠加而成的。波面为平面的简谐波称为**平面简谐波**。下面讨论的都是平面简谐波，首先给出平面简谐波的波动方程。

由于平面波的波线相互平行，因此只需任取其中一波线讨论就可以了。如图 4.3 所示，任取一波线，设为 x 轴，设平面简谐波在均匀介质中以波速 u 沿 x 轴的正方向无衰减地传播，原点 O 处质点（不是波源）的振动表达式为

$$y_0 = A\cos(\omega t + \varphi)$$

x 轴上任一点 P 到 O 点的距离为 x，由于 P 点的振动是由 O 点无衰减传过来的，且振动由 O 点传到 P 点所需的时间为 x/u，所以 P 点的振动状态比 O 点落后 x/u 时间，换句话说，P 点在 t 时刻的振动状态是 O 点在 $t - x/u$ 时刻的振动状态，

因此 P 点的振动表达式为

$$y = A\cos[\omega(t - x/u) + \varphi] \tag{4.4}$$

由于 P 点是 x 轴上任意的一点,所以式(4.4)表示的是 x 轴上任一质点在任一时刻的位移,质点的位移 y 既是其位置 x 的函数又是时间 t 的函数(有两个自变量),我们称其为**平面简谐波的波动方程**,又称**波函数**。

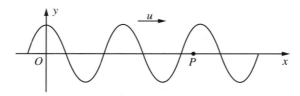

图 4.3　平面简谐波在均匀介质中的传播

根据 ω, ν, T, λ 和 u 之间的关系,式(4.4)的波动方程还可写成如下几种形式:

$$y = A\cos[2\pi(t/T - x/\lambda) + \varphi] \tag{4.5}$$

$$y = A\cos[2\pi(\nu t - x/\lambda) + \varphi] \tag{4.6}$$

$$y = A\cos(\omega t - 2\pi x/\lambda + \varphi) \tag{4.7}$$

注意:在图 4.3 中,若平面简谐波在均匀介质中以波速 u 沿 x 轴的负方向无衰减地传播,由于 O 点的振动是由 P 点传过来的,P 点的振动状态比 O 点提前 x/u,换句话说,P 点在 t 时刻的振动状态是 O 点在 $t + x/u$ 时刻的振动状态,因此这时的波动方程写为

$$y = A\cos[\omega(t + x/u) + \varphi] \tag{4.8}$$

例 4.1　原点 O 处质点以 $y = 0.04\cos 2.5\pi t$ 的形式做简谐振动,以 $100\ \text{m} \cdot \text{s}^{-1}$ 的速度在某种介质中传播。试求:(1) 波长;(2) 波动方程;(3) 在 $t = 1.0\ \text{s}$ 时刻,距波源 20 m 处质点的位移和振动速度。

解　(1) 由 $\omega = 2\pi/T = 2.5\pi\ \text{rad} \cdot \text{s}^{-1}$ 得 $T = 0.8\ \text{s}$,因为 $u = 100\ \text{m} \cdot \text{s}^{-1}$,所以

$$\lambda = uT = 100\ \text{m} \cdot \text{s}^{-1} \times 0.8\ \text{s} = 80\ \text{m}$$

(2) 设波沿 x 轴正向传播,则由式(4.4)可知,波动方程为

$$y = 0.04\cos 2.5\pi(t - x/100)$$

(3) 在 $x = 20\ \text{m}$ 处质点的振动方程为

$$y = 0.04\cos 2.5\pi(t - 0.2) = 0.04\cos(2.5\pi t - 0.5\pi)$$

因此在 $t = 1.0\ \text{s}$ 时刻,该处质点的位移是

$$y = 0.04\cos(2.5\pi - 0.5\pi) = 4.0 \times 10^{-2}\ (\text{m})$$

振动速度为

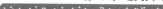

$$v = \frac{\mathrm{d}y}{\mathrm{d}t} = -\omega A\sin(2.5\pi t - 0.5\pi) = -2.5\pi \times 0.04\sin(2.5\pi - 0.5\pi)$$
$$= 0(\mathrm{m \cdot s^{-1}})$$

由此可见,质点的振动速度和波的传播速度完全不一样。

4.4 波的强度与波的衰减

4.4.1 波的强度

在振动的传播过程中,载波的质点不随波逐流,向前传播的只是波源的振动形式和能量,波所到达之处,介质振动、变形,故使很小的体积元 ΔV 内的介质具有了动能和弹性势能。通常将单位时间内通过垂直于波的传播方向上的单位面积内的平均能量称为**波的强度**(intensity of wave),简称"**波强**",用 I 表示,单位为 $\mathrm{W \cdot m^{-2}}$。

设介质的密度为 ρ,波动方程为

$$y = A\cos[\omega(t - x/u) + \varphi]$$

可以证明,在任意坐标 x 处的体积元 ΔV 中,在 t 时刻的动能 E_k 等于其势能 E_p,即

$$E_k = E_p = \frac{1}{2}mv^2 = \frac{1}{2}\rho\Delta VA^2\omega^2\sin^2[\omega(t - x/u) + \varphi] \tag{4.9}$$

即动能 E_k 和势能 E_p 随时间做周期性变化,两者同时达到最大或最小。总能量为

$$E = E_k + E_p = \rho\Delta VA^2\omega^2\sin^2[\omega(t - x/u) + \varphi] \tag{4.10}$$

总能量随时间变化,其最大值称为**能量幅值**,用 E_m 表示为

$$E_m = \rho\Delta VA^2\omega^2$$

由此可以推导出波的强度为

$$I = \frac{1}{2}\rho u\omega^2 A^2 \tag{4.11}$$

式中,ρ 为介质的密度,u 为波速,ω 为质点振动的角频率,A 为振幅。

式(4.11)表明,波的强度与振幅的平方及频率的平方成正比,在介质和波源不变时,波的强度 I 仅与 A^2 成正比:振幅大,波强大(若为声波则声音响度大);振幅小,波强小。如图 4.4 所示。

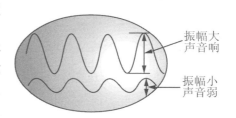

图 4.4 振幅与波强

4.4.2 波的衰减

波在介质中传播时,一方面,由于介质的黏滞性和热传导等因素,介质对波的能量有吸收,另一方面,由于波束的发散、散射和反射等原因,波的能量分布面积增大,因此波在传播方向的强度会随着传播距离的增加而减弱,振幅也随之减小,这种现象称为**波的衰减**(图 4.5)。下面讨论其中的两种情况引起的波的衰减

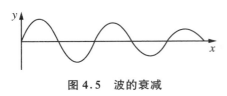

图 4.5 波的衰减

规律:① 平面波由于介质吸收的衰减;② 球面波由于波的能量分布面积增大的衰减。

1. 平面波的吸收衰减规律

设平面波在均匀介质中沿 x 轴的正方向传播,在 $x=0$ 处波强为 I_0,在 x 处波强衰减为 I,通过厚度为 $\mathrm{d}x$ 的一层介质后,波的强度减少 $\mathrm{d}I$,实验表明,$-\mathrm{d}I$ 与入射波的强度 I 和所通过的厚度 $\mathrm{d}x$ 成正比,即

$$-\mathrm{d}I = \mu I \mathrm{d}x$$

比例系数 μ 称为介质的**吸收系数**,μ 越大,介质对波的吸收越强。介质的吸收系数 μ 与介质的性质有关,如声波在空气中的吸收系数比在水中的约大 1 000 倍,所以声波在空气中衰减比在水中快得多。此外,μ 还与波的频率(或波长)有关,如由于声波在空气中的吸收系数与频率的平方成正比,所以高频超声波在空气中衰减极快。

解上述微分方程,利用初始条件 $x=0$,$I=I_0$,得平面波的吸收衰减规律为

$$I = I_0 \mathrm{e}^{-\mu x} \tag{4.12}$$

式(4.12)又称**朗伯[①]-比尔[②]定律**,表明平面波在传播过程中,其强度随传播距离的增加按指数规律衰减。此式适用于各种波的吸收衰减(如光波、X 射线等),是一个常用且比较重要的公式。

2. 球面波的发散衰减规律

对于球面波,如果在距离波源为 r_1 和 r_2 处取两球面(图 4.6),其强度分别为

---

① 朗伯(Johann Heinrich Lambert),1728~1777,德国数学家、天文学家、物理学家。
② 比尔(A. Beer),1825~1863,德国物理学家、数学家。

I_1 和 I_2,则在不考虑介质吸收的情况下,单位时间内通过这两球面的平均能量必然相等,即

$$I_1 \cdot 4\pi r_1^2 = I_2 \cdot 4\pi r_2^2$$

由此得

$$I_1/I_2 = r_2^2/r_1^2 \qquad (4.13)$$

式(4.13)表明,球面波在传播过程中,若不考虑介质的吸收,其强度与离开波源的距离平方成反比。

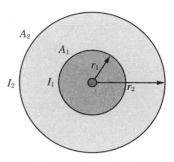

图 4.6　球面波波面

> 声波在传播过程中由于发散、吸收等因素会很快被衰减至消失,所以我们说话的声音不会余音绕梁,三日不绝。

4.5　波的衍射和干涉

4.5.1　波的衍射

波在传播过程中,能够绕过障碍物或缝隙传播,传播方向会发生很大变化的现象称为**波的衍射**,这是波的重要特性之一。水波、声波、光波都会发生衍射现象(图 4.7),如"波光粼粼""隔墙有耳"等。

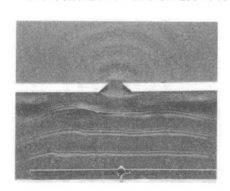

图 4.7　水面波的衍射

　　障碍物的线度,与波长相比越大衍射现象越不明显,越小衍射现象越明显,绕过障碍物的能力越强。衍射产生的原因可以用惠更斯原理(Huygens prinple)来定性解释:介质中波前上的每一点都可看作新的波源,向各个方向发出子波,在其后的任一时刻,这些子波的包迹(包络线、面)就是该时刻的新波前。

　　借助此原理,还可以解释波的直线传播、球面波传播、反射、折射、双折射等现象。

　　图 4.8(a)利用惠更斯原理以作图的方法定性解释了球面波的传播,图 4.8(b)是波在障碍物后面拐弯偏离直线传播的衍射现象。

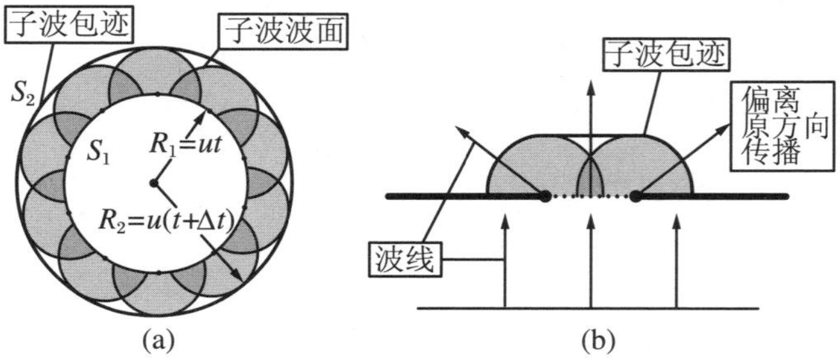

图 4.8　惠更斯原理

"隔墙有耳"是指即使隔着一道墙,也有人能听见(或隔着一道墙,也有人偷听),比喻即使秘密商量,别人也有可能知道,用于劝人说话小心,免得秘密泄露。声波穿透墙壁的能力很弱,几乎是不能直接通过墙壁的,《隔墙有耳》的产生原因就是声波通过窗、门缝发生了衍射。

4.5.2　波的叠加原理

几列波在同一介质中传播时,无论它们是否相遇过,都具有保持自己原有的特性、按照原来的传播方向继续前进的特性,这种特性称为**波的独立性**。当几列波在同一介质中相遇时,相遇区域内各个质点的振动位移都是各波在该点所引起的振动位移的矢量和,此性质称为**波的可叠加性**。

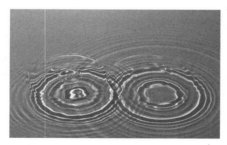

图 4.9　波的叠加

波所具有的这种独立性和可叠加性,称为**波的叠加原理**(principle of superposition of wave)。

波的叠加原理在日常生活中可以得到验证,如水面上几个水波可以互不干扰地相互贯穿,然后按照各自原来的方式继续传播(图 4.9);交响乐队演奏时,尽管许多乐器在空间激起的波很复杂,但人们仍能清晰地分辨出各个乐器所演奏的旋律。

4.5.3　波的干涉

波的叠加通常是非常复杂的,下面仅讨论最简单、最基本的两个简谐波的叠加

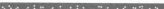

现象。两列简谐波在相遇区域的某些点处的振动能够始终加强,而在另外一些点处的振动始终减弱或完全抵消的现象称为**波的干涉**(interference of wave)。能够产生**干涉**的波必须满足振动频率相同、振动方向相同、相差恒定或初相相同的条件,满足这三个条件的波称为**相干波**(coherent wave),产生**相干波**的波源称为**相干波源**(coherent sources)。

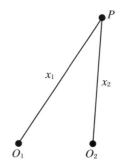

下面予以具体讨论。设有两相干波源 O_1 和 O_2,如图 4.10 所示,其振动方程分别为

$$y_1 = A_1\cos(\omega t + \varphi_1)$$
$$y_2 = A_2\cos(\omega t + \varphi_2)$$

图 4.10 波的干涉

式中,ω 是两波源的角频率,A_1 和 A_2 分别是它们的振幅,φ_1 和 φ_2 分别是它们的初相位。它们激发的波有衰减地在空间传播并在 P 点相遇,如图 4.10 所示,这两列波在 P 点引起的分振动分别是

$$y_1 = A_1\cos(\omega t - 2\pi x_1/\lambda + \varphi_1)$$
$$y_2 = A_2\cos(\omega t - 2\pi x_2/\lambda + \varphi_2)$$

根据振动的叠加原理,P 点的合振动仍然是简谐振动,应为

$$y = y_1 + y_2 = A\cos(\omega t + \varphi)$$

式中的合振动中:

$$A = \sqrt{A_1^2 + A_2^2 + 2A_1A_2\cos\Delta\varphi} \tag{4.14}$$

$$\Delta\varphi = \varphi_2 - \varphi_1 - 2\pi\frac{x_2 - x_1}{\lambda} \tag{4.15}$$

$\Delta\varphi$ 为两列波在 P 点振动的**相位差**,其中 $x_2 - x_1$ 称为**路程差**,常用 δ 表示。合振动的初相位 φ 满足

$$\tan\varphi = \frac{A_1\sin(\varphi_1 - 2\pi x_1/\lambda) + A_2\sin(\varphi_2 - 2\pi x_2/\lambda)}{A_1\cos(\varphi_1 - 2\pi x_1/\lambda) + A_2\cos(\varphi_2 - 2\pi x_2/\lambda)}$$

由式(4.14)和式(4.15)可知,两列相干波相遇时,任一定点的相差 $\Delta\varphi$ 都是一个恒量,决定着合振幅 A 的大小。由于**路程差**不相同,相位差 $\Delta\varphi$ 也不同,振动的合振幅有差异。

当相遇点到波源的路程差 $x_2 - x_1$ 满足

$$\Delta\varphi = \varphi_2 - \varphi_1 - 2\pi\frac{x_2 - x_1}{\lambda} = \pm 2k\pi \quad (k = 0,1,2,\cdots) \tag{4.16}$$

时,合振幅 $A = A_1 + A_2$ 最大,称为**干涉加强**。满足

$$\Delta\varphi = \varphi_2 - \varphi_1 - 2\pi\frac{x_2 - x_1}{\lambda} = \pm(2k + 1)\pi \quad (k = 0,1,2,\cdots) \tag{4.17}$$

时,合振幅 $A = |A_1 - A_2|$ 最小,称为**干涉减弱**。若 $A_1 = A_2$,则 $A = 0$,称为**干涉**

相消。

如果两相干波源的初相位相等，即 $\varphi_1 = \varphi_2$，则上述干涉加强和减弱的条件可以简化。显然，当

$$\delta = x_2 - x_1 = \pm k\lambda \quad (k = 0,1,2,\cdots) \tag{4.18}$$

即波程差等于波长的整数倍时，干涉加强。当

$$\delta = x_2 - x_1 = \pm (2k + 1)\frac{\lambda}{2} \quad (k = 0,1,2,\cdots) \tag{4.19}$$

即波程差等于半波长的奇数倍时，干涉减弱。

简谐波的干涉图样[图 4.11(a)]和水波的干涉图样[图 4.11(b)]很接近，实线处表示合振幅最大，虚线处表示合振幅最小。

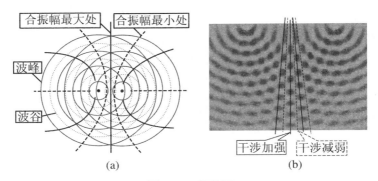

图 4.11　干涉图

4.5.4　驻波

驻波是一种特殊的干涉波。两列振幅相同的相干波在同一直线上沿相反方向传播时叠加形成的波，称为**驻波**（standing wave）。

驻波可用图 4.12 所示的装置来演示。将一根水平的细弦线一端系在音叉的末端 A 处，另一端绕过滑轮 P 后，悬一质量为 m 的砝码，使弦线上产生一定的张力，B 处有一尖劈，可左右移动以调节 AB 间的距离。音叉振动时，弦上产生的波由左向右传播，到达 B 点时反射，在弦线上又引起从右向左的反射波。由于入射波和反射波满足频率相同、振动方向相同、相差恒定的相干条件，于是波在弦上发生干涉现象。其结果即形成图上所示的**驻波**。

从图 4.12 中可以看出，驻波中的每一点都在振动，但它们的振幅不同。有些点振幅为零，称为**波节**（node）；有些点振幅最大，称为**波腹**（loop）。

按波节的位置可以把驻波分成若干段，每一段内质点的振幅虽然不同，但它们的相位相同，它们同时到达各自的正最大位置，然后同时沿同一方向经过平衡位置

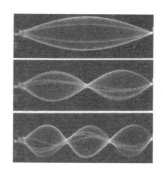

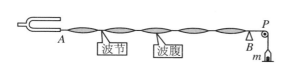

图 4.12 驻波

到达负最大位置。相邻的两段质点的振动相位相反：一段的质点到达正最大位置时，另一段的质点却到达负最大位置。也就是说，在同一段内，各点的振动相位完全相同，在相邻两段之间却突变了一个 π，即同段同相，邻段反相。由于各段之间没有振动状态或相位的传播，即该波是原地踏步的图形，故称之为**驻波**。

> 驻波在声学、无线电学、光学，甚至在建造装修房屋中都有重要应用。墙壁的反射能引起驻波，使有些频率的声音变大，有些频率的声音减弱。因此为了减小房间长度对声音的干扰扭曲，要避免房间长、宽、高都一样或者成整数倍的尺寸，避免引发强烈的驻波。

4.6 声 波

声波（sound wave）是指频率在 20～20 000 Hz 之间的机械纵波。其中能引起人们的听觉反应的声波称为**可闻声波**；频率高于 20 000 Hz 的声波称为**超声波**；频率低于 20 Hz 的声波称为**次声波**。超声波和次声波都不能引起人的听觉反应。声波具有波的反射、折射、衍射、干涉等所有性质。下面介绍的是声波所具有的部分特性。

4.6.1 声压、声阻抗与声强

1. 声压

由于声波是纵波，所以声波在介质中传播时，介质内部会发生疏密变化，介质密集处压强大,介质稀疏处压强小(这是因为 $PV = MRT/\mu$,即 $P = \rho RT/\mu$,P 与 ρ 成正比)。

在某一时刻,介质中某一点有声波通过时与无声波通过时的压强之差,称为该点的**瞬时声压**(sound pressure)。显然,声压是空间和时间的函数。对于波动方程为 $y = A\cos[\omega(t - x/u) + \varphi]$ 的平面简谐波,可以证明,其声压的表达式为 $P = \rho uv$,即

$$P = \rho u \omega A\cos[\omega(t - x/u) + \varphi + \pi/2]$$

式中,ρ 为无声波通过时介质的密度,$\rho u \omega A$ 为声压的最大值,称为**声压幅值**,用 P_m 表示。通常声学测量仪在测量声压时,读出的是有效声压 P_e,它与声压幅值的关系是

$$P_e = P_m/\sqrt{2}$$

2. 声阻抗

声阻抗(acoustic impedance)的定义是声压幅值与介质质点振动速度的幅值之比,通常用 Z 表示,即

$$Z = P_m/V_m = \rho u \omega A/(\omega A) = \rho u \qquad (4.20)$$

显然,声阻抗是由介质固有性质决定的常量,单位是 $\text{kg} \cdot \text{m}^{-2} \cdot \text{s}^{-1}$。它是表征介质声学特性的一个重要物理量。表 4.1 列出了几种超声诊断中常见介质的声阻抗。

表 4.1 几种常见介质的声阻抗

介质	声阻抗 ($\times 10^6$ $\text{kg} \cdot \text{m}^{-2} \cdot \text{s}^{-1}$)	介质	声阻抗 ($\times 10^6$ $\text{kg} \cdot \text{m}^{-2} \cdot \text{s}^{-1}$)
空气(0 ℃)	0.000 428	脑	1.590
空气(20 ℃)	0.000 416	脑脊液	1.522
水(37 ℃)	1.480 000	肝	1.648
石蜡油(33.5 ℃)	1.186 000	羊水	1.493
蓖麻油	1.360 000	胎体	1.540
脂肪	1.410 000	血液	1.656
肌肉(平均)	1.684 000	密质骨	6.120
软组织(平均)	1.524 000	颅骨	5.571
肺及肠腔气体	0.000 500	钢铁	47.400

3. 声强

单位时间内通过与声波传播方向垂直的单位面积的平均能量称为**声波强度**(sound intensity),简称"**声强**"。根据前述波强的表达式(4.11),声强的表达式应为

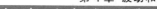

$$I = \frac{1}{2}\rho u\omega^2 A^2 \tag{4.21}$$

根据式(4.20),声强 I 可以用声压和声阻抗表示,即

$$I = \frac{P_m^2}{2Z} = \frac{P_e^2}{Z} \tag{4.22}$$

4.6.2 声波的反射与透射

在声学中,介质是以声阻抗来划分的。两种介质如果声阻抗相同,即使它们的组成结构、物理性质完全不同,在声学上都可认为它们是同种均匀介质。声波在传播过程中,如果遇到两种声阻抗不同的介质的分界面,则会发生反射和折射现象。我们将反射波声强与入射波声强的比值称为声强**反射**(reflectance)**系数**,用 α_{ir} 表示。透射波声强与入射波声强的比值称为声强**透射**(transmission)**系数**,用 α_{it} 表示。理论上可以证明,若声波由声阻抗为 Z_1 的介质垂直入射到声阻抗为 Z_2 的介质,则

$$\alpha_{ir} = \frac{I_r}{I_i} = \left(\frac{Z_1 - Z_2}{Z_1 + Z_2}\right)^2 \tag{4.23}$$

$$\alpha_{it} = \frac{I_t}{I_i} = \frac{4Z_1 Z_2}{(Z_1 + Z_2)^2} \tag{4.24}$$

式(4.23)和式(4.24)说明,在垂直入射时,$\alpha_{ir} + \alpha_{it} = 1$,即声强守恒(只有垂直入射才守恒)。当两种介质声阻抗相差较大时,反射声强强,透射声强弱;当声阻抗相近时,透射声强强,反射声强弱。在高楼与大山之间能听到回声,就是因为反射声强强。

在超声诊断中,当超声束在人体内遇到不同声阻抗的组织界面时,会发生透射和反射现象,从而通过对反射回波所携带信息来获取人体内部组织的情况。分析表4.1可知,人体组织按声阻抗大小可以分为三类:① 低声阻抗的气体或充气组织,如肺部组织;② 中等声阻抗的液体与软组织,如血液、脂肪;③ 高声阻抗的组织,如颅骨。由于三类组织的声阻抗相差很大,所以彼此之间不能传播超声波,且在第一类和第三类组织中,超声波或被全部吸收而衰减,或被全反射。因此超声诊断主要在第二类组织之间进行,如对肝、胆、肾的检查,对胎儿的检查等(图4.13)。

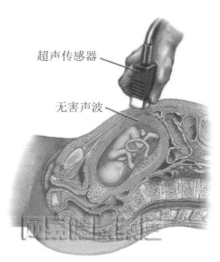

超声传感器

无害声波

图 4.13 超声对胎儿的诊断

例 4.2 在超声诊断中,如果探头直接置于皮肤表面,则超声波需经探头与皮肤表面之间的空气层传入人体,试求这种情况下进入人体的超声波强度是入射前强度的百分之几? 如果在皮肤表面涂上蓖麻油($Z = 1.36 \times 10^6 \ \text{kg} \cdot \text{m}^{-2} \cdot \text{s}^{-1}$),超声波经蓖麻油传入人体,此时进入人体的超声波强度又是入射前强度的百分之几?

解 (1) 经空气进入时,由表 4.1 可知空气的声阻抗 Z_1 及脂肪的声阻抗 Z_2 为

$$Z_1 = 4.28 \times 10^2 \ \text{kg} \cdot \text{m}^{-2} \cdot \text{s}^{-1}, \quad Z_2 = 1.41 \times 10^6 \ \text{kg} \cdot \text{m}^{-2} \cdot \text{s}^{-1}$$

所以

$$\frac{I_\text{t}}{I_\text{i}} = \frac{4 \times 4.28 \times 10^2 \times 1.41 \times 10^6}{(4 \times 10^2 + 1.41 \times 10^6)^2} \approx 0.001\,2 = 0.12\%$$

(2) 经蓖麻油传入时,

$$\frac{I_\text{t}}{I_\text{i}} = \frac{4 \times 1.36 \times 10^6 \times 1.41 \times 10^6}{(1.36 \times 10^6 + 1.41 \times 10^6)^2} \approx 0.999\,7 = 99.97\%$$

这个例子说明了为什么利用超声波进行人体扫描或治疗时,要在探头与体表之间涂抹油类物质或其他液体耦合剂,原因是其能使超声波在皮肤表面的透射系数增大,使体内器官清晰度增加。

4.6.3 听觉域

不是所有 $20 \sim 20\,000$ Hz 频率范围内的声波都能引起人耳的听觉反应,对于每一个给定频率的声波来说,声强太小,不能引起听觉,声强太大,会使人耳产生疼痛,也无法听见,即每一个给定的频率的声波,能否引起听觉反应与声强大小还有关系。我们将能引起听觉反应的声波最小声强称为**最低可闻声强**或**听阈**(auditory threshold);人耳所能忍受的最大声强称为**痛阈**(pain threshold)。频率不同的声波对应的听阈、痛阈是不同的,我们把不同频率的听阈所连成的曲线称为**听阈曲线**;不同频率的痛阈所连成的曲线称为**痛阈曲线**。

图 4.14 中最下面一条曲线是表示听力正常人的听阈曲线。由图可以看出,听力正常的人最敏感的频率为 $1\,000 \sim 5\,000$ Hz。最上面一条曲线是表示听力正常人的痛阈曲线。

图 4.14 中由频率为 20 Hz,20 000 Hz 的直线和听阈曲线、痛阈曲线四条线围成的区域,是能引起人耳听觉反应的区域,称为**听觉域**(auditory region)。

电子听力仪是检测听力的常用仪器。电子听力仪可以发出不同频率(20~20 000 Hz)和不同强度的纯音信号,通过测量被测者对各种不同频率的听阈值,描绘出被测者的听阈曲线,将其与正常的听力曲线比较,可以检查被测者听力是否有缺陷。需配戴助听器的患者,在配戴助听器之前,一般要先测出听力曲线。

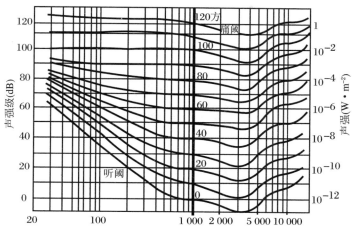

图 4.14 纯音的听觉域和等响曲线

4.6.4 声强级与响度级

1. 声强级

从图 4.14 可以看出,引起听觉反应的声强差别很大。以 1 000 Hz 的纯音为例,最低可闻声强为 10^{-12} W·m^{-2},而痛阈高达 1 W·m^{-2},两者竟相差 12 个数量级。但是,它们在人耳中产生的主观感觉——响度——并没有这样大的差别。实验证明,声强每增加 10 倍,人的响度感觉仅增加 1 倍,因此在声学上规定 $I_0 = 10^{-12}$ W·m^{-2} 为标准参考声强,取声波的声强与标准参考声强比值的对数标度来量度声强,称为**声强级**(intensity level),用 L 表示,即

$$L = \lg \frac{I}{I_0}(\mathrm{B}) = 10\lg \frac{I}{I_0}(\mathrm{dB}) \tag{4.25}$$

声强级的单位是贝尔(B),常用单位是分贝尔,简称"分贝"(dB),1 B = 10 dB。

对于频率为 1 000 Hz 的纯音,正常人耳的听阈是 10^{-12} W·m^{-2},相应的声强级为 0,痛阈是 1 W·m^{-2},相应的声强级为 120 dB。

注意:当多个声源同时发声时,总声强为各声波声强之和,但声强级并不等于它们的声强级之和。

例 4.3 若一台马达开动时发出噪声的声强级是 80 dB,那么,两台同样的马达同时同地开动所产生的噪声的声强级是多少?是否大于痛阈值 120 dB?

解 设一台马达开动时发出噪声的声强是 I,则

$$10\lg\frac{I}{I_0} = 80$$

由于两台马达开动时所发出噪声的声强是 $2I$，所以它们所产生的噪声声强级应该是

$$L = 10\lg\frac{2I}{I_0} = 10\lg2 + 10\lg\frac{I}{I_0} \approx 3(\text{dB}) + 80(\text{dB}) = 83(\text{dB})$$

注意：声强可以相加减，但声强级不可以相加，只可以通过相减比较大小，如人正常说话时的声强级约是 50 dB，但另一个声强级与之相差 0.3～3 dB 的声音，即可以让人感受到变化。

> 声强级达到 130 dB 会让人感到疼痛，甚至造成耳朵损伤。但有趣的是，目前世界上嗓门最大的人刚好能喊到 129 dB。摇滚乐的平均声强级可以达到 150 dB，但人们还是愿意忍受这种伤害（可能是乐音的效果）。在所有动物中，蓝鲸的声强级最大，蓝鲸在与伙伴联络时使用一种低频率、震耳欲聋的声音，这种声音能达到 180 dB，超过喷射飞机起飞时声的声强级 130 dB，低于 21 响礼炮的声强级 280～300 dB。放 21 响礼炮的士兵如果不带上护耳机，耳膜会震破，耳朵就会被震聋。但如果带上护耳机且声强级超过 80 dB，声强级越大，士兵听到的响度反而越小，直至为零。

2. 响度级

声强、声强级都是声波的客观描述，而人耳的主观感觉是声音的响亮程度——**响度**。响度通常随声强的增加而增加，但不仅仅取决于声强、声强级，还与频率有关。听阈反映人耳恰能感觉到的声音的响度，位于听阈曲线上的不同声音，虽然它们的声强（或声强级）不同，但由于都为听阈值，所以它们的响度相同。在听觉域中，通常由响度相同的点连接而成的曲线，称为**等响曲线**。

听阈曲线和痛阈曲线都是等响曲线。等响曲线可通过物理实验测定。

为了定量描述声音的响度，引入**响度级**（loudness level）的概念。规定：1 000 Hz 纯音的响度级在数值上等于它的声强级，单位为**方**（phon）。响度相同的声音，具有相同的响度级，因此位于同一等响曲线的声音具有相同的响度级，如频率为50 Hz、声强级约为 78 dB 的声音与频率为 1 000 Hz、声强级为 60 dB 的声音等响，虽然声强级不同，但它们的响度级都是 60 方。

> 对于高层建筑，往往楼层越高，噪声会越大，这是因为楼越高，俯瞰的范围越大，很远处道路的噪声都直接传过来，噪声声源多；若楼层低，一些可能直达的噪声被其他建筑散射了，噪声反而小。

4.7 超声波和次声波

4.7.1 超声波的特性

超声波(频率大于 20 000 Hz)具有声波的通性,如与声波的速度相同,遇到不同介质时会发生反射和折射等。超声波不仅可以在液体或气体中传播,还可以在固体中传播,这是一般可闻声波达不到的。由于它的频率高、波长短,所以还具有以下特性:

(1)方向性好。由于超声波的波长短,衍射现象不显著,超声波的传播可近似看作是直线传播,所以容易得到定向而集中的超声波束,且能像光线一样,可用适当的方法使其会聚和发散。

(2)强度大。由于声波的强度与频率的平方成正比,所以超声波的强度较大。如果用声透镜聚焦,还能得到局部强度更大的超声波束。

(3)穿透性好。超声波在气体中衰减很快,但在液体和固体中不易衰减,所以超声波很容易穿透液体或固体。在人体中,超声波很容易穿透房水、玻璃体等液性组织和脂肪以及肌肉等软组织,但超声波不易穿透肺组织和骨骼,原因是肺内有肺泡,骨骼的声阻抗较大。

当反射体的线度比超声波的波长大数倍时,可以引起较强的超声波反射,由于超声波的波长很短,所以较小的反射体(如钢件中的小气泡、人体中的小病变)就能引起明显的超声波反射,得到清晰的超声图像。所以利用这种特性可以对胆结石、胆囊息肉、初期肿瘤等检查确诊。

4.7.2 超声波与物质的相互作用

超声波通过介质时,会对介质产生一系列作用。主要有以下三种:

(1)机械作用。当超声波在介质中传播时,会引起介质质点的振动。即使振幅很小,但由于超声波的频率高,质点的振动加速度及声波的声幅和声强都很大,如果超声波的频率达到 1 MHz,质点振动加速度可高达重力加速度的几千万倍,声幅可达 100 标准大气压,这种振动会破坏介质的力学结构,产生强烈的**机械作用**。因此超声波常被用于对物体进行切割、钻孔、搅拌等。

(2)空化作用。超声波作用于液体时可产生大量小气泡。原因之一是液体内局部出现拉应力形成负压,压强的降低使原来溶于液体的气体过饱和而从液体逸出,从而聚集成小气泡。原因之二是强大的拉应力把液体"撕开"成一空洞(称为**空化**),空洞内为液体蒸气或溶于液体的气体,甚至可能是真空。因空化形成的小气泡会随周围介质的振动而不断运动、长大或突然破灭。破灭时周围液体突然冲入气泡而产生高温、高压,同时产生激波。与空化作用相伴随的内摩擦力可使其形成电荷,并在气泡内因放电而产生发光现象。因此空化作用常用在清洗、雾化、乳化以及促进化学反应等方面。

(3)热作用。超声波在介质中传播时,总有一部分声波能量被介质吸收而转化成热能,从而使介质的温度升高,这种现象称为**热作用**。

4.7.3　超声波的产生与接收

超声波的产生方法较多,在医用超声设备中,主要是采用压电式超声波发生器,它主要由高频脉冲发生器和压电式换能器(探头)两部分组成,如图 4.15 所示。

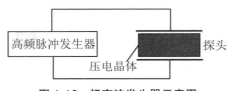

图 4.15　超声波发生器示意图

压电式换能器,俗称**探头**,它是利用某些晶体的**压电效应**(piezoelectric effect)制成的。当晶体两表面受到压力或拉力作用时,两表面会产生等量异种电荷的现象称为**正压电效应**,这类晶体称为**压电晶体**。目前常用的压电材料是锆钛酸铅(**PZT**)等材料。

压电晶体还具有逆压电效应。如果将压电晶体置于交变电场中,晶体两表面会随电场方向改变而伸缩,这种现象称为**逆压电效应**。将压电晶体的两表面镀上薄银层,焊上导线并引出作为电极,就构成了简单的探头。

当将探头接通高频脉冲发生器时,由于逆压电效应,压电晶体的表面按电场变化的频率伸缩,产生高频振动,这种振动在介质中传播,便产生了超声波。

如果将压电晶体置于超声场中,由于正压电效应,在超声波压强的作用下,压电晶体两表面将产生交变电信号,将此电信号送入信号处理系统,便可实现对超声波的接收与检测。

4.7.4　超声波在医学上的应用

超声波在疾病防治、医学研究和医疗诊断等方面都有非常广泛的应用。

超声波在疾病防治方面,主要用于超声洁齿,肿瘤、胆结石、肾结石及尿路结石的治疗,如超声碎石。超声波也可击碎血栓,减少血液流动障碍,利用超声波治疗不必用手术刀切开皮肤,使患者免受开刀之苦。超声波可选择性加热,特别是在骨膜上能产生局部高热,因此用超声波可加快骨伤愈合速度,也可用来治疗腱鞘炎、关节炎、韧带拉伤等。许多抗肿瘤药物需进入细胞内才能发挥有效的抗癌活性,而药物进入细胞内与细胞膜透性密切相关。在不对机体造成伤害的前提下,采用低强度超声,借助机械作用和空化作用能使细胞膜透性增加,从而帮助细胞吸收药物。

超声波在医学研究方面,主要用于研究生物组织的声学特性。

超声波在医学诊断上的应用最广泛。下面简要介绍一些它在医学诊断上的应用。

由于体内不同组织和器官的声阻抗不同,超声波入射到它们的分界面上时,能发生显著反射,形成反射波,我们称其为**回波**。超声诊断仪器就是依据超声回波及对回波的处理,提取有用的诊断信息,从而达到诊断的目的。

医学上常用的诊断仪器有 A 型(图 4.16)、B 型(图 4.17)、M 型(图 4.18)超声诊断仪,D 型超声多普勒血流仪和彩色超声多普勒血流显像仪等。

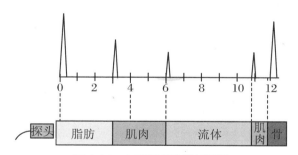

图 4.16　A 型超声诊断示意图

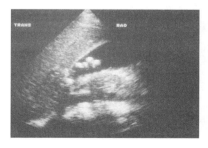

(a) 胆结石图

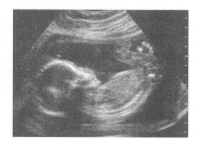

(b) 胎儿图

图 4.17　B 型超声检测图

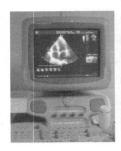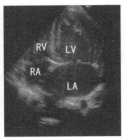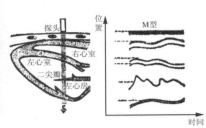

图 4.18　M 型超声诊断图

1. A 型超声诊断仪

A 型超声诊断仪是以波形来显示组织特征的仪器,主要用于测量器官的径线,以判定其大小。可用来鉴别病变组织的一些物理特性,实质性、液性或是否含气体的性质等。

2. B 型超声(B 超)诊断仪

B 型超声诊断仪用平面图形的形式来显示被探查组织的具体情况。检查时,首先将人体界面的反射信号转变为强弱不同的光点,这些光点可通过荧光屏显现出来,图像与人体的解剖结构极其相似,如图 4.17 所示,能直观地显示脏器的大小、形态、内部结构,并可将实质性、液性或含气性组织区分开来。这种仪器直观性好,重复性强,可供前后对比,所以广泛用于妇产科、泌尿、消化及心血管等系统疾病的诊断,是最常用的检测诊断仪之一。

3. M 型超声诊断仪

M 型超声诊断仪是用于观察活动界面时间变化的一种仪器。最适用于检查心脏的活动情况,其曲线的动态改变称为**超声心动图**,可以用来观察心脏各层结构的位置、活动状态、结构的状况等,多用于辅助心脏及大血管疾病的诊断。

4. D 型超声多普勒血流仪

超声多普勒血流仪是以多普勒效应为基础测量血流速度的一种超声仪器,简称 D 超,又称为**多普勒超声诊断仪**。

动画 4.2　多普勒效应

所谓多普勒效应(Doppler effect),就是指当波源或观测者相对于介质运动时,观测者所接收到的频率与波源频率不同。当我们站在火车站台上时,听到远处火车开来时的汽笛声会比火车远离时的汽笛声调要高,此即**多普勒效应**(动画 4.2,图 4.19)。

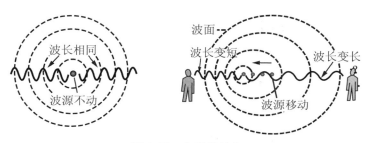

图 4.19 多普勒效应

超声多普勒血流仪是利用多普勒效应制作而成的测量仪器,如图 4.20 所示为多普勒超声血流仪的原理示意图。

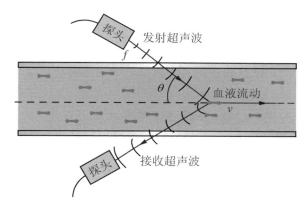

图 4.20 多普勒超声血流仪的原理示意图

频率为 f 的超声波由发射器发出,被速度为 v 的红细胞反射后,由接收器接收。超声束与血流方向夹角为 θ,超声波在人体组织中传播的平均速度为 u,超声波发射到红细胞的过程相当于波源不动,观察者(红细胞)以速度 v 远离波源。因此红细胞接收声音的频率 f_1 应为

$$f_1 = \frac{u + v\cos\theta}{u} f$$

此后,红细胞作为频率为 f_1 的运动声源,将超声波反射出来,此时又有了一个频率移动。在整个过程中,接收器测得的频率移动为

$$\Delta f = |f_2 - f| = \frac{2v\cos\theta}{u} f$$

在实际应用中利用测得的 Δf 来推算血流速度 v,即

$$v = \frac{u}{2f\cos\theta} \Delta f$$

如果实际测得的频移 Δf 与入射频率 f 之比为 $10^{-4} \sim 10^{-6}$,$u \approx 1\,500\ \mathrm{m \cdot s^{-1}}$,

即可求得血流速度 v 为 $10^{-1} \sim 10^{-3}$ m·s^{-1}。

利用超声多普勒血流仪可以确定血管是否通畅、管腔是否狭窄或闭塞并能检测到病变的部位。新一代的 D 型超声波仪器还能定量地测定管腔内血液的流量。

5. 彩色多普勒血流成像仪

彩色多普勒血流成像仪,简称**彩超**。彩超采用二维血流成像技术,简单地说就是高清晰度的黑白 B 超再加上彩色多普勒,这里的彩色并不是看到了人体组织的真正的颜色,而是在黑白 B 超图像基础上加上以多普勒效应原理为基础的伪彩形成的图像颜色。

彩超既具有二维超声结构图像的优点,又同时提供了血流动力学的丰富信息,在临床上被誉为"非创伤性血管造影",受到了广泛的重视和欢迎。利用这种技术的主要优点是:① 能快速直观显示血流的二维平面分布状态;② 可显示血流的运行方向;③ 有利于辨别动脉和静脉;④ 有利于识别血管病变和非血管病变;⑤ 有利于了解血流的性质;⑥ 便于了解血流的时相和速度;⑦ 能可靠地发现分流和返流;⑧ 能对血流束的起源、宽度、长度、面积进行定量分析。

现在还有立体超声显像、超声 CT、超声内窥镜等其他诊断技术。超声新技术不断涌现,而且可以与其他诊断仪器结合使用,使疾病的诊断准确率大大提高。超声波技术在医学界发挥着巨大的作用,随着科学的进步,它将更加完善,从而更好地造福于人类。

4.7.5　次声波

20 Hz 以下的机械波称为**次声波**。次声波的特点主要有以下几点:

1. 衍射现象明显

次声波频率低、波长长,远大于可闻声波波长。次声波能够绕过许多障碍物传播,传播距离远,如频率低于 1 Hz(波长大于 330 m)的次声波,可以传到几千甚至十几万千米以外的地方。

2. 极强的穿透力

次声波不仅可以穿透大气、海水、土壤,还能穿透坚固的钢筋水泥构成的建筑物,甚至坦克、军舰、潜艇和飞机。次声波的传播速度和可闻声波相同。由于次声波频率低,大气对其吸收甚少,次声波传播几千米后,只有不到万分之几的强度被吸收,所以它传播的距离较远。1883 年 8 月,南苏门答腊岛和爪哇岛之间的克拉卡托火山爆发,产生的次声波绕地球三圈,全长十多万公里,历时 108 小时。1961 年,苏联在北极圈内新地岛进行核实验,激起的次声波绕地球转了五圈。7 000 Hz 的声波用一张纸即可阻挡,而 7 Hz 的次声波可以穿透十几米厚的钢筋混凝土。

3. 危害大

地震或核爆炸所产生的次声波可将岸上的房屋摧毁。次声波如果和周围物体发生共振,能放出相当大的能量。如 4～8 Hz 的次声波能使人体内脏产生共振,如能使心脏出现强烈共振从而使心脏、肺壁等受损。

次声波会干扰人的正常神经系统功能,危害人体健康。一定强度的次声波,能使人头晕、恶心、呕吐、丧失平衡感、精神沮丧。有人认为,晕车、晕船就是车、船在运行时伴生的次声波引起的。住在十几层高的楼房里的人,遇到大风天气,往往感到头晕、恶心,这是大风使高楼摇晃产生了次声波的缘故。强度大的次声波还能使人耳聋、昏迷、精神失常甚至死亡。

科学家们发现,人体内脏固有的振动频率和次声频率相接近,在 0.01～20 Hz 之间,倘若外来的次声波频率与人体内脏的振动频率相似或相同,就会与人体内脏"共振",从而使人产生烦躁、恶心等一系列症状。若人处在强度较高的次声波环境中,五脏六腑就会发生强烈共振,刹那间,大小血管就会一齐破裂,导致死亡。

当次声波的振动频率与人的大脑节律相近时,也会引起共振,强烈刺激人的大脑,轻者头晕、烦躁、耳鸣、恐惧、狂癫不安,重者突然晕厥或完全丧失自控能力,乃至死亡。

50 年前,美国一位物理学家罗伯特·伍德专门为英国伦敦一家新剧院做音响效果检查,当剧场开演后,罗伯特·伍德悄悄打开了仪器,仪器无声无息地在工作着。不一会儿,剧场内一部分观众便出现了惶惶不安的神情,并逐渐蔓延至整个剧场,当他关闭仪器后,观众的神情才恢复正常。这就是著名的次声波反应实验。罗伯特·伍德打开的是次声波发生仪。

1948 年初,一艘荷兰货船在通过马六甲海峡时,一场风暴过后,全船海员莫名其妙地死光,成为历史上的马六甲海峡惨案。后经调查方知原因就是货船在驶近海峡时,恰遇海上风暴,风暴与海浪摩擦,产生了次声波。次声波强度较大,使人的内脏剧烈抖动、狂跳,以致血管破裂,最后死亡。

4. 来源广

在自然界中,海上风暴、火山爆发、大陨石落地、海啸、电闪雷鸣、波浪击岸、水中漩涡、空中湍流、龙卷风、地震、磁暴、极光等都可能伴有次声波。在人类活动中，诸如核爆炸、导弹飞行、火炮发射、轮船航行、汽车争驰、高楼和大桥摇晃，甚至像鼓风机、搅拌机、扩音喇叭等在发声的同时也都能产生次声波。

由于次声波对人体能造成很大危害，所以世界上有许多国家已明确将其列为公害之一，并规定了最大允许次声波强度的标准，从声源、接收噪声、传播途径入手，实施可行的防治方法。

知识拓展

会跳跃的声音

1921年5月9日，莫斯科近郊发生了一起大爆炸事件。在距爆炸地点70 km范围内，人们清楚地听到了"隆隆"的爆炸声，但是在70～160 km范围内却什么也听不到。奇怪的是，在160～300 km的范围内，人们又听到了爆炸的轰鸣声。声音怎么会跳跃过中间这片区域呢？

经探究发现，声波在空气中的传播速度与气温有关：气温高声速大，气温低声速小。地面上方不同高处的气温不同，因此声速也不同，声波在空气中总是沿着温度较低的路径向前传播，当遇到温度高的空气时，声波便偏向到温度低的空气中。如果一个地区的气温比较复杂，某处温度高，另一处温度低，声波经过的时候，就会一会儿拐向高空，一会儿又拐向地面，这样上上下下，就形成了声波跳跃传播的现象。

声波还会向声速较小的介质层折射，所以在高楼住宅处的人会感到噪声大。

以下七类高危孕妇最好产前做超声心动图检查以避免重症先天性心脏病婴儿的出生：

(1) 妊娠前三个月有感染或服药史，尤其是因感冒或病毒性风疹用药者。

(2) 有长期接触毒物及放射线史者，如从事化工行业的人。

(3) 患有血液病、内分泌病、结缔组织疾病、心血管疾病或遗传病者。

(4) 孕妇有吸烟、饮酒等不良嗜好者。

(5) 孕妇有心内、心外畸形的不良生育史，有心脏病家族史，其他检查已证实或怀疑胎儿有心内、心外畸形或染色体异常者。

(6) 官内发育异常，羊水过多或过少者。

(7) 胎儿心率过快、过慢或节律不齐者。

习 题 4

习题 4 解答

1. 机械波的波长、频率和速度大小,分别由什么决定? 在通过不同介质时,哪些会发生变化,哪些不会改变? 20 ℃ 时,在空气中的 1 000 Hz 声音及 1 Hz 的次声波波长各为多少?
   （频率不会改变,波速、波长改变;0.344 m,344 m）

2. 超声波在空气和水中的体变模量分别为 1.42×10^5 Pa 和 2.18×10^9 Pa,20 ℃ 时,空气的密度为 1.20 kg·m^{-3},水的密度约为 1 000 kg·m^{-3}。
   （1）试计算超声波在空气和水中的速度；
   （2）超声波与次声波的波速相同吗？   ［（1）344 m·s^{-1},1 476 m/s;（2）相同］

3. 已知波动方程为 $y = 0.6\cos(4\pi t - 2\pi x/3)$(cm),试求此波的振幅、角频率、波速、频率、周期、波长和初相。   （0.6 cm,4π rad·s^{-1},6 cm·s^{-1},2 s^{-1},0.5 s,3 cm,0）

4. 沿绳子行进的横波波动方程为 $s = 0.10\cos(0.01\pi x - 2\pi t)$(m),试求：
   （1）波的振幅、频率、传播速度和波长；
   （2）绳上某质点的最大振动速度。
   ［（1）0.10 m,1 Hz,200 m·s^{-1},200 m;（2）0.63 m·s^{-1}］

5. 一平面简谐波沿 Ox 轴正向传播,波动方程为 $y = A\cos[2\pi(vt - x/\lambda) + \varphi]$,求：
   （1）$x_1 = L$ 处介质质点振动的初位相；
   （2）与 x_1 处质点振动状态相同的其他质点的位置；
   （3）与 x_1 处质点速度大小相同,但方向相反的其他各质点的位置。
   ［（1）$-2\pi L/\lambda + \varphi$;（2）$x = L + n\lambda$,$n = 0,1,2,\cdots$;（3）$x = L + n\lambda/2$,$n = 0,1,2,\cdots$］

6. 有一列平面简谐波,坐标原点按 $y = A\cos(\omega t + \varphi)$ 的规律振动。已知 $A = 0.10$ m,$T = 0.50$ s,$\lambda = 10$ m,试求：
   （1）波动方程表达式；
   （2）波线上相距 2.5 m 的两点的相位差；
   （3）假如 $t = 0$ 时处于坐标原点的质点的振动位移为 $y_0 = +0.050$ m,且向平衡位置运动,求初相位并写出波动方程。
   ｛（1）$y = 0.10\cos[2\pi(2.0t - x/10) + \varphi]$(m);（2）$\pi/2$;
   （3）$y = 0.10\cos[2\pi(2.0t - x/10) + \pi/3]$(m)｝

7. P 和 Q 是两个同方向、同频率、同相位、同振幅的波源所在处。设它们在介质中产生的波列波长为 λ,P,Q 之间的距离为 1.5λ。R 是 PQ 连线上 Q 点外侧的任意一点,试求:
   (1) P,Q 两点发出的波到达 R 时的相位差;(2) R 点的振幅。　　　　　　　(3π;0)

8. 一弦上的驻波表达式为 $y = 0.1\cos(2\pi x)\cos(100\pi t)$,求:
   (1) 形成该驻波的两个反向传播的行波的波长和频率;
   (2) 位于 $x_1 = 1/8\text{ m}$ 处的质点 P_1 与位于 $x_2 = 3/8\text{ m}$ 处的质点 P_2 的振动位相差。
   $$[(1)\ 1\text{ m},50\text{ Hz};(2)\ \pi/2]$$

9. 人耳对 $1\,000\text{ Hz}$ 的声波产生听觉的最小声强约为 $1\times10^{-12}\text{ W}\cdot\text{m}^{-2}$,试问空气分子的振幅约为多少?　　　　　　　($1\times10^{-11}\text{ m}$)

10. 一头蓝鲸发出的声音能达到或超过 180 dB,蓝鲸在与伙伴联络时,灵敏的仪器在 80 km 外都可以探测到其声音。试问两只蓝鲸同时发声时其声强级为多少?　　　　(183 dB)

11. 两种声音的声强级相差 20 dB,求它们的强度之比。　　　　　　　　　($100:1$)

12. 由两个相同的音叉发出的相干声波无衰减地传播,其声强级均为 40 dB,在它们相遇区域内的各点处,最大声强级是多少? 最小声强级又是多少?　　　(46 dB,0 dB)

13. 用多普勒效应来测量心脏壁运动时,以 5 MHz 的超声波直射心脏壁(即入射角为 $0°$),测出接收与发出的波频差为 500 Hz。已知声波在软组织中的速度为 $1\,500\text{ m}\cdot\text{s}^{-1}$,求此时心壁的运动速度。　　　　　　　　　　　　　　　($7.5\times10^{-2}\text{ m}\cdot\text{s}^{-1}$)

14. 试简述波的分类方法。

15. 请简述听觉域的范围。

16. 超声诊断中,要在体表涂抹耦合剂的原因是什么? 对于耦合剂的声学参量有何要求?

17. 简谐振动和简谐波的能量有什么特点?

18. 什么样的波满足相干波条件?

19. 两相干波源 O_1 和 O_2 发出的波在 P 点相遇,设波源的振动为简谐振动,则 P 点的振动是否仍是简谐振动? P 点合振幅加强或减弱的条件是什么?

20. 简述驻波的特点,并用波方程来解释。

第 5 章
分子动理论

引例

1. 人在海拔较高的地方会感到不舒服,出现临床上所谓的高山病或航空病,其主要病因是什么?

2. 小水滴为什么都呈球形(如荷叶上的水珠)? 用肥皂液为什么易于吹起很大的泡泡,但用纯净水却很难?

3. 5~7 mL 气体即可使一只成年兔子死亡,其原因是什么? 打针、输液时能否将空气带入身体内?

4. 单个分子或原子有温度、压强吗?

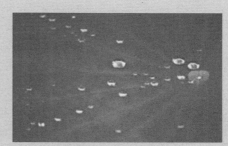

图 5.1 荷叶上的水珠

物质通常都是由大量不停运动的分子或原子组成的,每一个分子或原子都有其大小、质量、速度、能量等,这些用来表示个别分子的物理量,我们称之为**微观量**。微观量很难测量,一般测量的量都是表示大量分子集体呈现的量,称为**宏观量**,如气体的温度、压强、热容等。个别分子的运动是无规则的,但大量分子的集体运动存在着一定的统计规律,分子动理论是从物质的分子结构和单个分子运动的角度,利用统计学方法,得出大量分子的统计平均值,以此揭示物体的宏观现象和宏观规律的本质,并确定出宏观量和微观量之间的内在关系,即利用微观物理来解释宏观现象。分子动理论及其研究方法,对解释和分析生命现象具有重要的意义。本章主要介绍分子动理论中的一些基本知识。

5.1 物质的微观结构

所有物体中的分子或原子都处在永不停息、无规则的运动之中,而且物体的温度愈高,运动就愈剧烈,因此把大量分子的无规则运动称为**热运动**。

分子能够形成液态和固态物质,说明分子间有引力,同时分子之间还存在强大的斥力。正是因为固体或液体分子之间存在斥力,所以即使在巨大的压力作用下,固体或液体的体积也很难减小,我们把分子间存在的引力和斥力统称**分子力**。

分子间的作用力 F 与分子间的距离 r 有关,如图 5.2(a) 所示。图中纵坐标正方向表示斥力,负方向表示引力。横坐标 r 表示两分子中心间的距离。当 $r = r_0$ 时,$F = 0$,说明当两分子彼此相距 r_0 时每个分子所受的斥力与引力恰好平衡。

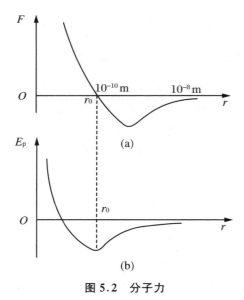

图 5.2 分子力

r_0 的数量级为 10^{-10} m。当 $r < r_0$ 时,F 曲线很陡,说明分子间距离越小斥力越大。当 $r > r_0$ 时(数量级为 $10^{-10} \sim 10^{-8}$ m),分子间的引力增加;当分子间距离接近 10^{-8} m 时,引力又急剧减小,很快趋于零。所以分子力是**短程力**。短程力只在很短的距离内起作用,超过此距离后,分子间的引力极其微小,可以忽略不计。

把两个分子拉开或靠拢,就必须施加相应的拉力或压力,以克服两分子间的引力或斥力。为改变分子间的距离而施加外力所做的功转化为分子间的势能 E_p,它与分子间距离 r 的关系如图 5.2(b) 所示。由图 5.2(b) 可知,当 $r = r_0$ 时,势能最低,分子处于稳定状态。这一位置正好是图 5.2(a) 中 $F = 0$ 的位置。显然当分子的位置偏离 r_0 时,分子的势能增加,处于不稳定的状态,这时分子就会设法回到势能最低的状态。

5.2 理想气体分子动理论

5.2.1 理想气体的微观模型

单个分子的运动是无规则的,但大量分子的集体表现存在一定的统计规律。如果对实际情况做一些简化,就可以抓住事物的本质特征,使研究的问题、研究的过程理想化、简单化。我们可以运用统计学的方法,求出大量分子的一些微观量的统计平均值,以解释实验中观测到的宏观量的性质(如气体的温度、压强、热容等)。其结果在一定范围内可以解释真实气体的基本性质。

在标准状态下,气体分子间的距离比较大,大约是其本身大小的 10 倍,为此可以给出理想气体的微观模型:

(1) 同种气体分子的大小和质量完全相同。

(2) 分子本身的大小与分子之间的平均距离比较起来,可以忽略不计。

(3) 气体分子之间的碰撞和气体分子与容器壁的碰撞都是完全弹性碰撞,即分子碰撞时总的动能不改变。

(4) 分子间的相互作用力是短程力,除了气体分子相互碰撞和气体分子与容器壁碰撞的瞬间外,气体分子之间以及气体分子与容器壁之间的作用力可以忽略不计。

(5) 在容器内气体分子的运动是完全紊乱的,气体各部分的密度相同,且任一时刻沿任一方向运动的分子数相等。

(6) 气体分子在容器内的动能,远比它们在重力场的势能大,所以分子所受的重力可以忽略不计。

以上假设都有一定的实验基础,满足这六个条件的气体就是**理想气体**。

5.2.2 理想气体的状态方程

在无外力场作用的情况下,处于平衡状态下的气体密度是均匀的,且对于大量分子来说,分子沿各个方向运动的机会是均等的,没有任何一个方向气体分子的运动比其他方向更为显著。从统计的意义上来说,分子速度在各个方向分量的平均值相等。

对于一定质量的气体而言,当它各部分的密度、温度和压强达到均匀状态时,我们称这种状态为**平衡态**。这时可用体积 V、压强 P、温度 T 三个物理量来描述它的状态,所以这三个量为**状态参量**。实验结果表明,在常温常压下这三个状态参量之间存在以下关系:

$$PV = \frac{M}{\mu}RT \tag{5.1}$$

称为**理想气体状态方程**。式中,$R = 8.314\,\text{J}\cdot\text{mol}^{-1}\cdot\text{K}^{-1}$,称为**摩尔气体常量**,与气体的性质无关,$\mu$ 为**气体摩尔质量**,单位为 g·mol^{-1},M 为容器中气体的质量,单位为 g,容器体积单位为 m^3,压强的单位为 N·m^{-2}(或称为帕,符号为 Pa),M/μ 是气体分子的摩尔数,如原子质量为 12 g 的 ^{12}C(碳 12)中含有的碳原子数约为 6.022×10^{23} 个,把含有 6.022×10^{23} 个原子的集体作为一个单位,称为 1 **摩尔**(mol),而把 $N_A = 6.022\times10^{23}\,\text{mol}^{-1}$ 称为**阿伏伽德罗**[①]**常量**。

在常温常压下,各种气体都近似地遵从上述状态方程,计算值与实验结果偏差较小,式(5.1)在一定程度上反映了各种气体的共性。为了研究气体的这一共同的内在规律性,我们引入理想气体概念的另一表述,即严格遵从式(5.1)的气体,称为**理想气体**。

理想气体是一种模型,实际上是不存在的,实际气体只是近似地服从理想气体状态方程,如气体处在低温高压状态,由理想气体状态方程计算的结果与实际情况会有很大的偏离。为此,人们建立了各种不同状态、不同形式的实际气体的状态方程,其中形式较为简单、物理意义较为明确的是范德瓦耳斯方程(此略)。

5.2.3 理想气体的压强公式

气体分子在容器内总是不停地做无规则热运动,因而会不断地与容器碰撞。就某一个分子而言,它碰在器壁的什么地方,给器壁多大的冲量,都是随机的,碰撞也是断续的。但对于大量分子整体而言,每一时刻都有大量的分子与器壁碰撞,这样就可表现出恒定而持续的压强。可以认为,容器中气体施于器壁的压强是大量分子碰撞器壁的宏观结果。

下面运用统计方法,对大量分子的微观量求平均值,以建立压强与分子运动的联系。设一定质量的理想气体在某容器中处于平衡态,单位体积内所含的分子数目为 n(即分子数密度),每个分子的质量为 m,而气体的压强用 P 表示。

如图 5.3 所示,有一边长为 L 的立方体容器,容积为 $V = L^3$,其中有 N 个同类分子,分子的质量均为 m,且气体处于平衡状态。先考虑一个分子与器壁 A_1,

---

① 阿伏伽德罗(A. Avogadro),1776～1856,意大利化学家,出生于都灵,1811 年发表了阿伏伽德罗定律,并提出了分子概念及原子、分子区别等重要问题。

A_2 面的碰撞,假设该分子在碰撞器壁以前的速度为 v,沿坐标轴的分量分别为 v_x,v_y,v_z,因为分子与器壁完全弹性碰撞,所以该分子与 A_1 面碰撞时,它在 x 方向的速度分量由 v_x 改变为 $-v_x$,而与 A_2 面碰撞时,再由 $-v_x$ 改变为 v_x。这样,每与 A_1 面碰撞一次,其动量改变 $-2mv_x$。根据动量原理,分子与器壁碰撞一次,施于器壁的冲量为 $2mv_x$。分子与 A_1 面连续的两次碰撞之间,在 x 方向所经过的距离总是 $2L$,所需要的时间为 $2L/v_x$,在 1 s 内分子与 A_1 面碰撞的

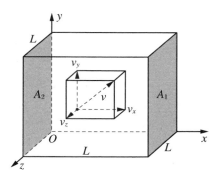

图 5.3　理想气体的压强

次数为 $v_x/2L$。所以一个分子在 1 s 内施于 A_1 面的冲量为

$$\frac{v_x}{2L} \cdot 2mv_x = \frac{mv_x^2}{L} \tag{5.2}$$

如果考虑 N 个分子,它们在 x 方向上的速度分量分别为 v_{1x},v_{2x},$\cdots$,v_{Nx}。根据式(5.2)各分子在 1 s 内施于 A_1 面的冲量分别为 mv_{1x}^2/L,mv_{2x}^2/L,$\cdots$,mv_{Nx}^2/L,在 1 s 内 N 个分子施于 A_1 面的总冲量即为施于 A_1 面上的作用力 F,即

$$F = mv_{1x}^2/L + mv_{2x}^2/L + \cdots + mv_{Nx}^2/L = m(v_{1x}^2 + v_{2x}^2 + \cdots + v_{Nx}^2)/L \tag{5.3}$$

若 S 为 A_1 面的面积,$S = L^2$,则由上式可得 A_1 面所受的压强 P 为

$$\begin{aligned} P &= F/S = m(v_{1x}^2 + v_{2x}^2 + \cdots + v_{Nx}^2)/L^3 \\ &= (Nm/L^3) \cdot [(v_{1x}^2 + v_{2x}^2 + \cdots + v_{Nx}^2)/N] \end{aligned} \tag{5.4}$$

因为立方体的容积 $V = L^3$,该容器内**分子数密度**为 $n = N/V = N/L^3$,而 $(v_{1x}^2 + v_{2x}^2 + \cdots + v_{Nx}^2)/N$ 表示容器内 N 个分子沿 x 方向速度分量平方的平均值,用 $\overline{v_x^2}$ 表示,则上式可改写为

$$P = nm\,\overline{v_x^2} \tag{5.5}$$

前面已设定,大量分子的速度在任一方向的分量的平均值相等,即 $\overline{v_x^2} = \overline{v_y^2} = \overline{v_z^2}$,而

$$\overline{v^2} = \overline{v_x^2} + \overline{v_y^2} + \overline{v_z^2}$$

所以

$$\overline{v_x^2} = \overline{v_y^2} = \overline{v_z^2} = \overline{v^2}/3$$

代入式(5.5),得

$$P = nm\,\overline{v^2}/3 = (2n/3) \cdot (m\,\overline{v^2}/2) \tag{5.6}$$

式中,$\overline{v^2}$ 为大量分子的速度平方的平均值,$m\,\overline{v^2}/2$ 表示分子的**平均平动动能**,若用

$\bar{\varepsilon}$ 表示,则 $\bar{\varepsilon} = m\,\overline{v^2}/2$。由式(5.6)可知,气体的压强 P 与单位体积内的分子数 n 和分子的平均平动动能成正比,即 n 或 $m\,\overline{v^2}/2$ 越大,压强就越大。式(5.6)称为理想气体的**压强公式**,它把压强(宏观量)与分子的平均平动动能(微观量)联系起来了。

式(5.6)表明:宏观量"压强"实际上是一个统计平均值,是由大量分子对器壁碰撞共同作用的压力产生的,它表示单位面积器壁在单位时间内所获得的平均冲量,是大量气体在足够长的时间内对足够大的面积碰撞所产生的总体平均效果,因此没有"大量分子"和"统计平均"作为前提条件,压强就失去了意义。

5.2.4 理想气体的能量公式

1. 能量公式

将理想气体的状态方程和压强公式结合起来,可导出气体温度与分子平均平动动能的关系,从而揭示出温度的微观本质。前面讨论的理想气体状态方程和压强公式分别为

$$PV = \frac{M}{\mu}RT, \quad P = \frac{2}{3}n\left(\frac{1}{2}m\,\overline{v^2}\right)$$

联立以上两式消去压强 P,整理后得

$$\frac{1}{2}m\,\overline{v^2} = \frac{3}{2}\frac{1}{n}\frac{M}{\mu}\frac{RT}{V}$$

因为 $n = \dfrac{N}{V}$,而 $N = \dfrac{M}{\mu}N_A$,代入上式,求得分子的平均平动动能为

$$\bar{\varepsilon} = \frac{1}{2}m\,\overline{v^2} = \frac{3}{2}\frac{R}{N_A}T = \frac{3}{2}kT \tag{5.7}$$

式中,$k = R/N_A$ 叫**玻尔兹曼**[①]**常量**,因为 $R = 8.314\ \text{J} \cdot \text{mol}^{-1} \cdot \text{K}^{-1}$,所以

$$k = \frac{R}{N_A} = \frac{8.314\ \text{J} \cdot \text{mol}^{-1} \cdot \text{K}^{-1}}{6.022 \times 10^{23} \cdot \text{mol}^{-1}} = 1.38 \times 10^{-23}\ \text{J} \cdot \text{K}^{-1}$$

式(5.7)称为理想气体的**能量公式**,又称为**温度公式**。它表明了理想气体分子的平均平动动能与温度的关系,即气体分子的平均平动动能只与热力学温度 T 成正比,与气体的性质无关。换句话说,在相同的温度下,一切气体分子的平均平动动能都相等。式(5.7)从分子动理论的观点揭示了气体温度的本质。

温度的高低反映了物体内部分子无规则热运动的程度,温度越高,物体内部分子热运动越剧烈,温度是表现大量分子平均平动动能的物理量,它是大量气体热运

[①] 玻尔兹曼(L. E. Boltzmann),1844~1906,奥地利物理学家,统计物理学的奠基人之一。

动的集体表现,如同压强一样,温度也是一个统计量。对于个别分子,说它温度有多高是没有意义的(图5.4)。

将能量公式(5.7)代入压强公式(5.6),可得

$$P = \frac{2}{3}n \cdot \frac{3}{2}kT = nkT \qquad (5.8)$$

此式称为**阿伏伽德罗定律**。此式表明,在相同温度和压强下,各种气体在相同的体积内所含的分子数相等,即分子数密度相同。在标准状态下,$P = 1.013 \times 10^5$ Pa,$T = 273$ K 时,任何气体在 1 m^3 中所含的分子数均相同,都为 $n_0 = 2.687\,1 \times 10^{25}$,这个数称为**洛施密特**[1]**常量**。

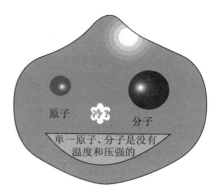

图 5.4 单一的分子和原子

2. 能量均分原理

决定一个物体在空间的位置所需要的独立坐标数称为物体的**自由度**。如果把分子看作一个质点,那么它在空间的位置可用 x, y, z 三个坐标来确定,也就是说,这个分子有三个自由度,由于 $\overline{v_x^2} = \overline{v_y^2} = \overline{v_z^2} = \overline{v^2}/3$,将它们代入式(5.7),可得每个自由度的平均平动动能为

$$\frac{1}{2}m\overline{v_x^2} = \frac{1}{2}m\overline{v_y^2} = \frac{1}{2}m\overline{v_z^2} = \frac{1}{3} \cdot \frac{1}{2}m\overline{v^2} = \frac{1}{2}kT \qquad (5.9)$$

此式表明,分子在每一个运动自由度上的平均平动动能都是 $kT/2$,这一结论称为**能量均分原理**。

5.2.5 混合气体的分压强

包含多种元素的气体称**混合气体**。设有几种彼此不发生化学作用的气体混合在同一容器中,它们的温度相同,它们的分子数密度(即单位体积中的分子数)分别为 $n_1, n_2, \cdots$,则总的分子数密度为 $n = n_1 + n_2 + n_3 + \cdots$,因为各气体的温度相同,故由式(5.8)可得

$$P = (n_1 + n_2 + n_3 + \cdots)kT = n_1kT + n_2kT + n_3kT + \cdots \qquad (5.10)$$

式中,n_1kT 是容器内只有第一种气体时的压强,我们把它称为第一种气体的分压强,即 $P_1 = n_1kT$。同理 $P_2 = n_2kT$,$P_3 = n_3kT$,$\cdots$ 分别称为第二种、第三种$\cdots\cdots$

---

[1] 洛施密特(J. Loschmidt),奥地利物理学家,于 1865 年根据阿伏伽德罗常量算出 n_0。

气体的分压强,式(5.10)可写成

$$P = P_1 + P_2 + P_3 + \cdots \tag{5.11}$$

这就是**道尔顿**[①]**分压定律**。该定律说明,整个混合气体的总压强等于各组成气体的分压强之和,而各种气体的分压强是独立产生的,其大小与其他气体的存在与否无关。道尔顿气体分压定律有很多应用,下面举例说明:

(1) 气体的扩散方向。实验表明,混合气体中某气体的扩散只取决于该气体分压强的大小,而与总压强及其他气体的分压强无关,且由分压强大的地方向分压强小的地方扩散,如人肺有吸入 O_2 和呼出 CO_2 两个功能,O_2 从肺泡进入血液,再进入组织,而 CO_2 从组织进入血液,再进入肺泡,它们都是从各自的高分压处向低分压处流动的。

(2) 大气中的氧分压。大气是一种混合气体,它主要由 N_2,O_2,H_2O,CO_2 组成。大气压强与各气体的分压强有关,根据道尔顿分压定律,它等于各气体分压强之和,即

$$P_{大气} = P_{N_2} + P_{O_2} + P_{H_2O} + P_{CO_2}$$

表 5.1 列出了大气中各气体的容积百分比和分压强,各气体的分压强与大气压强之比等于各气体的容积与总容积之比,如海平面的大气压强为 760 mmHg(即 1 标准大气压强 1.013×10^5 Pa),大气中 O_2 的容积百分比约为 20.7%,则其分压强为

$$P_{O_2} = 760 \text{ mmHg} \times 20.7\% = 157.4 \text{ mmHg} = 2.1 \times 10^4 \text{ Pa}$$

这种情况下的氧分压值最适合人呼吸。在海拔较高的地方氧分压下降,肺泡所含的氧分压也随之降低,若低于 40 mmHg(5.3×10^3 Pa),人就会感到呼吸困难。

表 5.1 **大气中各气体的容积百分比和分压强(海平面,0 ℃)**

气体	O_2	N_2	H_2O(气态)	CO_2	合计
容积百分比	20.71	78.0	1.25	0.04	100.000
分压强(mmHg)	157.40	592.8	9.50	0.30	760.000
分压强(Pa)	2.10×10^4	7.9×10^4	1.30×10^3	4.0	1.013×10^5

临床上的高山病或航空病主要就是由大气压强和空气中的氧分压急剧下降导致缺氧而引起的。

---

① 道尔顿(J. Dalton),1766~1844,英国化学家和物理学家。

5.3　热平衡态的统计分布

5.3.1　麦克斯韦速率分布定律

本节讨论总数为 N 的气体分子中,速率在 v 到 $v+dv$ 区间内的分子数 dN 及 dN 占总分子数 N 的百分比 dN/N。1859 年**麦克斯韦**[①]用统计的方法从理论上推导出:速率在 v 到 $v+dv$ 区间内的分子数 dN 的大小可以用下式表示:

$$dN = 4\pi N\left(\frac{m}{2\pi kT}\right)^{3/2} \cdot e^{-mv^2/(2kT)} \cdot v^2 dv \qquad (5.12)$$

式中,m 为气体分子的质量,k 为**玻尔兹曼常量**,T 为热力学温度。此式表明 dN 与总分子数 N、速率在 v 到 $v+dv$ 区间的间隔大小 dv 及 $4\pi\left(\frac{m}{2\pi kT}\right)^{3/2} \cdot e^{-mv/(2kT)}$ $\cdot v^2$ 成正比,此式后来被实验证实并被称为**麦克斯韦速率分布定律**。

对于质量一定的气体,在温度 T 确定时,$4\pi\left(\frac{m}{2\pi kT}\right)^{3/2} \cdot e^{-mv^2/(2kT)} \cdot v^2$ 是 v 的函数,故可以用 $f(v)$ 表示,即

$$f(v) = 4\pi\left(\frac{m}{2\pi kT}\right)^{3/2} \cdot e^{-mv^2/(2kT)} \cdot v^2 \qquad (5.13)$$

$f(v)$ 称为**速率分布函数**,它的物理意义是:速率在 v 附近单位速率区间内的分子数占总分子数的百分比,即 $f(v) = \dfrac{dN}{Ndv}$,它的数值越大,表示分子处在 v 附近单位速率区间内的概率越大。如果以速率 v 为横坐标,以 $f(v)$ 为纵坐标,可绘出如图 5.5(a)所示的**速率分布曲线**。图中小窄条面积表示速率在 v 到 $v+dv$ 区间内的分子数占总分子数的百分比。从速率分布曲线可以看出以下两点:

(1) 具有很大速率或很小速率的分子数较少,中等速率的分子数较多;曲线有一最大值,表示在其附近区间内分子数占总分子数的百分比最大,与之对应的速率称作**最大概然速率**(又称**最可几速率**),用 v_p 表示。由 $\dfrac{df(v)}{dv} = 0$,可得

$$v_p = \sqrt{2kT/m} = \sqrt{2RT/\mu} \approx 1.41\sqrt{RT/\mu} \qquad (5.14)$$

---

① 麦克斯韦(J. C. Maxwell),1831~1879,英国物理学家、数学家。经典电动力学的创始人,统计物理学的奠基人之一,他对基础自然科学的贡献仅次于牛顿、爱因斯坦。

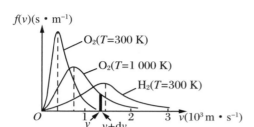

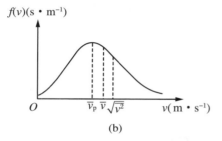

图 5.5　速率分布曲线

（2）随着温度的升高，v_p 增大，曲线变得较平坦并向高速区扩展，如图 5.5(a) 中 O_2 的曲线。整个气体中速率较小的分子数减少，速率较大的分子数增加，这就是通常所说的温度越高，分子运动越剧烈的含义。

利用速率分布函数，还可以求出平均速率 $\bar{v}$ 和方均根速率 $\sqrt{v^2}$，它们的计算公式分别为

$$\bar{v} = \sqrt{8kT/(\pi m)} = \sqrt{8RT/(\pi\mu)}$$

$$\approx 1.60\sqrt{RT/\mu} \qquad (5.15)$$

$$\sqrt{v^2} = \sqrt{3kT/m} = \sqrt{3RT/\mu}$$

$$\approx 1.73\sqrt{RT/\mu} \qquad (5.16)$$

方均根速率表示分子速率平方平均值的平方根。气体分子运动的三种统计速率都与 $\sqrt{T}$ 成正比，与 $\sqrt{\mu}$ 成反比，其相对大小如图 5.5(b) 中的虚线所示，$\sqrt{v^2} > \bar{v} > v_p$。表 5.2 列出了几种常见气体在 $0\ ℃$ 时的 $\sqrt{v^2}$，$\bar{v}$，v_p 值。

表 5.2　几种常见气体的三种速率

气　体	相对分子质量	$v_p (\mathrm{m \cdot s^{-1}})$	$\bar{v} (\mathrm{m \cdot s^{-1}})$	$\sqrt{v^2} (\mathrm{m \cdot s^{-1}})$
H_2	2.016	1 496	1 698	1 836
H_2O	18.016	501	569	615
O_2	32.000	376	426	461
CO_2	44.010	320	364	393
空气	28.970	395	449	485

当将 $f(v) = \dfrac{\mathrm{d}N}{N\mathrm{d}v}$ 变形为 $\dfrac{\mathrm{d}N}{N} = f(v)\mathrm{d}v$，并对所有速率区间进行积分时，可得到所有速率区间的分子数占总分子数的百分比，显然它应等于 1，即

$$\int_0^\infty f(v)\mathrm{d}v = 1 \qquad (5.17)$$

这是所有速率分布函数必须满足的条件，称为**归一化条件**。

5.3.2　玻尔兹曼能量分布规律

气体分子在不受外力作用达到平衡时,尽管各分子的速率不一致,但单位体积内的平均分子数目是相等的。但处在重力场中的气体分子(如大气中的空气中的分子),除了有动能外还具有势能,气体分子在空间的分布就是不均匀的了。分子的空间分布是"上疏下密"的,单位体积内的分子数目与分子势能有关:离地面越高,分子的势能越大,单位体积内的分子数目越小,此关系服从**玻尔兹曼能量分布规律**,即

$$n = n_0 \mathrm{e}^{-E_\mathrm{p}/(kT)} \tag{5.18}$$

式中,E_p 为分子势能;n,n_0 分别表示势能为 E_p、势能为零时的分子数密度。如果讨论的粒子是电场中的带电离子,离子的分布也服从式(5.18)(可参阅有关细胞膜电位的内容),E_p 则为电势能。

在重力场中大气分子的质量为 m,所处的海拔高度为 h,则它所具有的重力势能 $E_\mathrm{p} = mgh$,代入式(5.18)后,得

$$n = n_0 \mathrm{e}^{-mgh/(kT)}$$

将分子的质量 $m = \mu/N_\mathrm{A}$ 代入上式得

$$n = n_0 \mathrm{e}^{-\mu gh/(N_\mathrm{A}kT)} = n_0 \mathrm{e}^{-\mu gh/(RT)} \tag{5.19}$$

式中,$N_\mathrm{A}k = R$ 为**摩尔气体常量**,n_0 是 $h=0$(即海平面)处的大气分子数密度。很明显,大气分子数密度 n 随海拔高度增加按指数规律衰减。由式(5.8)可知,气体的压强 P 与分子数密度 n 成正比,故有

$$\frac{P}{P_0} = \frac{n}{n_0} = \mathrm{e}^{-\mu gh/(RT)}$$

即

$$P = P_0 \mathrm{e}^{-\mu gh/(RT)} \tag{5.20}$$

式中,P_0 为海平面的大气压强,P 是海拔高度为 h 处的大气压强。这个公式给出了大气压强与海拔高度的关系(表5.3)。

表 5.3　大气压强、空气中氧分压与肺泡内海拔高度的关系

海拔(m)	大气压强(mmHg)	空气中氧分压(mmHg)	肺泡内氧分压(mmHg)
0	760	159	104
1 000	674	140	90
2 000	594	125	70
3 000	526	110	62

续表

海拔高度（m）	大气压强（mmHg）	空气中氧分压（mmHg）	肺泡内氧分压（mmHg）
4 000	462	98	50
5 000	405	85	45
6 000	354	74	40
7 000	310	65	35
8 000	270	56	30

表 5.3 列出了大气压强、氧分压与海拔高度关系数据。从表中可以看出,海拔高度越高,大气压强越低,空气中的氧分压也越低(图 5.6)。

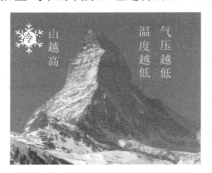

图 5.6 山的高度与温度的关系

　　登山运动员在海拔高度为 3 000 m 以下时没有明显的不适感觉。当处在 3 000～4 000 m 高度时,肺泡内的氧分压随之下降,由于供氧不足,人体会出现各种症状:呼吸和脉搏加快,头疼脑晕,恶心呕吐。当高度达 4 000～5 000 m 时,人会感到严重的呼吸困难,感到体力衰弱和疲劳,出现视力减退。若达到 5 000～7 000 m,空气中的氧分压不到海平面的一半,供氧严重不足,人会出现中枢神经系统的机能障碍,判断力减退。在高空中飞行也会有类似情况出现,此即高山病和航空病的表现特征。

5.4 输 运 现 象

　　前面讨论了气体分子处于平衡态的微观过程,这种平衡是一种动态平衡。本节将讨论气体分子由非平衡态转入平衡态的微观过程。在非平衡状态下,气体各部分之间动量、能量、质量、温度等物理量出现传递、交换的现象，称为**输运现象**，有时又称为**迁移现象**。如果系统是孤立系统，经过足够长的时间，非平衡态会变为平衡态。在趋向平衡态的过程中，由于动量的传递，气体各部分间的宏观运动将消失；由于能量的传递，气体各部分间的温度差异将消失；由于质量的传递，气体各部分间的密度差异也将消失，这些过程统称为**输运过程**。

气体的输运现象主要体现为黏滞性、热传导和扩散。表面上看它们互不相关，实际上它们产生的原因都是分子间的热运动和分子间的不停碰撞。

1. 黏滞性

由于气体各部分的运动速度不同，各气体各部分之间或气体与器壁之间有相对运动，产生摩擦，气体摩擦作用而表现出黏滞性，这种黏滞性又称为**内摩擦**。摩擦力 $\mathrm{d}F$ 与垂直于管轴方向的流速变化率（即速度梯度）$\mathrm{d}v/\mathrm{d}x$ 及作用面积 $\mathrm{d}S$ 成正比，可表述为

$$\mathrm{d}F = \eta \frac{\mathrm{d}v}{\mathrm{d}x}\mathrm{d}S$$

此式称为**牛顿黏滞定律**。比例系数 η 称为**黏滞系数**或**内摩擦系数**。

2. 热传导

气体各部分由于温度不同，热量通过气体分子热运动从高温区传向低温区的现象称为**热传导**。此时，能量也由高温区传向了低温区。

在较高压强下，气体热传导问题与内摩擦问题十分类似。若有一对温度不同的平行板，那么单位时间的传热量 $\mathrm{d}Q$ 与垂直于平行板方向的温度梯度 $\mathrm{d}T/\mathrm{d}x$ 及作用面积 $\mathrm{d}S$ 成正比，可表述为

$$\mathrm{d}Q = k \frac{\mathrm{d}T}{\mathrm{d}x}\mathrm{d}S$$

这就是由宏观实验总结出来的**傅里叶**[①]**热传导定律**，比例系数 k 称为**热导率**或**导热系数**。

> 气体的传热方式有三种：对流、辐射、热传导。热传导仅指输运过程的气体分子传热。固体内部传热以传导为主，液体和气体内部传热以对流为主。在不同物体之间传热，如果有接触，则以热传导方式为主，如果物体是分离的，则以辐射为主，如晾晒衣服以辐射方式为主，热水袋取暖以热传导方式为主，暖气片安装在低的位置以对流方式为主。

---

① 傅里叶（J. B. J. Fourier），1768～1830，法国著名数学家、物理学家，主要贡献是在研究热的传播时创立了一套数学理论。

3．扩散

当物质中粒子数密度不均匀时,由于分子的热运动使粒子从数密度高的地方迁移到数密度低的地方的现象称为**扩散**。

扩散是在存在同种粒子的粒子数密度空间不均匀性的情况下,由分子杂乱无章的热运动产生的宏观粒子迁移或质量迁移。扩散应与流体的流动区别开来,后者是由成团粒子整体定向运动产生的,前者产生于分子杂乱无章的热运动。空气某处的香味会逐渐扩散就是这个道理。

5.5 液体的表面现象

前面讨论了气体的性质,这一节主要讨论液体与空气、与固体分界处的液体的表面现象以及同这一现象相关的一些生命过程、原因和规律。

5.5.1 表面张力及表面能

1．表面张力

经验表明,液体与气体接触的自由表面,如张紧的薄膜,有收缩的趋势,如荷叶上的小水珠,玻璃板上的水银滴都会收缩成接近球形(体积一定时球的表面积是最小的)。这些现象说明液体的表面存在一种使液面收缩成最小面积趋势的张力,这种力称为**表面张力**。利用图5.7的金属丝框可以测量表面张力的大小,在金属丝框的两臂上有一根可以自由滑动的金属丝 AB。把整个框架浸入液体中再拉出来,其上就会蒙上一层液体薄膜(液膜)。由于液膜有收缩表面积的趋势,AB 金属丝会往左移动,所受的力(忽略摩擦力的影响)就是液膜收缩而产生的表面张力,以 T 表示。若使金属丝 AB 不移动,需要对它施加一个向右的外力 F 来平衡。实验表明,F 的大小与液面的周界长度 L 成正比,即表面张力 T 的大小可以写为

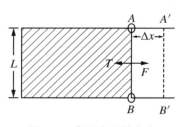

图 5.7 表面张力的大小

$$T = \alpha L \tag{5.21}$$

在图5.7中,由于金属丝 AB 受到液膜前后两个表面的表面张力作用,所以 $F = 2T = \alpha \cdot 2L$。式中的 α 是比例系数,称为**表面张力系数**,单位为 $\mathbf{N \cdot m^{-1}}$ 或

$J \cdot m^{-2}$。它表示液面周界单位长度上的表面张力。表面张力系数 α 的大小与液体的性质有关,与温度有关。表 5.4 给出了一些液体的表面张力系数。

表 5.4　几种液体的液-气交界面的表面张力系数

液 体	温度(℃)	$\alpha(N \cdot m^{-1})$	液 体	温度(℃)	$\alpha(N \cdot m^{-1})$
水	0	0.075 6	苯	20	0.028 8
	20	0.072 8	氯仿	20	0.027 1
	100	0.058 9	甘油	20	0.063 4
肥皂液	20	0.025 0	胆汁	20	0.048 0
乙醚	20	0.017 0	全血	37	0.058 0
水银	20	0.436 0	正常人的尿	20	0.066 0
甲醇	20	0.026 6	黄疸病人的尿	20	0.055 0

表面张力的方向:相切于液面、垂直于周界线、指向液面收缩的内侧(非液体内部)。如果液面是平面,表面张力就在这个平面上;如果液面是曲面,表面张力就在这个曲面的切面上。周界线也可以是一种虚构的"画"在液面上的线,如图 5.8 所示。

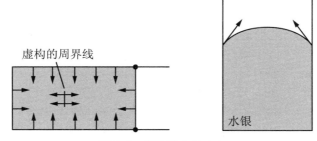

图 5.8　表面张力的方向

2. 表面张力产生的原因

表面张力产生的原因可以从分子力的角度进行解释,物质分子之间存在着引力和斥力,其中斥力的有效作用范围较小,作用距离小于 10^{-10} m;而引力的有效作用范围较大,作用距离为 $10^{-10} \sim 10^{-9}$ m,当作用距离大于 10^{-9} m 时,分子之间的引力很快趋于零。如果以某分子为中心,以分子引力有效作用距离 $r(\times 10^{-9}$ m$)$ 为半径作一球,则球内的所有其他分子对位于球心的分子才有作用力,这个球称为**分子作用球**,对应的球的半径则称为**分子作用半径**。

如图 5.9 所示,液体表面一厚度等于分子作用半径 $r(\times 10^{-9}\ \mathrm{m})$ 的液体层,称为液体的**表面层**。在表面层以下的液体分子(如 A 分子)同时受到各个方向上的分子引力作用,互相平衡,合力为零。而在表面层内的液体分子(如 B 和 C)的分子作用球有一部分在液体之外,由于液面上方气体分子的密度远小于液体分子密度,所以它们受到的分子引力的矢量和不等于零。对于 B 分子来说,其分子作用球阴影部分 efg 内的分子对 B 的引力作用不能被抵消,其合力 F 垂直于液面指向液体内部。越接近液面的分子,受到指向液体内的分子引力就越大,其中位于液面上的分子 C 受到的引力最大。由此可见,所有位于液体表面层的液体分子都会受到一个指向液体内的分子引力的作用。在这个力的作用下,它们都有被拉进液体内部的趋势,使表面层的分子密度下降,分子间的距离相对变大,分子之间的引力变大。因而,从宏观的角度看,液体表面层出现了一种相切于液面、垂直于周界线、指向液面收缩方向的张力,即我们所讨论的表面张力。

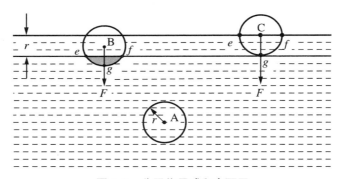

图 5.9　分子作用球和表面层

3. 表面能

如果要把一个分子从液体内部移至液体表面,就必须依靠外力做功,可见表面层内的分子具有较高的势能,我们将其称为液体的**表面势能**,或称**表面能**。通过增加单位液面面积外力所做的功可以计算出表面能增加量。增加液体的表面积的过程就是把一些分子从液体的内部提到表面层使其势能提高的过程,表面积越大,液体表面的总表面能越高。而液体表面有收缩的趋势,恰说明系统有降低势能、自动趋向于更稳定状态的性质。

动画 5.1　表面能计算

在图 5.7 中,如果施加外力 F 把金属丝 AB 匀速向右移动 ΔX 的距离,外力做功使液面面积增大了 $\Delta S = 2L\Delta X$,外力所做的功为 $F\Delta X$,故增加单位液面面积外力所做的功即增加的**表面能**(动画 5.1)为

$$\frac{W}{\Delta S} = \frac{F\Delta X}{2L\Delta X} = \frac{2\alpha L\Delta X}{2L\Delta X} = \alpha$$

由此可知：表面张力系数 α 在数值上又等于增加单位液面面积外力所做的功（即增加的表面能）。所以表面张力系数的单位除了有 $N\cdot m^{-1}$ 外，还有 $J\cdot m^{-2}$。

> 用肥皂液易于吹起很大的泡泡，用纯净水却很难吹起泡泡的原因是肥皂液的表面张力系数小于纯净水，吹水泡外力所做的功远大于吹同样大小的肥皂泡所做的功。

5.5.2　弯曲液面的附加压强

静止液体的自由表面一般为平面，但是液滴、水中的气泡、肥皂泡、固体与液体接触处的液面常是弯曲的：有些接近球面形，如液滴、毛细管中的水银面，液面呈凸球面形；而有些液面则呈凹球面形，如水中的气泡、毛细管中的水面。由于表面张力的存在，弯曲液面内、外两侧压强不相等，存在着压强差，如图 5.10 所示，我们把液面内、外两侧的压强差 $P_{液内} - P_{液外}$ 称为**附加压强**，用 ΔP 表示。

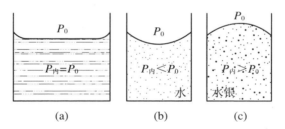

图 5.10　液面内、外两侧的压强差

下面从受力角度来分析附加压强的大小与哪些因素有关。

在图 5.10(c)液面处取一体积元(形状和液面相同的球冠状薄层片，质量忽略不计)，如图 5.11 所示，体积元的曲率半径与液面的曲率同为 R，体积元的底面半径 $r = R\sin\theta$，θ 为所取体积元所张的圆锥角(是体现体积元大小的量)。体积元受到三个力的作用：

(1) 大气压力 F_1，其力的作用方向因各点而异，但 F_1 在竖直方向的分力为 $F_1 = P_0\pi r^2$。

(2) 内部液体对体积元的压力 F_2，此力指向上方，$F_2 = P_{内}\Delta S = P_{内}\pi r^2$。

(3) 体积元周围液面对此体积元的张力(此力是为了平衡体积元自身收缩产生的表面张力) $T = \alpha L = \alpha\cdot 2\pi r$，此力在竖直方向的分力为 $T' = T\sin\theta = \alpha\cdot 2\pi r\sin\theta$。

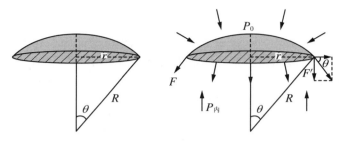

图 5.11　球形液面的表面张力和压强

平衡时取向上的力为正,则三个力在竖直方向的合力为零,即

$$P_内\,\pi r^2 - P_0\pi r^2 - \alpha \cdot 2\pi r\sin\theta = 0$$

故

$$(P_内 - P_0)\pi r^2 = \Delta P\pi r^2 = \alpha \cdot 2\pi r\sin\theta$$

因此推出球形液面的附加压强 ΔP 的大小为

$$\Delta P = 2\alpha\pi r\sin\theta/(\pi r^2) = 2\alpha\sin\theta/r = 2\alpha/R \tag{5.22}$$

该式称为**球形液面的拉普拉斯[①]公式**。

式(5.22)表明,球形凸液面的附加压强与 θ,r 无关,即与体积元的大小无关,仅与液面弯曲的曲率半径及液体的表面张力系数 α 有关。就是说,半径为 R 的球冠、球缺、球具有相同的附加压强。同理可以证明当液面为凹球面形时,ΔP 为负

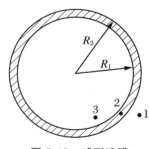

图 5.12　球形液膜

值,即 $\Delta P = -2\alpha/R$。图 5.12 是一个球形液膜,如肥皂泡,具有内、外两个与空气接触的表面。图中泡内任一点 3 处的压强 P_3 比液体点 2 处的压强 P_2 高 $2\alpha/R_1$,而点 2 处的压强又比气泡外任一点 1 处的压强 P_1 高 $2\alpha/R_2$,R_1,R_2 分别为液膜内、外表面的半径。因为液膜很薄,内、外表面的半径可看作是相等的,即 $R_1 = R_2 = R$,所以在这种情况下,液膜内、外的压强差为

$$\Delta P = 4\alpha/R \tag{5.23}$$

ΔP 为球膜内、外的压强差,又称为**球膜的附加压强**。可见球膜的半径越小,球膜内压强 $P_0 + 4\alpha/R$ 越大。由此可知,如果把大小不等的肥皂气泡用细管连通(图 5.13,动画 5.2),小泡就会变得越来越小,大泡就会变得越来越大,直至大泡的曲率半径与小泡在管口处剩余液面的曲率半径相同,才会停止下来达到平衡。

[①] 拉普拉斯(P. S. Laplace),1749～1827,法国著名数学家和天文学家,天体力学的主要奠基人,天体演化学科的创立者之一,分析概率论的创始人,应用数学的先驱。

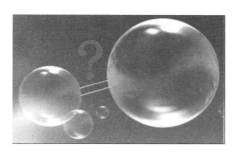

图 5.13　大小气泡连通

动画 5.2　大小气泡连通

例 5.1　水沸腾时,若有一直径为 10^{-2} mm 的蒸汽泡恰好在水面下,求该气泡内的压强。

解　已知 $R = D/2 = 5 \times 10^{-6}$ m,由表 5.4 知,水在 100 ℃时的表面张力系数 $\alpha = 0.0589$ N·m^{-1},根据式(5.22),可算出泡内、外的压强差为

$$\Delta P = \frac{2\alpha}{R} = \frac{2 \times 0.0589 \text{ N·m}^{-1}}{5 \times 10^{-6} \text{ m}} = 2.4 \times 10^4 \text{ Pa}$$

泡内的压强 P 等于泡外的大气压强 $P_0 = 10^5$ Pa 加上 ΔP,即

$$P = P_0 + \Delta P = 1.0 \times 10^5 \text{ Pa} + 2.4 \times 10^4 \text{ Pa} = 1.24 \times 10^5 \text{ Pa}$$

5.5.3　润湿和不润湿现象及接触角

在玻璃板上滴一滴水和水银,我们会发现水沿着玻璃面扩展,附着在玻璃板上,这种现象称为**润湿现象**[动画 5.3,图 5.14(a)];而水银在玻璃板上不扩展而成球形,像荷叶上的水珠一样可以滚动,这种现象称为**不润湿现象**,如图 5.14(b)所示。利用润湿现象可以制作清洁剂,用其对物体表面的黏附来取代污染物的黏附,以便剥离污染物。而几乎所有的防水用品(如雨衣、雨伞)的面布都利用了不润湿现象,从而雨水打上后面布不会润湿而会形成水珠落下。

动画 5.3　润湿现象

液体和固体接触时,出现哪种情况是由分子间的相互作用力决定的,我们把液体分子之间的相互吸引力称为**内聚力**,而把液体分子与固体分子之间的相互吸引力称为**附着力**。当附着力大于内聚力时,固体与液体接触处时液体分子受到一个指向固体的合力,使固体与液体接触界面有尽量扩大的趋势,增加润湿固体的表面积,即液体润湿固体。平衡时,在接触界面处,作液体表面的切线和固体表面的切线,两切线在液体内部形成的夹角 θ 称为**接触角**。附着力越大,θ 越小,液体就越能润湿固体。当 $\theta = 0°$ 时,液体完全润湿固体。

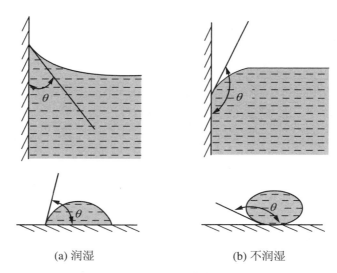

(a) 润湿   (b) 不润湿

图 5.14   接触角

当内聚力大于附着力时,固体与液体接触处的液体分子受到一个指向液体的合力,接触界面有尽量缩小的趋势,此现象称为**液体不润湿固体**。液体对固体不润湿时接触角 $\theta > 90°$,当 $\theta = 180°$ 时,液体完全不润湿固体。接触角 θ 只与液体和固体本身的性质以及固体表面的光滑和洁净程度有关,与容器的大小或管子的半径无关:水与洁净玻璃接触时,$\theta = 0°$;水银与洁净玻璃接触时,$\theta \approx 140°$。

同一种液体,对于一种固体是润湿的,对于另一种固体可能是不润湿的:水能润湿玻璃,但不能润湿石蜡;水银不能润湿玻璃,但能润湿金属锌。

5.5.4   毛细现象

表面张力与润湿现象的共同作用形成了毛细现象。**毛细现象**(录像 5.1)是指将毛细管(内径很小的管子)插入液体中,毛细管内、外液面高度不同的现象。当液体与构成毛细管的固体材料润湿时,管中液面升高并呈凹状;当液体与毛细管材料不润湿时,管中液面下降并呈凸形。

录像 5.1   毛细现象

下面以液体润湿管壁的情况来进行讨论。如图 5.15 所示,毛细管插入液体时,管内的液面可以近似看成是凹球面,液面内 C 点的附加压强是负值。设接触角为 θ,内半径为 r,液面的曲率半径为 R,则由图 5.15 知,$r = R\cos\theta$,根据附加压强公式(5.22)可得

$P_C = P_0 + \Delta P = P_0 - 2\alpha/R$

$\quad = P_0 - 2\alpha/(r/\cos\theta) = P_0 - (2\alpha\cos\theta)/r$

根据液体静力学原理,当液体达到平衡时,

$P_B = P_C + \rho gh = P_0 - (2\alpha\cos\theta)/r + \rho gh$,又

$P_B = P_A = P_0$,所以可求得

$$\rho gh = (2\alpha\cos\theta)/r$$

由上式得毛细管内、外液面高度差为

$$h = (2\alpha\cos\theta)/(\rho gr) \qquad (5.24)$$

式中,ρ 是液体的密度。

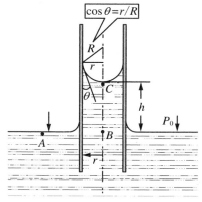

图 5.15　毛细现象

式(5.24)表明,毛细管内、外液面高度差与表面张力系数成正比,与毛细管的半径和液体密度成反比,管径越细,h 越大。

当液体完全润湿管壁时,$\theta = 0°$,即式(5.24)中的 $\cos\theta = 1$。当液体不润湿管壁时,毛细管内的液体为凸球面,管内的液面将低于管外液面,如水银就是这种情形,高度差也用式(5.24)计算。

> 毛细现象在日常生活中经常遇到,如棉花、棉布的吸水,土壤提取地下的水,植物吸收和运输水分,吸管采血,血液在毛细血管中的流动等,这些都与毛细现象有着密切的关系。有些情况下毛细现象是有害的,如建筑房屋的时候,在砸实的地基中毛细管又多又细,它们会把土壤中的水分引上来,使得室内潮湿,因此建房时在地基上面铺油毡,以防止毛细现象造成的潮湿。

例 5.2　有两根玻璃管均竖直插入水中,两管水面的高度差为 $2.0\,\mathrm{cm}$,一管的直径为 $1.0\,\mathrm{mm}$,另一管的直径为 $3.0\,\mathrm{mm}$,水与玻璃的接触角为零。求水的表面张力系数。

解　设水的密度为 ρ,表面张力系数为 α,管 1 的半径为 r_1,管 2 的半径为 r_2,由式(5.24)可得两管液面的高度分别为

$$h_1 = (2\alpha\cos\theta)/(\rho gr_1), \quad h_2 = (2\alpha\cos\theta)/(\rho gr_2)$$

从而

$$\Delta h = h_1 - h_2 = \frac{2\alpha\cos\theta}{\rho g}(1/r_1 - 1/r_2)$$

$$\alpha = \frac{\Delta h \rho g}{2\cos\theta(1/r_1 - 1/r_2)}$$

已知 $\theta = 0°(\cos\theta = 1)$,$\Delta h = 2.0 \times 10^{-2}\,\mathrm{m}$,$\rho_{水} = 1.0 \times 10^3\,\mathrm{kg \cdot m^{-3}}$,$r_1 = 0.5 \times 10^{-3}\,\mathrm{m}$,$r_2 = 1.5 \times 10^{-3}\,\mathrm{m}$,代入上式得

$$\alpha = \frac{2 \times 10^{-2}\ \mathrm{m} \times 1.0 \times 10^{3}\ \mathrm{kg \cdot m^{-3}} \times 9.8\ \mathrm{m \cdot s^{-2}}}{2 \times \left(\dfrac{1}{0.5 \times 10^{-3}\ \mathrm{m}} - \dfrac{1}{1.5 \times 10^{-3}\ \mathrm{m}}\right)} = 7.35 \times 10^{-2}\ \mathrm{N \cdot m^{-1}}$$

5.5.5 气体栓塞

当液体在细管中流动时,如果管中出现气泡,液体的流动将受到阻碍,气泡多时可发生阻塞,这种现象称为**气体栓塞**。气体栓塞一般在润湿的情况下发生,气体栓塞现象可以用表面张力所引起的附加压强来解释。

在图 5.16(a)中,细管中有一气泡,当左右两侧压强相等时,气泡两侧的曲率半径相等,附加压强大小相等、方向相反,液体不流动。如果左侧的液柱压强增加一个不大的值 ΔP[图 5.16(b)],这时气泡左边的曲率半径变大,右边的曲率半径变小,使得左侧弯曲液面的附加压强 $P_{左}$ 比右边的附加压强 $P_{右}$ 小,即 $P_{左} < P_{右}$。如果 $P_{左}$ 与 $P_{右}$ 的差值等于 ΔP,则气泡仍处于平衡状态,液柱不会向右移动。只有气泡两侧的压强差 ΔP 超过某一临界值(可使液柱开始移动的值)时,气泡才能移动,这个临界值用 δ 表示。如果管中有 n 个气泡,则只有当 $\Delta P \geqslant n\delta$ 时,液体才能带着气泡移动[图 5.16(c)]。

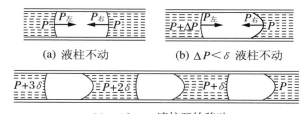

(a) 液柱不动　　　　　　(b) $\Delta P < \delta$ 液柱不动

(c) $\Delta P \geqslant n\delta$ 液柱开始移动

图 5.16　气体栓塞

临床输液或静脉注射时,应特别注意不能在输液管、注射器中留有气泡,以免在微血管中发生气体栓塞。另外,人体的血液中溶有一定量的气体,其溶解量与压强成正比。当人体从高压环境改变到低压环境时,如潜水员从深海上升到海面、患者和医务人员从高压氧气舱中出来,都应有适当的缓冲时间,否则在高压情况下溶于血液中的气体,会因压强突然降低而迅速聚集成团,形成气泡。若微血管中血液析出的气泡过多,在血管中就会造成气体栓塞而危及生命。

出现气体栓塞的情况还有:① 头颈部、胸部和肺创伤,若损伤静脉,空气有可能被吸入负压的静脉;② 分娩时,子宫强烈收缩,空气被挤入破裂的子宫壁静脉窦,空气量达到 100 mL 时,即可导致心力衰竭;③ 沉箱作业工人上升过于迅速,溶于血液中的气体析出形成气泡,引起空气栓塞,导致局部缺血和梗死,又叫沉箱病,等等。

将 5～7 mL 气体注入一只成年兔子的血管中就可以使兔子死亡,其原因就是气体栓塞。打针、输液时,若将空气带入身体内的量不大,人体可以吸收掉,但若量很大则会发生气体栓塞,甚至危及生命。

5.5.6　表面活性物质及表面吸附

液体的表面张力系数,除了与液体本身的性质和温度有关外,还与液体中所含杂质的成分和浓度有关,如在水中加入一滴肥皂液能使水的表面张力系数降低,这种能使液体的表面张力系数降低的物质称为**表面活性物质**(录像 5.2)。水的表面活性物质有胆盐、卵磷脂、肥皂、洗衣粉以及醚、酸、醛等有机物质。另外,还有一类物质,它能增加液体的表面张力系数,称为**表面非活性物质**。水的表面非活性物质有食盐(氯化钠)、糖类、金属氧化物、淀粉等。

录像 5.2　硬币漂浮

表面活性物质一般不溶于液体中而是集聚在溶液的表面,其本身表面张力系数较小,所以少量的表面活性物质就可以在很大程度上影响液体的表面性质,显著降低液体的表面张力,减少液体的表面能,增加系统的稳定性。我们把表面活性物质集聚在溶液的表面并伸展成薄膜的现象称为**表面吸附**。集聚在溶液表面的活性物质所形成的薄膜就像水面上漂浮的油膜,但与油膜不同之处在于表面活性物质在溶液的表面是以单分子膜的形式存在的。

人体的肺是由大小不同的肺泡互相连通组成的,肺泡总数约为 3 亿个,半径约为 0.5×10^{-4} m,是呼吸时氧气和二氧化碳交换的场所。互相连通的大小肺泡可以共存的原因是肺泡表面有一层液体,此层液体表面又存在一种称为肺表面活性物质的物质,肺表面活性物质具有稳定大小的肺泡,这些肺泡具有减小呼吸功的作用。当肺泡扩张时,其半径变大,内表面积随之增大,单位面积上的肺表面活性物质的分子数减少,肺泡内液体表面张力系数升高,虽然肺泡半径变大了,但肺泡内的附加压强不会降低。与较大的肺泡相比,小肺泡中由于肺表面活性物质分子的分布较密,肺泡的半径虽小,但表面张力系数变得更小,所以泡内的附加压强并不会增大。因此大、小肺泡内的气压基本相等,大肺泡不会膨胀,小肺泡不会萎缩。

知识拓展

肺泡的肺表面活性物质

母体内胎儿的肺泡是萎缩的,并为黏液所覆盖,临产时,虽然肺泡壁能分泌表面活性物质,降低黏液的表面张力系数,但新生儿仍需大声啼哭以撑开为数众多的肺泡,获得呼吸和生存。如果是孕龄小于28周的早产儿,则会因为体内缺少肺表面活性物质而无法正常呼吸,出现呼吸窘迫综合征,甚至死亡。治疗方法之一是人工替补肺表面活性物质制剂。

自动清洗

据报道,有人看到当水滴到郁金香花瓣上时,水滴因不润湿而保持圆珠状并滑走,从而试图把这一原理应用到汽车的挡风玻璃上,将玻璃表面处理成郁金香花瓣表面那样,使水不润湿。当雨水落在这种经过改造的挡风玻璃上时会保持圆珠状,当汽车行驶时,由于风吹和重力的原因,雨滴会自动滑走。如果这一技术成功,汽车的刮雨器将成为摆设。同样若将这一原理应用到高楼的外墙上,高楼的外墙就不需要人工清洗了。

习　题　5

习题 5 解答

1. 一容器被隔板分成相等的两部分,一边装二氧化碳,另一边装氢气,两边气体的质量相同,温度相同。如果隔板与容器壁间无摩擦,问隔板是否会移动? 为什么?

2. 两瓶不同种类的气体,设分子平均动能相同,但气体的分子密度不同,问:它们的温度是否相同? 压强是否相同?

3. 在容积为 40 L 的贮气筒内有 128 g 氧气,当贮气筒的温度为 27 ℃时,筒内氧气的压强为多少个大气压? 分子数密度是多少? （2.49 atm,$6.02 \times 10^{25}/\text{m}^3$）

4. 某氧气瓶的容积是 35 L,瓶内氧气的压强为 1.5×10^7 Pa,给病人输氧气一段时间后,氧气的压强降为 1.2×10^7 Pa,设温度为 20 ℃,求用掉的氧气质量是多少? （1.38×10^3 g）

5. 湖面下 50 m 深处(温度 4 ℃),有一体积为 10 cm³ 的气泡,若湖面的温度为 17 ℃,求此气泡升到湖面时的体积。 （61.1 cm³）

6. 容器内贮有气体,压强为 1.33 Pa,温度为 27 ℃,问在单位体积内有多少个分子? 这些分子的总平均动能是多少? （$3.21 \times 10^{20}/\text{m}^3$,1.995 J）

7. 分别求出温度 $t = 1\,000\,℃$ 和 $t = -150\,℃$ 时氮气分子的平均平动动能和方均根速率。

$(26.4 \times 10^{-21}\,J, 33.7\,m \cdot s^{-1}; 2.55 \times 10^{-21}\,J, 10.5\,m \cdot s^{-1})$

8. 已知在 $0\,℃$ 和压强为 $1.144 \times 10^4\,Pa$ 时,一气体的密度为 $1.0 \times 10^{-5}\,g \cdot cm^{-3}$,试求此气体的分子量并确定它是什么气体。 (2,氢气)

9. 求 $17\,℃$ 时氧气的最大概然速率、平均速率、方均根速率。

$(12.2\,m \cdot s^{-1}, 13.9\,m \cdot s^{-1}, 15.0\,m \cdot s^{-1})$

10. 气体分子速率分布函数 $f(v) = \dfrac{dN}{Ndv}$ 的物理意义是什么? 设有 N 个粒子,其速率分布函

数为 $f(v) = \begin{cases} C, 0 < v < V_0 \\ 0, v \geqslant V_0 \end{cases}$:

(1) 作出速率分布曲线;

(2) 求常量 C;

(3) 求粒子的平均速率和方均根速率。 $[(2)\ C = 1/V_0; (3)\ V_0/2, \sqrt{3}\,V_0/3]$

11. 已知阿伏伽德罗常量为 N_A,设某种固体物质的摩尔质量为 M,密度为 ρ,此物质样品质量为 m,体积为 V,总分子数为 n,则下列表达式中能表示一个分子质量的是( )

A. N_A/M B. $M/N_A\rho$ C. m/n D. $M/\rho V$

12. 某气体的温度为 $27\,℃$,压强为 $1.5\,atm$,求 $1\,L$ 该气体中有多少个分子? (3.67×10^{22})

13. 在什么高度大气压强是地面的 50%?(设空气温度 $T = 0\,℃$,$\mu = 28.9\,g \cdot mol^{-1}$)

$(5\,555\,m)$

14. 如果从内径为 $1.35\,mm$ 的滴管中滴下的 100 滴液体的质量为 $3.14\,g$,求该液体的表面张力系数。 $(7.26 \times 11^{-2}\,N \cdot m^{-1})$

15. 吹半径为 $1\,cm$ 的水泡及肥皂液泡各需做多少功?(取水面的表面张力系数 $\alpha_1 = 0.072\,8\,N \cdot m^{-1}$,肥皂液的表面张力系数 $\alpha_2 = 0.025\,0\,N \cdot m^{-1}$)

$(18.29 \times 10^{-5}\,J, 6.28 \times 10^{-5}\,J)$

16. 求半径为 $1\,cm$ 肥皂泡的内、外的压强差及其内部的压强。(肥皂液的表面张力系数 $\alpha = 25 \times 10^{-3}\,N \cdot m^{-1}$)

$(10\,Pa, 1.01 \times 10^5\,Pa)$

17. 水面下 $5\,cm$ 处有一个小气泡,半径为 $1\,mm$,泡内压强为多少?($\alpha_{水} = 72.8 \times 10^{-3}\,N \cdot m^{-1}$,大气压 $P_0 = 1.013 \times 10^5\,Pa$) $(1.02 \times 10^5\,Pa)$

18. 一 U 形玻璃管的两竖直管的直径分别为 $1\,mm$ 和 $3\,mm$,试求两管内水面的高度差。(水的表面张力系数 $\alpha = 73 \times 10^{-3}\,N \cdot m^{-1}$) $(2\,cm)$

19. 在内半径 $r = 0.30\,mm$ 的毛细管中注入水,在管的下端形成一半径 $R = 3.0\,mm$ 的水滴,求水柱的高度。 $(5.5\,cm)$

第 **6** 章
静电场

引例

1. 为什么所有的生命活动都伴随着电现象？

2. 什么是生物电？

3. 静电现象在医学上有什么应用呢？

　　静电学（electrostatics）主要研究静止电荷所产生的静电场（electrostatic field）的基本性质和规律，静电场与导体、电介质的相互作用、相互影响以及导体和电介质的静电特性等，它是电磁学的基础。

　　静电场无处不在，其原理和应用也渗透到自然界的各个方面。马克思说："世界上几乎没有一件事物的发生、变化不伴随着电现象的产生。"大量的电现象都涉及电场中的物质由于电场的作用而发生的现象，这在自然界中广泛存在。人体也有生物电（图 6.1），人体生命活动中的新陈代谢及一切活动都与电现象相关。有人可能觉得奇怪，触电是很危险的行为，而我们身体的每一个细胞都有电，但为什么就不会感觉发麻呢？这些电现象在医学上有什么应用呢？

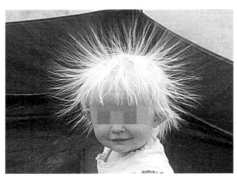

图 6.1　头发的静电作用

6.1　电场及电场强度

6.1.1　电荷与库仑定律

电荷(electric charge)是一种物质的属性。电荷有两类：正电荷和负电荷。物体所带电荷数量的多少叫**电量**。电荷的量值是不连续的，而是有个基本单元，即一个质子或一个电子所带电量的绝对值 e($e = 1.602\,189\,2 \times 10^{-19}$ C)，每个原子核、原子或离子、分子，以至宏观物体所带的电量，都是这个基本电荷 e 的整数倍。这种性质称为**电荷的量子性**。

在静电现象的研究中，我们经常用到点电荷这个概念。点电荷是带电体的理想模型，指的是带电体本身的几何线度比起它到其他带电体的距离要小得多的带电体。只有当两个带电体可以看作点电荷时，它们之间的距离才有确定的意义，而且也只有在这种情况下，它们之间的相互作用力才不以它们的形状变化而变化。

点电荷之间相互作用的基本规律称为**库仑定律**（Coulomb's law）：在真空中，q_1 和 q_2 两个点电荷之间的相互作用力的方向沿着这两个点电荷的连线，同性电荷互相排斥，异性电荷互相吸引，作用力的大小与电量 q_1 和 q_2 的乘积成正比，而与这两个点电荷之间的距离 r_{12} 的平方成反比。

如图 6.2 所示，q_1 对 q_2 的作用力用 $\boldsymbol{F}_{12}$ 表示为

$$\boldsymbol{F}_{12} = -\boldsymbol{F}_{21} = k\,\frac{q_1 q_2}{r_{12}^3}\,\boldsymbol{r}_{12} = k\,\frac{q_1 q_2}{r_{12}^2}\,\boldsymbol{r}_0 \tag{6.1}$$

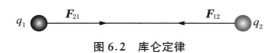

图 6.2　库仑定律

式中，$\boldsymbol{F}_{21}$ 表示 q_2 对 q_1 的作用力；$\boldsymbol{r}_{12}$ 是个矢量，方向由点电荷 q_1 指向点电荷 q_2，量值等于 q_1 到 q_2 的距离；$\boldsymbol{r}_0$ 是由 q_1 指向 q_2 的单位矢量；比例系数 k 的数值和单位由式中各量采取的单位决定。q_1 和 q_2 同号时，$\boldsymbol{F}_{12}$ 和矢量 $\boldsymbol{r}_0$ 方向相同，表示 q_1 和 q_2 之间的作用力是斥力；q_1 和 q_2 异号时，$\boldsymbol{F}_{12}$ 和矢量 $\boldsymbol{r}_0$ 方向相反，表示 q_1 和

q_2 之间的作用力是引力。

国际单位制中，比例系数 $k = 8.988\ 0 \times 10^9\ \text{N} \cdot \text{m}^2 \cdot \text{C}^{-2} \approx 9.00 \times 10^9\ \text{N} \cdot \text{m}^2 \cdot \text{C}^{-2}$。

在国际单位制中，有关电磁学部分的单位制，至今通用的是"有理化米-千克-秒-安培制"（简称 MKSA 单位制），在 MKSA 单位制中，通常引入新的恒量 ε_0 代替 k，令

$$k = \frac{1}{4\pi\varepsilon_0}$$

于是，真空中库仑定律可写作

$$\boldsymbol{F}_{12} = -\boldsymbol{F}_{21} = \frac{1}{4\pi\varepsilon_0} \frac{q_1 q_2}{r_{12}^2} \boldsymbol{r}_0 \tag{6.2}$$

式中，恒量 ε_0 称为**真空介电常量**，又称**真空电容率**。

$$\varepsilon_0 = \frac{1}{4\pi k} = \frac{1}{4\pi \times 8.988\ 0 \times 10^9\ \text{N} \cdot \text{m}^2 \cdot \text{C}^{-2}} \approx 8.85 \times 10^{-12}\ \text{C}^2 \cdot \text{N}^{-1} \cdot \text{m}^{-2}$$

应该指出，所谓"有理化"就在于因子 4π 的引入。这样，显然使库仑定律的形式变得复杂一些，但是以后可以看到，在由此而推导出来的一些常用公式中，却不出现因子 4π，使形式变得简单，所以这样规定还是有利的。

6.1.2　电场与电场强度

近代物理学的发展告诉我们，凡是有电荷的地方，四周就存在电场（electric field），即任何电荷都在自己周围的空间激发电场。与观察者相对静止的场源电荷所产生的电场称为**静电场**，它是不随时间变化而变化的稳定电场。电场具有两个重要性质：一是力的性质，即对放入电场的任何电荷都将产生电场力的作用；二是能的性质，即当电荷在电场中运动时，电场力对电荷要做功。

我们可利用试探正电荷 q_0 来研究电场中任一点处电场的性质。作为试探电荷，必须满足：① 所带的电量必须很小，这样在实验精确度的范围内，才不会对原有电场产生任何显著的影响；② 线度也必须充分小，即可以把它看作是点电荷，只有这样才可以用来研究空间各点的电场性质。当 q_0 取不同量值时，虽然它所受到的电场力大小发生变化，但是所受力的大小与相应的 q_0 值之比 F/q_0 却具有确定的量值。由此可见，比值 F/q_0 以及 $\boldsymbol{F}$ 的方向只与试探电荷 q_0 所在点的电场性质有关，而与试探电荷 q_0 的量值无关。因此把比值 F/q_0 以及 $\boldsymbol{F}$ 的方向作为描述静电场中该点的性质的一个物理量——**电场强度**（electric intensity），用 $\boldsymbol{E}$ 表示：

$$\boldsymbol{E} = \frac{\boldsymbol{F}}{q_0} \tag{6.3}$$

某处电场强度矢量这样定义：其大小等于单位正电荷在该处所受电场力的大小，方向与正电荷在该处所受电场力的方向一致，场强的单位是牛顿·库仑$^{-1}$（$\text{N} \cdot \text{C}^{-1}$）。

6.1.3 场强叠加原理

实验表明,将试探电荷 q_0 放在点电荷系 $q_1,q_2,\cdots,q_n$ 所产生的电场中时,试探电荷 q_0 在给定场点处所受的合力 $\boldsymbol{F}$ 等于各个点电荷各自对 q_0 作用的力 $\boldsymbol{F}_1$, $\boldsymbol{F}_2,\cdots,\boldsymbol{F}_n$ 的矢量和,即

$$\boldsymbol{F} = \boldsymbol{F}_1 + \boldsymbol{F}_2 + \cdots + \boldsymbol{F}_n$$

两边同除以 q_0,得

$$\frac{\boldsymbol{F}}{q_0} = \frac{\boldsymbol{F}_1}{q_0} + \frac{\boldsymbol{F}_2}{q_0} + \cdots + \frac{\boldsymbol{F}_n}{q_0}$$

按场强的定义,等号右边各项分别是各个点电荷单独存在时所产生的场强,左边是总场强,即

$$\boldsymbol{E} = \boldsymbol{E}_1 + \boldsymbol{E}_2 + \cdots + \boldsymbol{E}_n \tag{6.4}$$

式(6.4)说明:电场中任一点处的总场强等于各个点电荷单独存在时在该点各自产生的场强的矢量和,这就是**场强叠加原理**,是电场的基本性质之一。利用这一原理,可以计算任一带电体所产生的场强,因为任何带电体都可以看作是许多点电荷的集合。

6.1.4 电场强度的计算

如果电荷分布为已知,那么根据场强叠加原理,从点电荷的场强公式出发,就可求出电场中各点的场强。

1. 点电荷电场中的场强

设在真空中有一个点电荷 q,则其周围电场中,在距离 q 为 r 的 P 点处的场强可计算如下:设想在 P 点处放一点电荷 q_0,按库仑定律,q_0 所受的力为

$$\boldsymbol{F} = \frac{1}{4\pi\varepsilon_0} \frac{qq_0}{r^3} \boldsymbol{r} = \frac{1}{4\pi\varepsilon_0} \frac{qq_0}{r^2} \boldsymbol{r}_0$$

式中,$\boldsymbol{r}$ 表示从点电荷 q 到 P 点的矢径,$\boldsymbol{r}_0 = \dfrac{\boldsymbol{r}}{r}$ 是沿矢径方向的单位矢量。根据定义,P 点的场强为

$$\boldsymbol{E} = \frac{\boldsymbol{F}}{q_0} = \frac{1}{4\pi\varepsilon_0} \frac{q}{r^3} \boldsymbol{r} = \frac{1}{4\pi\varepsilon_0} \frac{q}{r^2} \boldsymbol{r}_0 \tag{6.5}$$

2. 点电荷系的场强

设在真空中的电场是由若干点电荷 $q_1, q_2, \cdots, q_n$ 共同产生的,各点电荷到电场中的 P 点的矢径分别为 $r_1, r_2, \cdots, r_n$,按式(6.5),各点电荷在该点产生的场强分别为

$$E_1 = \frac{q_1}{4\pi\varepsilon_0 r_1^3} r_1, \quad E_2 = \frac{q_2}{4\pi\varepsilon_0 r_2^3} r_2, \quad \cdots, \quad E_n = \frac{q_n}{4\pi\varepsilon_0 r_n^3} r_n$$

根据场强叠加原理,这些点电荷各自在 P 点所产生的场强矢量和就是 P 点的总场强,用 E 表示为

$$E = E_1 + E_2 + \cdots + E_n = \frac{1}{4\pi\varepsilon_0} \sum_i \frac{q_i r_i}{r_i^3} \tag{6.6}$$

3. 任意带电体电场中的场强

任何带电体的全部电荷分布都可以看作是许多极小的电荷元 $\mathrm{d}q$ 的集合,在电场中任一点处,每一电荷元 $\mathrm{d}q$ 在 P 点产生的场强,按点电荷的场强公式可写为

$$\mathrm{d}E = \frac{1}{4\pi\varepsilon_0} \frac{\mathrm{d}q}{r^3} r$$

式中,r 是从 $\mathrm{d}q$ 所在点到 P 点的矢径。要计算全部电荷分布在 P 点的总场强,就要对所有电荷元 $\mathrm{d}q$ 在 P 点产生的各个场强 $\mathrm{d}E$ 求矢量和,就是将式(6.6)中的累加符号 $\sum$ 换成积分符号 $\int$,求得该点的场强为

$$E = \int \mathrm{d}E = \frac{1}{4\pi\varepsilon_0} \int \frac{\mathrm{d}q}{r^3} r \tag{6.7}$$

实际上,在具体运算时,通常把 $\mathrm{d}E$ 在 X, Y, Z 三坐标轴方向上的分量式分别写出,分别进行积分计算,再求合成矢量 E。

6.2 高 斯 定 理

6.2.1 电通量

通过电场中任一给定面的电力线总数称为通过该面的**电通量**(electric flux),用 Φ_E 表示。在匀强电场中,电力线是一系列均匀分布的平行直线,如图 6.3(a)所示。想象一平面,其面积为 S 且与 E 方向相垂直。显然,通过这一平面的电通

量为

$$\Phi_E = ES \tag{6.8}$$

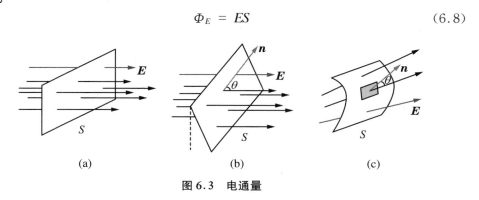

图 6.3   电通量

如果平面的法线 $\boldsymbol{n}$ 与 $\boldsymbol{E}$ 的方向成 θ 角,如图 6.3(b)所示,那么通过这一平面的电通量为

$$\Phi_E = E\cos\theta \cdot S \tag{6.9}$$

即电场强度 $\boldsymbol{E}$ 在给定面积的法向分量与这一面积的乘积。可见通过给定面积的电通量可正可负,正负取决于这个面的法线 $\boldsymbol{n}$ 与电场强度之间的夹角 θ。

对于不均匀电场来说,可取面积元 $\mathrm{d}S$,认为电场强度 $\boldsymbol{E}$ 在面积元上是均匀的。设 $\mathrm{d}S$ 的法线 $\boldsymbol{n}$ 与该处的电场强度 $\boldsymbol{E}$ 的方向成 θ 角,如图 6.3(c)所示,那么通过该面积元的电通量可写作

$$\mathrm{d}\Phi_E = E\cos\theta \cdot \mathrm{d}S$$

通过某有限面积 S 的电通量,可用面积分求得

$$\Phi_E = \iint\limits_S E\cos\theta \cdot \mathrm{d}S \tag{6.10}$$

当 S 是闭合曲面时,上式可写成

$$\Phi_E = \oiint\limits_S E\cos\theta \cdot \mathrm{d}S = \oiint\limits_S E_n \mathrm{d}S \tag{6.11}$$

式中,E_n 为电场强度 $\boldsymbol{E}$ 在面积元 $\mathrm{d}S$ 上的法向分量。

对于闭合曲面来说,通常取自内向外的方向为面积元法线的正方向,所以如果电力线从曲面内向外穿出,电通量为正;反之,如果电力线从外部穿入曲面,电通量为负。

6.2.2   高斯定理

高斯定理(Gauss theorem)是静电学中一个重要定理。如图 6.4 所示,设有点电荷 q,在 q 周围的静电场中,以 q 所在点为中心,取任意长度 r 为半径,作一球

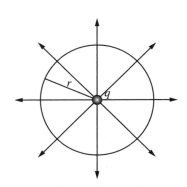

图 6.4 从点电荷发出的电力线

面包围这个点电荷。点电荷 q 的电场具有球对称性:球面上任一点的电场强度 E 的量值都是 $q/(4\pi\varepsilon_0 r^2)$,方向都沿矢径方向,且处处与球面相交,根据式(6.11),可求得通过此球面的电通量为

$$\Phi_E = \oiint_S \frac{q}{4\pi\varepsilon_0 r^2}\mathrm{d}S = \frac{q}{4\pi\varepsilon_0 r^2}4\pi r^2 = \frac{q}{\varepsilon_0}$$

(6.12)

式(6.12)所得的结果与所取球面的半径并无关系。这就是说,对于以 q 为中心的任意大小的闭合球面来说,通过球面的电通量都是 q/ε_0。

上述结果可以推广到任何带电系统的电场。根据电场叠加原理,可以证明:当闭合曲面包围的自由电荷不止一个时,式(6.12)中的 q 就应该用闭合曲面所包围的电荷的代数和来代替,可写成

$$\Phi_E = \oiint_S E\cos\theta \cdot \mathrm{d}S = \frac{1}{\varepsilon_0}\sum_{i=1}^{n} q_i \qquad (6.13)$$

此式即高斯定理的数学表达式。**高斯定理**可表达如下:在任何静电场中,通过任一闭合曲面的电通量等于该闭合曲面所包围的电荷的代数和 $\sum q$ 除以 ε_0,与闭合曲面外的电荷无关。

高斯定理指明了静电场中通过任一闭合曲面的电通量与该曲面所包围电荷之间存在确定的量值关系。当 q 是正电荷时,$\Phi_E > 0$,表示电力线从 q 发出,通过闭合曲面穿出,所以正电荷被作为静电场的源头;当 q 是负电荷时,$\Phi_E < 0$,表示有电力线穿入闭合曲面而终止于 q。因此高斯定理表明电力线始于正电荷,终止于负电荷,即静电场是有源场。

6.2.3 高斯定理的应用

下面介绍应用高斯定理计算几种简单而又具有对称性的电场的方法。

1. 均匀带电球体的电场

设有一球体,半径为 R,均匀带电,电荷体密度为 ρ,总电荷为 q,即 $q = \frac{4}{3}\pi R^3\rho$,如图 6.5 所示。现在计算球内和球外任意点 P_1,P_2 处的电场强度 E。

先研究球内 P_1 处的情况。通过点 P_1 作半径为 r_1 的同心球面 $S_1(r_1 < R)$,面积等于 $4\pi r_1^2$。由于呈球对称分布,球面 S_1 上各点的电场强度应与球面相垂直且

具有相同的量值,假定为 $E_内$,相应地,通过球面 S_1 的电通量为 $4\pi r_1^2 E_内$。已知球面 S_1 所包围的电荷为 $\frac{4}{3}\pi r_1^3 \rho$,则按照高斯定理可得

$$4\pi r_1^2 E_内 = \frac{4}{3}\pi r_1^3 \frac{q}{(4/3)\pi\varepsilon_0 R^3}$$

即

$$E_内 = \frac{q}{4\pi\varepsilon_0 R^3} r_1 \qquad (6.14)$$

由此可见,对于均匀带电球体来说,球内任何点的场强与该点到球心的距离 r_1 成正比,在球心处场强为零。

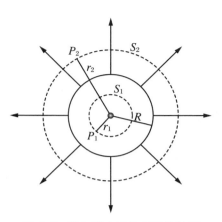

图 6.5　均匀带电球体场强的计算

再来研究球外 P_2 点处的情况。通过 P_2 点作半径为 r_2 的同心球面 $S_2(r_2 > R)$,面积为 $4\pi r_2^2$。同理,设球面 S_2 上电场强度的量值为 $E_外$。相应地,通过球面 S_2 的电通量为 $4\pi r_2^2 E_外$。已知球面 S_2 所包围的电荷为 q,按高斯定理得

$$4\pi r_2^2 E_外 = q/\varepsilon_0$$

即

$$E_外 = q/(4\pi\varepsilon_0 r_2^2) \qquad (6.15)$$

式(6.15)与点电荷的场强公式完全相同。可见,均匀带电的球体对球外各点的作用,与点电荷类似,似乎全部电荷都集中在球心处。带电球体内、外的场强 E 与距离 r 的关系,如图 6.6 所示。

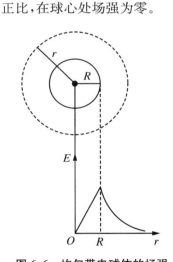

图 6.6　均匀带电球体的场强

2. 均匀带电球面的电场

设有一球面,半径为 R,表面均匀带电,电荷面密度为 σ,总电量为 q,即 $q = 4\pi R^2 \sigma$。显然,可用与计算带电球体相同的方法求证出球内任一点的电场强度均为零,即

$$q = 0, \quad E_内 = 0 \quad (均匀带电球面内) \qquad (6.16)$$

而球外任一点的电场强度则与带电球体的球外电场强度相同,即在球外任一点(与球心相距为 r)处,有

$$E_外 = \frac{q}{4\pi\varepsilon_0 r^2} \quad (均匀带电球面外) \qquad (6.17)$$

在球外靠近球面处，令 $r_2 = R$，可求得 $\sigma = q/(4\pi R^2)$，而 $E = \sigma/\varepsilon_0$。

6.3 电　势

前两节从电荷在电场中受电场力作用这一事实出发，研究了静电场的性质，这一节将从电荷在电场中移动时电场力所做的功来研究静电场的性质。

6.3.1　静电场力

设在给定点 O 处，有点电荷 q，试探电荷 q_0 在 q 的电场中从 a 点经过任意路径 acb 到达 b 点，如图 6.7 所示。在路径中任一点 c 的附近，取与 c 极邻近的 c' 点，从 c 到 c' 的位移元为 $\mathrm{d}\boldsymbol{l}$，并设 c 点处的场强为 $\boldsymbol{E}$，可知在 $\mathrm{d}\boldsymbol{l}$ 这段路径上，电场力 $q_0\boldsymbol{E}$ 所做的功为

$$\mathrm{d}A = q_0\boldsymbol{E} \cdot \mathrm{d}\boldsymbol{l} = q_0E(\cos\theta)\mathrm{d}l$$

式中，θ 是 $\boldsymbol{E}$ 的方向和 $\mathrm{d}\boldsymbol{l}$ 的方向之间的夹角。已知 $E = q/(4\pi\varepsilon_0 r^2)$，代入上式，可得

$$\mathrm{d}A = \frac{qq_0}{4\pi\varepsilon_0 r^2}(\cos\theta)\mathrm{d}l = \frac{qq_0}{4\pi\varepsilon_0 r^2}\mathrm{d}r$$

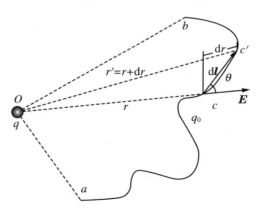

图 6.7　电场力所做的功

当试探电荷 q_0 从 a 点移到 b 点时，电场力所做的功为

$$A_{ab} = \int_a^b \mathrm{d}A = \frac{qq_0}{4\pi\varepsilon_0}\int_a^b \frac{1}{r^2}\mathrm{d}r = \frac{qq_0}{4\pi\varepsilon_0}\left(\frac{1}{r_a} - \frac{1}{r_b}\right) \tag{6.18}$$

式中, r_a 和 r_b 分别表示从点电荷 q 所在处到起点 a 和终点 b 的距离。由此可见,在点电荷 q 的电场中,电场力所做的功与路径无关,仅与试探电荷电量的大小以及路径的起点和终点位置有关。

任何静电场都可看作是点电荷系中各点电荷的电场的叠加,试探电荷在电场中移动时,电场力对试探电荷所做的功也就等于各个点电荷的电场力所做的功的代数和。用数学式表示时,可写作

$$A_{ab} = \int_a^b q_0 E(\cos \theta) \mathrm{d}l = \sum_{i=1}^n \frac{q_i q_0}{4 \pi \varepsilon_0} \left(\frac{1}{r_{ia}} - \frac{1}{r_{ib}} \right) \tag{6.19}$$

式中, r_{ia} 和 r_{ib} 分别表示从点电荷 q_i 所在处到路径的起点 a 和终点 b 的距离。由于每个点电荷的电场力所做的功都与路径无关,所以相应的代数和也与路径无关。从而得出结论:试探电荷在任何静电场中移动时,电场力所做的功仅与该试探电荷电量的大小以及路径的起点和终点的位置有关,而与路径无关。这说明静电场力是保守力。

试探电荷在电场中运动经过闭合路线回到原来位置时,可由式(6.19)得电场力做功为零,即

$$q_0 \oint_L E(\cos \theta) \mathrm{d}l = 0 \tag{6.20}$$

因为实验电荷 $q_0 \neq 0$,所以上式也可以写作

$$\oint_L E(\cos \theta) \mathrm{d}l = \oint_L \boldsymbol{E} \cdot \mathrm{d}\boldsymbol{l} = 0 \tag{6.21}$$

式(6.21)表示静电场中场强沿任意闭合环路的线积分恒等于零,这是静电场的重要特性之一,称为**静电场的环路定理**,它和静电场力做功与路径无关的说法完全等价,它也说明静电力是保守力,静电场是保守力场。

6.3.2　电势能

在重力场中的物体由于受到重力的作用而具有重力势能,与此相似,在电场中的电荷由于受到电场力作用,也具有势能,称为**电势能**(electrical potential energy)。电荷在静电场中一定的位置处,具有一定的电势能,电场力所做的功就是电势能改变的量度。设以 W_a 和 W_b 分别表示试探电荷 q_0 在起点 a 和终点 b 处的电势能,可知

$$W_a - W_b = A_{ab} = q_0 \int_a^b E(\cos \theta) \mathrm{d}l \tag{6.22}$$

电势能与重力势能相似,也是一个相对的量。为了说明电荷在电场中某点势能的大小,必须有一个作为参考的"零点"。通常规定电荷 q_0 在无限远处的电势能

为零，即 $W_\infty = 0$，可见电荷 q_0 在电场中 a 点的电势能为

$$W_a = A_{a\infty} = q_0 \int_a^\infty E(\cos\theta)\mathrm{d}l \tag{6.23}$$

即电荷 q_0 在电场中某点 a 处的电势能 W_a 在量值上等于 q_0 从 a 点处移到无限远处电场力所做的功 $A_{a\infty}$。电场力所做的功有正（如在斥力场中）有负（如在引力场中），所以电势能也有正有负。应该指出，与重力势能相似，电势能也是属于一定系统的。式(6.23)表示的电势能是试探电荷 q_0 与电场之间相互作用的能量，电势能属于试探电荷 q_0 和电场整个系统。

6.3.3 电势

由式(6.23)可知，电荷 q_0 在电场中某点 a 处的电势能与 q_0 的大小成正比，而比值 W_a / q_0 却与 q_0 无关，只取决于电场的性质以及场中给定点 a 的位置。所以这一比值是表征静电场中给定点电场性质的物理量，称为**电势**（electric potential）。用 U_a 表示 a 点的电势，得

$$U_a = \frac{W_a}{q_0} = \int_a^\infty E(\cos\theta)\mathrm{d}l \tag{6.24}$$

如果令式(6.24)中的 $q_0 = +1\mathrm{C}$，U_a 就等于 W_a，即电场中某点的电势在量值上等于放在该点处的单位正电荷的电势能，也等于单位正电荷从该点经过任意路径移到无限远处时电场力所做的功。电势是标量，其值可正可负。

在国际单位制中，电势的单位为伏（V）。如果有 1 C 电量在某点处所具有的电势能是 1 J，该点的电势就是 1 V，即 $1\,\mathrm{V} = 1\,\mathrm{J}\cdot\mathrm{C}^{-1}$。

在静电场中，任意两点 a 和 b 的电势之差称为**电势差**，也叫作**电压**。用公式表示为

$$U_a - U_b = \int_a^\infty E(\cos\theta)\mathrm{d}l - \int_b^\infty E(\cos\theta)\mathrm{d}l$$

$$= \int_a^b E(\cos\theta)\mathrm{d}l \tag{6.25}$$

在电场中，a 和 b 两点电势差的量值等于单位正电荷从 a 点经过任意路径到达 b 点时电场力所做的功。因此当任一电荷 q_0 在电场中从 a 点移到 b 点时，电场力所做的功可用电势差表示为

$$A_{ab} = q_0(U_a - U_b) \tag{6.26}$$

在实际应用中，需要用到的是两点间的电势差，而不是某点的电势，所以常取地球的电势为量度电势的起点，即取地球的电势为零。这样的规定并不影响计算的结果。

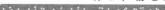

6.3.4　电势叠加原理

1．点电荷电场中的电势

设有点电荷 q_0 在真空中产生电场,可来计算电场中任一点 P 处的电势。设 q 到 P 点的距离为 r,按电势的定义以及式(6.18)得

$$U_P = \frac{A_{P\infty}}{q_0} = \frac{1}{4\pi\varepsilon_0}\frac{q_0}{r} \tag{6.28}$$

由此可见,如果 q_0 是正电荷,则电势也是正的,且离点电荷 q_0 越远,电势越低,在无穷远处为零,这是在正电荷的电场中电势的最小值。如果 q_0 是负电荷,则电势也是负的,离 q_0 越远,电势越高,在无穷远处为零,这是在负电荷的电场中电势的最大值。

2．点电荷系的电场中的电势

在点电荷系 $q_1, q_2, \cdots, q_n$ 的电场中,任何一段路程上电场力所做的功等于各点电荷电场力所做功的代数和,所以可推知电场中任一点 P 处的电势是

$$U_P = \sum_{i=1}^{n} \frac{q_i}{4\pi\varepsilon_0 r_i} \tag{6.29}$$

式中,r_i 为 P 点离开点电荷 q_i 的相应距离。这个结论被称为电势叠加原理。

3．任意带电体的电场中的电势

如果带电体上的电荷是连续分布的,式(6.28)和式(6.29)应以积分式代替。设 $\mathrm{d}q$ 是电荷分布中的任一电荷元,r 为 $\mathrm{d}q$ 到定点 P 的距离,那么 P 点的电势为

$$U_P = \int \frac{\mathrm{d}q}{4\pi\varepsilon_0 r} \tag{6.30}$$

应该指出,因为电势是标量,这里的积分是标量积分,所以电势的计算往往比电场强度的计算更为简便。

6.3.5　电场强度和电势的关系

电场强度和电势都是描述电场中各点性质的物理量,场强与电势之间关系密切。

在任意静电场中,取两个邻近的等势面 1 和 2,设电势分别为 U 和 $U + \mathrm{d}U$,且 $\mathrm{d}U > 0$,如图 6.8 所示。P_1 为等势面 1 上的一点,在点 P_1 处作等势面 1 的法线,

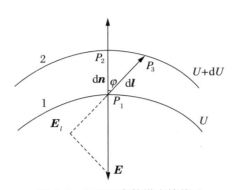

图 6.8　场强和电势梯度的关系

并规定该法线的正方向指向电势升高的方向,以 n_0 表示法线方向的单位矢量,以 $\mathrm{d}n$ 表示 1 与 2 这两个等势面之间在 P_1 点处的法向距离 P_1P_2。显然,法向距离 P_1P_2 是这两个等势面之间在 P_1 点处的最短距离。从等势面 1 上 P_1 点到等势面 2 上的其他任一点(如 P_3 点)的距离 $\mathrm{d}l$ 恒大于 $\mathrm{d}n$。相应地,在 P_1 点处,沿 $\mathrm{d}l$ 方向的电势增长率(即沿着该方向单位长度上电势的增量)$\mathrm{d}U/\mathrm{d}l$ 恒小于沿 n_0 方向的电势增长率 $\mathrm{d}U/\mathrm{d}n$。如图 6.8 所示,设 $\mathrm{d}l$ 与 n_0 之间的夹角为 φ,可知 $\mathrm{d}l = \mathrm{d}n/(\cos\varphi)$,而

$$\frac{\mathrm{d}U}{\mathrm{d}l} = \frac{\mathrm{d}U}{\mathrm{d}n}\cos\varphi$$

由此可见,$\mathrm{d}l$ 方向上的电势增长率 $\dfrac{\mathrm{d}U}{\mathrm{d}l}$,可看作是矢量 $\dfrac{\mathrm{d}U}{\mathrm{d}n}n_0$ 在 $\mathrm{d}l$ 方向上的分量。

这一矢量 $\dfrac{\mathrm{d}U}{\mathrm{d}n}n_0$ 称为 P_1 点处的**电势梯度矢量**,通常用符号 $\mathrm{grad}\,U$ 表示,即电势梯度的定义式为

$$\mathrm{grad}\,U = \frac{\mathrm{d}U}{\mathrm{d}n}n_0$$

一般地,电场中某点的电势梯度矢量,方向与该点处电势增长率最大的方向相同,量值等于沿该方向上的电势增长率。电势梯度的单位是伏·米$^{-1}$($\mathrm{V\cdot m^{-1}}$)。

电力线的方向即电场强度的方向,恒与等势面正交,而且指向电势降落的方向。所以 P_1 点的电场强度 E 应与 n_0 的方向相反。当单位正电荷从电势为 U 的 P_1 点沿法线方向移到电势为 $U+\mathrm{d}U$ 的 P_2 点时,由电场力对单位正电荷所做的功等于起点和终点之间的电势差的关系得

$$E_n\mathrm{d}n = U - (U+\mathrm{d}U) = -\mathrm{d}U$$

式中,E_n 为电场强度 E 在 n_0 方向的分量。所以有

$$E_n = -\frac{\mathrm{d}U}{\mathrm{d}n}$$

显然,式中的负号正是说明了 E 的方向与 n_0 的方向相反。所以

$$E = -\frac{\mathrm{d}U}{\mathrm{d}n}n_0 = -\mathrm{grad}\,U \tag{6.31}$$

式(6.31)说明:在电场中各点的电场强度 E 等于该点电势梯度矢量的负值。

如果对式(6.31)在任一点 $\mathrm{d}l$ 方向上取分量,就有

$$E_l = - (\text{grad}\,U)_l = - \frac{\mathrm{d}U}{\mathrm{d}n}\cos\varphi = - \frac{\mathrm{d}U}{\mathrm{d}l} \tag{6.32}$$

即电场强度 E 在 $\mathrm{d}l$ 方向上的分量 E_l,应该等于电势梯度矢量在 $\mathrm{d}l$ 方向的分量的负值。在直角坐标系中,场强 E 沿 x 轴、y 轴、z 轴方向的分量分别为

$$E_x = - \frac{\partial U}{\partial x}, \quad E_y = - \frac{\partial U}{\partial y}, \quad E_z = - \frac{\partial U}{\partial z}$$

场强和电势梯度之间的关系式在实际应用中很重要。在计算场强时,可先计算电势,再利用场强和电势梯度的关系式来计算场强。

6.4 电 偶 极 子

6.4.1　电偶极子的场强

设有两个大小相等的正、负点电荷 $+ q$ 和 $- q$,当两者之间的距离 l 较讨论中所涉及的距离(如所考察的场点到它们的距离)小得多时,q_1 和 q_2 这个电荷系统就称为**电偶极子**(electric dipole),如图 6.9(a)所示。电偶极子是一个重要的物理模型。在研究电介质极化、心电场模型以及中性分子之间的相互作用等问题时,都要用到电偶极子这个物理模型。连接 q_1 和 q_2 这两个电荷的直线,称为**电偶极子的轴线**。电偶极子中单个电荷电量的绝对值与从负电荷到正电荷的矢径 l 的乘积定义为**电矩**(electric moment)。电矩是矢量,用 p 表示,即

$$p = ql \tag{6.33}$$

在静止的电偶极子的周围,存在着静电场。从下面的讨论可见,电偶极子的场强以及电偶极子在外电场中所受到的作用力都与电矩 p 有关,电矩是表征电偶极子性质的重要物理量。

设电偶极子在真空中,现在先计算电偶极子轴线上某点 A 的场强 E_A,电偶极子中心 O 到 A 点的距离为 $r(r \gg l)$,如图 6.9(a)所示,$+ q$ 和 $- q$ 在 A 点所产生的场强 E_+ 和 E_- 同在轴线上,但方向相反,大小分别为

$$E_+ = \frac{q}{4\pi\varepsilon_0 (r - l/2)^2}, \quad E_- = \frac{q}{4\pi\varepsilon_0 (r + l/2)^2}$$

求 E_+ 和 E_- 的矢量和就相当于求两者的代数差,因而 A 点的总场强 E_A 的大小为

$$E_A = E_+ - E_- = \frac{1}{4\pi\varepsilon_0}\left[\frac{q}{(r - l/2)^2} - \frac{q}{(r + l/2)^2}\right]$$

$$= \frac{2qrl}{4\pi\varepsilon_0 r^4 (1 - l/2r)^2 (1 + l/2r)^2}$$

因为 $r \gg l$，所以

$$E_A = \frac{1}{4\pi\varepsilon_0} \frac{2ql}{r^3} = \frac{1}{4\pi\varepsilon_0} \frac{2p}{r^3}$$

E_A 的指向与电矩的指向相同，如图 6.9(a) 所示。

其次，计算电偶极子的中垂线上某点 B 的场强 E_B，如图 6.9(b) 所示，令中垂线上 B 点到电偶极子的中心 O 的距离为 r。正负电荷在 B 点所产生的场强 E_+ 和 E_- 的大小分别为

$$E_+ = \frac{q}{4\pi\varepsilon_0 (r^2 + l^2/4)}, \quad E_- = \frac{q}{4\pi\varepsilon_0 (r^2 + l^2/4)}$$

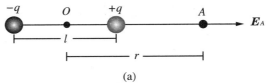

(a)

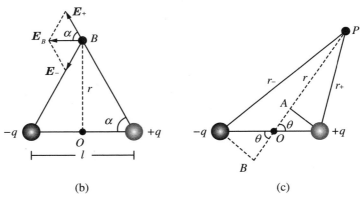

(b)   (c)

图 6.9 电偶极子

方向分别在 $+q$ 和 $-q$ 到 B 点的连线上，前者背向正电荷，后者指向负电荷。设连线与电偶极子轴线之间的夹角为 α，则 B 点的总场强 E_B 的大小为

$$E_B = E_+ \cos\alpha + E_- \cos\alpha$$

因为

$$\cos\alpha = \frac{l}{2\sqrt{r^2 + l^2/4}}$$

所以

$$E_B = \frac{1}{4\pi\varepsilon_0} \frac{ql}{(r^2 + l^2/4)^{3/2}}$$

由于 $r \gg l$，所以

$$E_B = \frac{1}{4\pi\varepsilon_0}\frac{ql}{r^3} = \frac{1}{4\pi\varepsilon_0}\frac{p}{r^3} = \frac{E_A}{2}$$

E_B 的指向与电矩的指向相反,如图 6.8(b)所示。

6.4.2　电偶极子的电势

现在计算距电偶极子相当远的地方任一点 P 的电势,如图 6.9(c)所示。根据点电荷电场中的电势定义,可知 $+q$ 和 $-q$ 单独存在时 P 点的电势分别是

$$U_+ = \frac{1}{4\pi\varepsilon_0}\frac{q}{r_+}, \quad U_- = \frac{1}{4\pi\varepsilon_0}\frac{-q}{r_-}$$

根据电势叠加原理有

$$U = U_+ + U_- = \frac{q}{4\pi\varepsilon_0}\left(\frac{1}{r_+} - \frac{1}{r_-}\right)$$

图 6.8(c)中 θ 为 PO 与电偶极矩的夹角,$PA = r_+$,$PB = r_-$。由于 $r \gg l$,可把 PA 和 PB 看成是 PO 的垂线,所以

$$AO \approx OB \approx \frac{l}{2}\cos\theta$$

于是

$$r_+ \approx r - \frac{l}{2}\cos\theta, \quad r_- \approx r + \frac{l}{2}\cos\theta$$

代入 P 点电势的表达式后,可得

$$\begin{aligned}
U &= \frac{q}{4\pi\varepsilon_0}\left[\frac{1}{r - \dfrac{l}{2}\cos\theta} - \frac{1}{r + \dfrac{l}{2}\cos\theta}\right]\\[2mm]
&= \frac{q}{4\pi\varepsilon_0}\frac{\left(r + \dfrac{l}{2}\cos\theta\right) - \left(r - \dfrac{l}{2}\cos\theta\right)}{\left(r - \dfrac{l}{2}\cos\theta\right)\left(r + \dfrac{l}{2}\cos\theta\right)}\\[2mm]
&= \frac{q}{4\pi\varepsilon_0}\frac{l\cos\theta}{r^2 - \left(\dfrac{l}{2}\cos\theta\right)^2}
\end{aligned}$$

忽略 l 的平方项,可得

$$U \approx \frac{1}{4\pi\varepsilon_0}\frac{ql\cos\theta}{r^2} = \frac{1}{4\pi\varepsilon_0}\frac{p\cos\theta}{r^2} \tag{6.34}$$

从式(6.34)可看出,电偶极子电场的性质是由它的电偶极矩决定的。如果以电偶极子轴线的中垂面为零势能面,把整个电场分为正、负两个对称的区域,则正电荷所在一侧为正电势区,负电荷所在一侧为负电势区。

6.5 静电场中的电介质

6.5.1 电介质的电极化

电介质不同于金属导体,在静电平衡条件下,电介质的内部仍可能有电场存在。从物质的电结构来看,每个分子都是由带负电的电子和带正电的原子核组成的。一般来说,正、负电荷在分子中都不集中在一点。但是,在远比分子线度大的距离处,分子中全部负电荷的影响将与一个单独的负点电荷等效。这个等效负点电荷的位置称为这个分子的负电荷的中心。同理,每个分子的全部正电荷也有一个相应的正电荷中心。如果分子的正、负电荷的中心不相重合,这样一对距离极近的异号等值的正、负电荷称为分子的等效电偶极子。

电介质可分为两类:在一类电介质中,外电场不存在时,分子的正、负电荷中心是重合的,这种电介质称为**无极分子电介质**,如图 6.10(a)所示;在另一类电介质中,即使在外电场不存在时,分子的正、负电荷中心也不相重合,这种电介质称为**有极分子电介质**,如图 6.10(a)所示。这两类电介质的电极化过程并不相同。

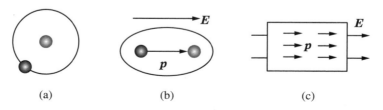

(a)   (b)   (c)

图 6.10 无极分子的极化示意图

由无极分子组成的电介质(如 H_2,N_2,CH_4 等气体),在外电场作用下,分子的正、负电荷中心将发生相对移动,形成电偶极子。这些电偶极子的方向都沿着外电场的方向,因此在电介质的表面将出现正、负束缚电荷,如图 6.10 所示。在宏观上,电介质出现束缚电荷的现象,即**极化(polarization)现象**。外电场越强,每个分子的正、负电荷中心的距离越大,分子电矩也越大,在宏观上,电介质表面出现的束缚电荷也越多,电极化的程度也就越高。

由有极分子组成的电介质(如 SO_2,H_2S,NH_3,有机酸等),虽然每个分子都有一定的等效电矩,但是在没有外电场的情况下,由于热运动,电矩的排列是十分纷乱的,整个电介质呈中性,对外不起作用。当这种电介质放在外电场中时,每个分子都将受到力矩的作用,使分子电矩有转向外电场方向的趋势,如图 6.11(b)所示。但由于分子热运动,这种转向也仅能使分子部分转向,而不可能使所有分子全都整齐,在宏观上,电介质表面出现的束缚电荷越多,电极化的程度就越高。

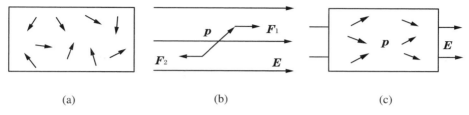

(a)   (b)   (c)

图 6.11　有极分子的极化示意图

由于无极分子中正、负电荷中心相对位移而引起的极化称为**位移极化**(动画6.1),而由等效偶极子转向外电场而引起的极化称为**转向极化**(动画6.2)。一般来说,在电介质的极化过程中,这两种极化可以同时存在。

动画 6.1　位移极化   动画 6.2　转向极化

由此可见,所谓电极化过程,就是使电偶极子有一定取向并增大其电矩的过程。

这两类电介质电极化的微观过程虽有不同,但宏观结果都是电介质中出现了束缚电荷。因此在对电介质的极化做宏观描述时,就没有区别这两种极化的必要了。

6.5.2　极化强度

从上面关于电介质极化机制的说明我们看到,当电介质处于极化状态时,电介质的任一宏观小体积元 ΔV 内分子的电矩矢量之和不互相抵消,而当介质没有被极化时,电矩矢量和将等于零。因此为了定量地描述电介质内各处极化的情况,我们引入一个新的物理量 $\boldsymbol{P}$,它等于单位体积内的电矩矢量和,即

$$\boldsymbol{P} = \frac{\sum \boldsymbol{p}_{分子}}{\Delta V} \tag{6.35}$$

式中,$\boldsymbol{P}$ 称为**电极化强度矢量**,它是量度电介质极化状态的物理量,单位是库仑·米$^{-2}$(C·m^{-2})。

如果在电介质中各点的极化强度矢量大小和方向都相同,就称该极化是均匀的,否则极化就是不均匀的。

在电介质中,一个体积元的电极化强度,不仅受到外电场 $E_外$ 的作用,同时也受到体积元外的电介质内束缚电荷的电场 $E_内$ 的作用,也就是说,受到体积元所在处的合电场 $E = E_外 + E_内$ 的作用。实验证明:电极化强度矢量 P 与电介质内的合场强 E 成正比,在国际单位制中,记作

$$P = \chi_e \varepsilon_0 E \tag{6.36}$$

式中,χ_e 是与电介质有关的比例系数,称为**电极化率**。它是一个没有单位的常量,与场强 E 无关,与电介质的种类有关,是介质材料的属性,不同的电介质有不同的电极化率。

6.5.3 带电体的能量

设有一带电体带有电量 Q,这一带电状态可以设想为这样的:不断地把微小电量 dq 从无限远处移到该带电体上,持续到带电体带有电量 Q 时为止。当开始移动第一个 dq 时,带电体并没有受到电场力的作用,所以在这个移动过程中,外力不需做功。当带电体带有电量 dq 后,再把下一个 dq 从无限远处移到该带电体上时,就需要外力克服静电场力而做功。这样,在带电体带有电量 q,相应的电势为 U 时,如果我们把一个 dq 从无限远处移到该带电体上,外力所做的功应为

$$dA = Udq$$

所以在带电体带电 Q 的全部过程中,外力所做的总功为

$$A = \int dA = \int_0^Q Udq$$

因为静电力是保守力,所以外力所做的功应等于带电体所具有的电势能。这样,得到带电体能量的计算式为

$$W = A = \int_0^Q Udq \tag{6.37}$$

现在再以电容器为例,计算当电容器两极板 A 和 B 分别带有电量 $+Q$ 和 $-Q$、两板间电势差为 U_{AB} 时,电容器所具有的能量。设想电容器的带电过程是不断地将原来中性的 B 板上的正电荷移到 A 板上的过程。若电容器的电容为 C,当两极板上已分别带有电荷 $+q$ 和 $-q$,两极板间电势的过程差为 U_{AB} 时,如果再将带电量为 $+dq$ 的电荷从 B 板移到 A 板上,外力所做的功为

$$dA = U_{AB}dq = \frac{q}{C}dq$$

在整个过程中,外力所做的总功为

$$A = \int dA = \int U_{AB}dq = \int_0^Q \frac{q}{C}dq = \frac{1}{2}\frac{Q^2}{C}$$

该功应等于带电电容器的能量。所以带电电容器具有的能量 W 为

$$W = \frac{1}{2}\frac{Q^2}{C}$$

因为 $Q = CU_{AB}$，所以上式也可写成

$$W = CU_{AB}^2/2 \quad \text{或} \quad W = U_{AB}Q/2 \tag{6.38}$$

实验表明，无论电容器的结构如何，这一结果总是正确的。

6.5.4 电场的能量

一带电体或一带电系统的带电过程，实际上也是带电体或带电系统的电场的建立过程。我们从电场的观点来看，带电体或带电系统的能量也就是电场的能量。把上述计算电容器能量的公式(6.38)应用到平行板电容器，并把电势差 $U_{AB} = Ed$ 及 $C = (\varepsilon S)/d$ 代入，得

$$W = \frac{1}{2}\frac{\varepsilon S}{d}E^2 d^2 = \frac{1}{2}\varepsilon E^2 Sd = \frac{1}{2}\varepsilon E^2 V \tag{6.39}$$

式中，V 表示电容器内电场空间所占的体积。

这一结果说明，平行板电容器所储存的电能与电容器内电场强度、电介质的介电常量以及电场空间体积有关。由于电容器中电场是均匀分布的，所以其储存的电场能量也应该是均匀分布的。单位体积内电容器储存的电场能量即电场能量的体密度为

$$w = \frac{W}{V} = \frac{1}{2}\varepsilon E^2 \tag{6.40}$$

上述结果虽是从匀强电场的特例中导出的，但可以证明，这是一个普遍适用的公式。

要计算任一带电系统整个电场中所储存的总能量，只需把整个体积内的电场能量累加起来，即求如下的积分：

$$W = \int_V w\mathrm{d}V = \int_V \frac{\varepsilon E^2}{2}\mathrm{d}V$$

式中，积分区域遍及整个电场空间 V。

式(6.37)和式(6.38)表明，能量的存在是由于电荷的存在，电荷是能量的携带者。但是式(6.39)和式(6.40)表明，电能是储存于电场中的，电场是电能的携带者。在静电场中，电荷和电场都是不变化的，而电场总是随着电荷而存在，因此无法用实验来证明电能究竟是以何种方式储存的。但是在交变电磁场中，已经证明能量是能够以电磁波的形式传播的，该事实证实了能量储存在场中的观点。这个结论对了解电磁场的性质具有很大的意义。能量是物质的固有属性之一，所以能

量这个概念是不能与物质这个概念分割开来的。

6.6　心电场和心电图

生物为什么会产生生物电呢?

20 世纪 50 年代后,对人体生物电的研究得到了质的飞跃,人们揭开了其中的奥秘。原来,生物的每个细胞都有完整的细胞膜,细胞膜有两层脂肪分子,细胞内带电离子必须通过离子通道才能穿过细胞膜。通常,细胞内钾离子多,细胞外溶液中钠离子多,因此细胞内、外会产生电势差,这就是膜电位。一旦细胞膜通道打开,细胞外高浓度溶液流向细胞内,就会产生动作电位。一个个肌肉细胞排列整齐,上面布满神经,这就像把一个个小电池串联起来那样,虽然每个小电池的电压只有 0.1 V,但如果将亿万个这样的小电池串取,那么得到的电压就不小了。这就是有些生物的生物电电压有时会那么高的原因。

同样,人体内也充满了这样以离子或者电偶极子的形式存在的小电池。现代生理学研究发现,人体所有细胞都会产生生物电,下面以心肌细胞为例解释细胞的电位是如何产生的。

6.6.1　心肌细胞的电偶极矩

心肌有规律地收缩产生了心脏的跳动,而这种有规律的收缩是电信号在心肌纤维传导的结果。心肌细胞和其他细胞一样,是电中性的,如图 6.12(a)所示,由于膜内、外离子浓度不同且膜对各种离子具有选择性的通透能力,所以膜外和膜内分别均匀分布着等量的正、负电荷,这称为极化状态。从一个心肌细胞整体来看,正、负电荷的"重心"是重合的,与无极分子类似,对外不显电偶极矩。当心肌细胞受到刺激而出现兴奋时,细胞膜对离子的通透性发生改变,引起膜内与膜外正、负离子的分布的改变,破坏了原来的极化状态,这个过程叫作**除极过程**。在除极过程中,膜内、外的正、负电荷失去了原来的对称性,正、负电荷的"重心"不再重合,类似有极分子,如图 6.12(b)所示,这时一个心肌细胞等效于一个电偶极子形成一个电偶极矩。随着细胞膜两侧的电势差不断地发生改变,电偶极矩的大小和方向也在不断改变。当细胞膜除极到一定程度时,细胞膜的通透性迅速恢复到静息状态,导致膜内负电荷增多,直至跨膜电位恢复到静息状态时的数值,这一过程称为**复极过程**。在复极过程中形成一个与除极时方向相反的电偶极矩,如图 6.12(d)所示。

当复极结束时,整个细胞又回到极化状态,如图 6.12(e)所示,直至再次受到刺激。在心肌细胞受到刺激到它恢复到原来状态的过程中形成了一个大小和方向都发生变化的电偶极矩,正是大量等效电偶极子的存在及其电矩的变化引起的,这使得人体的任意点的电位做连续性、周期性变化。

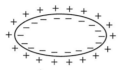

(a) 极化状态,无电矩　　　　　(b) 除极过程,形成电矩

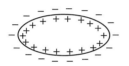 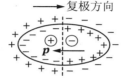 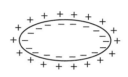

(c) 除极结束,无电矩　　(d) 复极过程,形成反向电矩　　(e) 复极结束,恢复极化

图 6.12　心肌细胞除极、复极时电偶的形成

6.6.2　心电向量环

因为心脏是由大量的心肌细胞组成的空腔肌肉器官,所以追踪每个心肌细胞的电偶极矩的大小和方向的变化是很困难的。这里采用求矢量和的方法来处理,也就是用一个矢量来表示瞬间形成的所有电偶极矩的矢量和,这个矢量叫作**瞬间综合心电向量**,其方向、大小随时间发生变化。

兴奋在心肌内传播的过程中,各个瞬间的综合心电向量的大小、方向都不同,也就是说瞬间的综合心电向量的大小和方向是随时变动着的。由于心脏是立体脏器,占有三维空间,所以心电向量的变动也是立体的。由于兴奋在心肌中传播是连续的、周期性的,所以心电向量的变化也是连续的、周期性的,把这些瞬间心电向量的箭尾端平行至一个 O 点(中性点),它们的箭头端连接起来就可构成一个空间向量环,称为**心电向量环**,如图 6.13 所示。这种立体的向量图称为**空间心电向量图**,其在额面、矢状面及水平面的投影构成平面心电向量图。

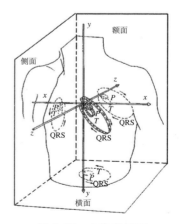

图 6.13　心电向量环

6.6.3　心电图

心肌细胞的生物电,能在医学上发挥什么作用呢?人体各部因电位不同,会产生电压梯度,从而形成了人体电场。人体生物电在现代医学上早已得到广泛应用,如大家所熟悉的心电图、脑电图、肌电图、胃电图……这些"生命的足迹"就是医生诊断疾病的科学依据。其中心电图就是心脏整体变化的电信号,可帮助医生进行诊断。

心脏除极、复极过程中产生的心电向量,通过容积导电传至身体各部,并产生电位差,将两电极置于人体的任何两点与心电图机相连,就可以描记出心电图（electrocardiogram,ECG）,这种放置电极与心电图机相连的线路,称为**心电图导联**。

额面向量投影在六轴系统各导联轴上,形成肢体导联心电图,横面向量投影在胸导联的各导联轴上就是胸导联的心电图。心电图就是平面心电向量环在各导联轴上的投影（即空间向量的第二次投影）,图 6.13 所示的就是正常人某导联的心电图。心电图的波形反映了心肌传导功能的情况,是临床上应用较为广泛的诊断手段之一。

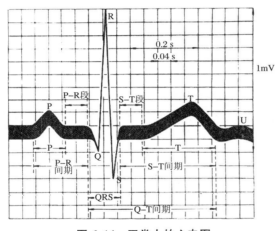

图 6.14　正常人的心电图

（1）改变酶的活性。酶在生命活动中起着非常重要的作用，生物体内进行的生化反应都离不开酶的作用。一旦酶的活性受到影响，将改变机体的功能状态，表现为新陈代谢能力的改变。大量实验证明，酶的活性改变主要通过以下两方面来实现。① 静电场的极化作用改变了酶在静电场中所处的状态。高压静电场提高生物体内酶活性，促进细胞有丝分裂，增进细胞的新陈代谢，DNA-RNA-蛋白质系统活性增强，核糖体合成蛋白质作用加强，尤其是三羧酸循环酶和细胞色素氧化酶活性增强，可使细胞利用氧的能力提高，ATP 生物合成加快。DNA-RNA-蛋白质系统活性提高，刺激细胞内、外的生理和修复再生过程。② 静电场改变酶的高级结构。用高压静电场处理 α-淀粉酶，测试电场处理前后 α-淀粉酶的 X 射线衍射谱，核磁共振谱结果显示核磁共振谱没有变化，而 X 射线衍射谱发生明显改变，说明高压静电场可改变其高级结构。场强和时间的协调作用可使生物体内荷电物质的分布、排列、运动发生变化，并能引起各种次级键的变化，从而改变体内蛋白质和酶的构象及活性，对生命活动产生调节作用。

（2）改变细胞膜的通透性。正常情况下，细胞内、外维持约有 70 mV 的静息膜电位，形成势垒。而膜两侧的离子浓度与势垒高度有一定的关系，离子出入膜都必须穿过这层势垒。在高压静电场作用下，细胞膜在原有电位的基础上产生 100～170 mV 的跨膜电位，使嵌入膜中的大分子物质受到影响，因这种大分子物质有带电的基团对电场十分敏感，所以其在跨膜电位的作用下，即使发生微细的构形变化，也会对细胞功能产生影响。跨膜电位产生生物效应的机理主要是：细胞膜在电场的破坏作用下，产生"电沟"效应，开始形成所谓的微孔，引起膜电位迅速改变。由于电场强弱不同，产生的生物效应也不同。一般认为，低电场情况下微孔的形成是可逆的，但强电场作用下膜的破坏是不可逆的。在电场作用下，即使能量低于产生"电沟"所需能量，也能起到扩大微孔的作用，形成"电沟"，导致某些生物学变化。在静电场的作下，细胞内带电粒子的分布及运动将会发生改变，同时电压门控的膜通透性也会发生改变。

目前静电作为物理因子治疗技术应用于临床，通过给人体施加负电离子刺激，增大细胞膜电位，调整细胞功能状态，使人体器官功能增强，人体免疫力和抗病能力得以提高，尤其对某些中老年慢性病（如高血压、神经衰弱等）更具有广阔的应用前景。临床中应用适宜的静电场对疾病的辅助治疗是有益的，但高场强对生物体是有害的，高压静电场场强与人体作用的关系有待进一步研究。

静电场治疗疾病因其无残留、无污染、无毒副作用、功耗低等优点,备受相关学者的关注,呈现出多学科交叉渗透的研究特点,涉及生物工程、生物医学、康复与理疗学、安全工程等学科。随着对静电场生物体作用机制的阐明,尤其是对静电场与人体的量效关系、疗效评估等的深入研究,静电疗法应用于临床疾病的治疗将会日趋成熟。

习 题 6

习题6解答

1. 下列说法是否正确？试举例说明。
  (1) 若闭合曲面 S 上各点的场强为零,则 S 面内未必包围电荷;
  (2) 通过闭合曲面 S 的总电通量,仅由 S 面所包围的电荷提供;
  (3) 闭合曲面 S 上各点的场强,仅由 S 面所包围的电荷提供;
  (4) 应用高斯定理求场强的条件是电场具有对称性。

2. 指出下列有关电场强度 E 与电势 U 的关系的说法是否正确,试举例说明。
  (1) 已知某点的 E 就可以确定该点的 U;
  (2) 已知某点的 U 就可以确定该点的 E;
  (3) E 不变的空间中,U 也一定不变;
  (4) E 值相等的曲面上,U 值不一定相等;
  (5) U 值相等的曲面上,E 值不一定相等。

3. 已知半径为 R,电荷面密度为 σ,求均匀带电半球面球心处电场。
$$[E_0 = \sigma/(4\varepsilon_0),沿-x\ 方向]$$

4. 在无限大带电平面和无限长带电直线的电场中,确定场中各点电势 V 时,能否选无穷远处为电势零点？

5. 电荷的量值只能是一个基本电荷(即电子的电量 e)的整数倍,即电荷只能取分立的、不连续的量值,这种性质称为电荷的(　　　)
  A. 连续性　　　 B. 独立性　　　 C. 完整性　　　 D. 量子性

6. 在一橡皮球表面上均匀地分布着正电荷,在其被吹大的过程中,对于始终处在球内的一点和始终处在球外的一点,它们的场强和电势将发生的变化是(　　　)
  A. $E_内$为零,$E_外$减小,$U_内$不变,$U_外$增大

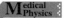

B. $E_内$ 为零, $E_外$ 不变, $U_内$ 减小, $U_外$ 不变

C. $E_内$ 为零, $E_外$ 增大, $U_内$ 增大, $U_外$ 减小

D. $E_内$, $E_外$, $U_内$, $U_外$ 均增大

7. 在匀强静电场中, 下列说法错误的是(   )

    A. 各点的电势相等   B. 各点的场强相等

    C. 各点的电势梯度相等   D. 各处的电场能量密度相等

8. 在电偶极子的电场中, 在其轴线的中垂面上有一点 P, 该点与轴线中心距离为 r, 则 P 点的电势 U 为(   )

    A. $k\dfrac{P}{r^2}$ B. $-k\dfrac{P\cos\theta}{r^2}$ C. $k\dfrac{P\cos\theta}{r^2}$ D. 0

9. 两个点电荷 q 和 $4q$ 相距为 l, 在两点电荷的连线上放一电荷, 使三个点电荷的受力平衡, 求此电荷的电量及所放的位置。   ($Q = -4q/9$, $x = l/3$)

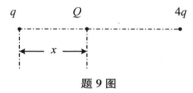

题 9 图

10. 求半径为 R、电荷面密度为 σ 的均匀带电半球面球心处的电场。

11. 将一半径为 R, 带电量为 Q 的导体球置于真空中。试求其电场的总能量。

12. 一个电偶极子的 $l = 0.02\,\text{m}$, $q = 1.0 \times 10^{-6}\,\text{C}$, 把它放在场强为 $1.0 \times 10^5\,\text{N} \cdot \text{C}^{-1}$ 的均匀场中, 其轴线与电场方向成 $30°$ 角。求外电场作用于该偶极子的库仑力与力矩。

13. 试求与电偶极子中心等距离处对称的三点的电势的代数和。   (0)

第7章

稳恒磁场

1. 神秘而绚丽的极光(图7.1)是北极和南极地区常见的自然现象,它们是怎样形成的?

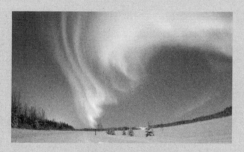

图7.1 极光

2. 鸽子是和平的使者,古人用"飞鸽传书"(图7.2),它为什么不会迷路?

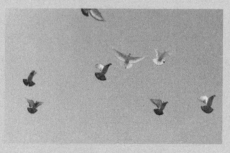

图7.2 "飞鸽传书"

3. 孵化后的小海龟能够千里迢迢游回"家乡"找到妈妈,它们是怎么做到的?

提起磁现象,人们最容易想到的恐怕莫过于磁铁了。其实,生活中的磁现象远不止此,特别是在现代文明的今天,人们几乎离不开磁了,如当你在电脑前工作时,当你拨打手机时,当你使用烘手机时,当你用微波炉热牛奶时,当你看电视或听收音机时……所有这一切,都与磁有关。

本章将首先介绍磁的基本现象,然后介绍磁场的基本性质,磁场对电流、运动电荷及磁介质的作用,最后介绍生物磁现象。

7.1　磁场和磁感应强度

7.1.1　基本磁现象

磁铁,即磁石,俗称吸铁石,它是一种矿石(主要成分是 Fe_3O_4)。早在春秋战国时期,我国对磁石就有所记载。天然磁铁为**永久磁体**,具有吸附铁、钴、镍等物质的性质,该性质称为**磁性**。磁铁总是存在两个磁性很强的区域,称为**磁极**。当把条形磁铁水平悬挂起来时,它会自动转向地球南北方向,指向北方的磁极称为**磁北极**,指向南方的磁极称为**磁南极**。磁极间的相互作用力称为**磁力**,同种磁极相斥,异种磁极相吸。尽管许多科学家从理论上预言存在**磁单极**,但是,迄今为止,人们还未曾在实验中明确地证实磁单极的存在,无论怎样分割,磁铁总是具有 N 和 S 两个不同的磁极。

地球本身就是一个巨大的永久磁体,正是它使小磁针沿南北指向的。地磁两极的位置并不固定,是会随着时间发生变化的。目前,地磁北极在地理南极附近,地磁南极在地理北极附近。地

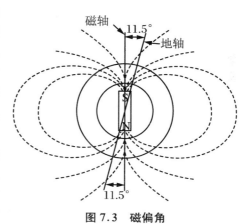

图 7.3　磁偏角

磁场的两极方向与地理的两极方向之间的夹角称为**磁偏角**,目前为 11.5°(图 7.3)。

7.1.2 磁场和磁感应强度

磁场是一种特殊形态的物质,看不见、摸不着,却客观真实地存在于运动电荷或电流周围。它的物质性表现在:① 对置于其中的其他磁极或电流有力的作用;② 具有能量。稳恒电流周围激发的磁场不会随时间的变化而变化,因此称为稳恒磁场。与电场一样,磁场也是一个矢量场。为了便于描述磁场空间各点的性质,我们引入新的物理量——**磁感应强度**,用矢量 B 表示。它可以用一个以速度 v 运动的试探电荷 q_0 在磁场中所受的作用力来定义。

实验表明:

(1) 当试探电荷 q_0 以大小为 v 的速度沿磁场方向(或与磁场反向)运动时,电荷不受磁场力作用,即 $F = 0$。

(2) 当试探电荷 q_0 以大小为 v 的速度沿不同于磁场方向运动时,它所受的磁场力 F 的大小与试探电荷的电量 q_0 以及运动速度大小 v 成正比,F 的方向总是垂直于 v 与磁场方向所组成的平面。

(3) 当试探电荷以 v 沿垂直于磁场的方向运动时,它所受的磁场力 F 最大,且与 q_0 和 v 的乘积成正比,比值 $F_{max}/(q_0 v)$ 与电荷性质无关,仅与所处磁场位置有关。据此,定义磁场中某点的磁感应强度 B 的大小为

$$B = \frac{F_{max}}{q_0 v} \tag{7.1}$$

磁感应强度 B 的方向是小磁针 N 极所指的方向,由正电荷 q_0 的速度 v 以及所受最大磁场力 F_{max} 的方向,按右手螺旋法则确定(图 7.4)。**右手螺旋法则**:四指由 F_{max} 沿小于 $180°$ 的角弯向 v,拇指的指向就是磁感应强度 B 的方向。

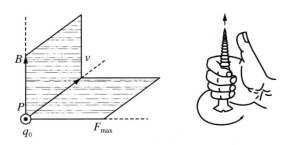

图 7.4 磁感应强度的方向

在国际单位制中,磁感应强度 B 的单位是**特斯拉**(T),简称"特":
$$1\ T = 1\ N \cdot C^{-1} \cdot m^{-1} \cdot s = 1\ N \cdot A^{-1} \cdot m^{-1}$$

7.2 毕奥–萨伐尔定律

7.2.1 毕奥–萨伐尔定律

1820 年丹麦物理学家奥斯特[①]发现,在通电导线周围的小磁针会发生偏转,定性地揭示了电流的磁效应,但他并没有对此做进一步定量的研究。同年 10 月,法国物理学家毕奥[②]和萨伐尔(F. Savart,1791~1841)通过大量的实验研究,发现载流直导线周围场点的磁感应强度 B 的大小与电流 I 成正比,与场点到直线电流的距离 r 成反比。后经拉普拉斯[③]的进一步研究,从数学上给出了载流导线电流元与其产生的磁场的定量规律,称为**毕奥–萨伐尔定律**。

如图 7.5 所示,在真空中任意形状的载流导线上任取一元矢量 $\mathrm{d}\boldsymbol{l}$,$\mathrm{d}\boldsymbol{l}$ 的方向取决于该处电流流向。我们把该处电流 I 与 $\mathrm{d}\boldsymbol{l}$ 的乘积所组成的矢量 $I\mathrm{d}\boldsymbol{l}$ 称为电流元。毕奥–萨伐尔定律指出:电流元 $I\mathrm{d}\boldsymbol{l}$ 在真空中某点 P 处产生的磁感应强度 $\mathrm{d}\boldsymbol{B}$ 为

$$\mathrm{d}\boldsymbol{B} = \frac{\mu_0}{4\pi}\frac{I\mathrm{d}\boldsymbol{l} \times \boldsymbol{r}_0}{r^2} \tag{7.2}$$

式中,$\mu_0 = 4\pi k = 4\pi \times 10^{-7}\ \mathrm{N \cdot A^{-2}}$,称为真空磁导率,$\boldsymbol{r}_0$ 为 $\boldsymbol{r}$ 方向上的单位矢量。根据矢量叉乘的规则,$\mathrm{d}\boldsymbol{B}$ 的大小为

$$\mathrm{d}B = \frac{\mu_0}{4\pi}\frac{I\mathrm{d}l\sin\alpha}{r^2} \tag{7.3}$$

式中,α 为 $I\mathrm{d}\boldsymbol{l}$ 与 $\boldsymbol{r}$ 的夹角。

---

① 奥斯特(H. C. Oersted),1777~1851,丹麦物理学家、化学家。出生于兰格朗岛鲁德乔宾的一个药剂师家庭,毕业于哥本哈根大学。在物理学领域,受康德哲学和谢林的自然哲学的影响,坚信自然力是可以相互转化的。经过不懈的探索,终于在 1820 年 4 月的一天发现了电流对小磁针的作用,并于同年 7 月 21 日发表了《论磁针对电流的撞击实验》一文。这一发现震惊了欧洲物理学界,引发了大批实验成果的出现,由此开辟了物理学的新领域——电磁学。

② 毕奥(J. B. Biot),1774~1862,法国物理学家,毕业于巴黎综合理工学院。他曾经坚信电与磁没有关系,但奥斯特实验令他改变了最初的看法,并与萨伐尔共同提出毕奥–萨伐尔定律。除此之外,他还在在光学领域有一定的研究,如第一个发现云母独特的光学性质,因此以云母为基础的矿物黑云母就是以他命名的。

③ 皮埃尔-西蒙·拉普拉斯(Pierre-Simon Laplace),1749~1827,法国分析学家、概率论家和物理学家,出生于法国西北部卡尔瓦多斯的博蒙昂诺日。从青年时期就显示出卓越的数学才华,在研究天体力学时创造和发展了许多数学方法,如以他名字命名的拉普拉斯变换、拉普拉斯定理和拉普拉斯方程等,在科技各领域都有着广泛的应用。

$\mathrm{d}B$ 的方向垂直于 $I\mathrm{d}l$ 和 r 所组成的平面，且与 $I\mathrm{d}l$ 和 r 满足右手螺旋法则，如图7.6所示。

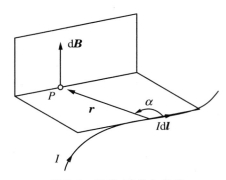

图7.5　毕奥-萨伐尔定律

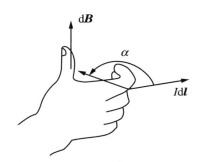

图7.6　磁场方向的确定

7.2.2　毕奥-萨伐尔定律的应用

根据场的叠加原理，任意线电流在场点 P 处的磁感应强度等于构成这个线电流的所有电流元单独存在时该点的磁感应强度的矢量和，即

$$B = \int_L \mathrm{d}B = \int_L \frac{\mu_0}{4\pi} \frac{I\mathrm{d}l \times r_0}{r^2} \tag{7.4}$$

对于面电流或体电流，则可将其看作由许多线电流组成的整体，然后通过上述方法加以处理即可。

例7.1　真空中有一长为 L 的直导线，载有恒定电流 I，空间一点 P 到直导线的距离为 a。求 P 点磁场。

解　如图7.7建立坐标，在直导线上任取一电流元 $I\mathrm{d}l$，根据毕奥-萨伐尔定律，电流元在 P 点所产生的磁感应强度大小为

$$\mathrm{d}B = \frac{\mu_0}{4\pi} \frac{I\mathrm{d}l\sin\alpha}{r^2}$$

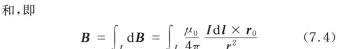

图7.7　例7.1图

方向垂直于纸面向里。由于导线上各个电流元在 P 点所产生的 $\mathrm{d}B$ 方向相同，因此 P 点的总磁感应强度等于各电流元所产生 $\mathrm{d}B$ 的代数和，即

$$B = \int_L \mathrm{d}B = \int_L \frac{\mu_0}{4\pi} \frac{I\mathrm{d}l\sin\alpha}{r^2}$$

为了便于积分计算，应统一变量。由几何关系得

$$l = a\cot(\pi - \alpha) = -a\cot\alpha$$

$$\mathrm{d}l = a\csc^2\alpha\,\mathrm{d}\alpha$$

$$r = a\csc\alpha$$

代入上式得

$$B = \frac{\mu_0 I}{4\pi a}\int_{\alpha_1}^{\alpha_2}\sin\alpha\,\mathrm{d}\alpha = \frac{\mu_0 I}{4\pi a}(\cos\alpha_1 - \cos\alpha_2) \tag{7.5}$$

讨论：

(1) 若导线无限长，则 $\alpha_1 = 0$，$\alpha_2 = \pi$，由式(7.5)得

$$B = \mu_0 I/(2\pi a) \tag{7.6}$$

在实际过程中，我们不可能遇到真正的无限长直导线。但是，当研究场点到直导线的距离远小于直导线的长度及其到两端的距离时，上式还是成立的。

(2) 对于半无限长直导线，$\alpha_1 = \pi/2$，$\alpha_2 = \pi$，由式(7.5)得

$$B = \mu_0 I/(4\pi a)$$

例 7.2　求半径为 R、载流为 I 的圆形导线轴线上的磁场。

解　如图 7.8 所示，在圆上任取一电流元 $I\mathrm{d}l$，它在轴线上 x 处的 P 点产生的磁感应强度的大小为 $\mathrm{d}B$，$I\mathrm{d}l$ 与 r 垂直，由毕奥-萨伐尔定律得

$$\mathrm{d}B = \frac{\mu_0}{4\pi}\frac{I\mathrm{d}l\sin\varphi}{r^2} = \frac{\mu_0}{4\pi}\frac{I\mathrm{d}l}{r^2}$$

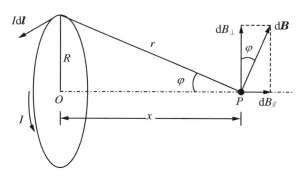

图 7.8　例 7.2 图

由对称性分析可知，各电流元在 P 点的磁感应强度 $\mathrm{d}B$ 的大小都相等，方向垂直于 $I\mathrm{d}l$ 与 r 所组成的平面，且与 x 轴的垂直方向夹角均为 φ。显然，各个 $\mathrm{d}B$ 的垂直于 x 轴的分量 $\mathrm{d}B_\perp$ 相互抵消，而平行分量 $\mathrm{d}B_{/\!/}$ 则相互加强。所以 P 点处的磁感应强度 B 仅为平行分量的和，即

$$B = B_{/\!/} = \int_l \mathrm{d}B\sin\varphi$$

将 $\sin\varphi = R/r$ 代入上式，得

$$B = \frac{\mu_0}{4\pi} \frac{IR}{r^3} \int_0^{2\pi R} \mathrm{d}l = \frac{\mu_0 I}{2} \frac{R^2}{(R^2 + x^2)^{3/2}} \tag{7.7}$$

讨论：

（1）当 $x = 0$ 时，得到圆心处的磁感应强度大小为

$$B = \mu_0 I / (2R) \tag{7.8}$$

（2）当 $x \gg R$ 时，得到远离圆形导线时的磁感应强度大小为

$$B = \mu_0 I R^2 / (2x^3) \tag{7.9}$$

7.3 磁场的高斯定理

7.3.1 磁通量

类似于电通量，我们把磁场中通过某一曲面的磁感应线的条数称为通过该面的**磁通量**，用 Φ_m 表示。

设空间中存在磁感应强度为 $\boldsymbol{B}$ 的磁场（图 7.9），在曲面 $\boldsymbol{S}$ 上任取一面元 $\mathrm{d}\boldsymbol{S}$，其方向与 $\boldsymbol{B}$ 的方向夹角为 θ。根据磁通量的定义，通过该面元 $\mathrm{d}\boldsymbol{S}$ 的元磁通量为

$$\mathrm{d}\Phi_\mathrm{m} = B\mathrm{d}S\cos\theta = \boldsymbol{B} \cdot \mathrm{d}\boldsymbol{S} \tag{7.10}$$

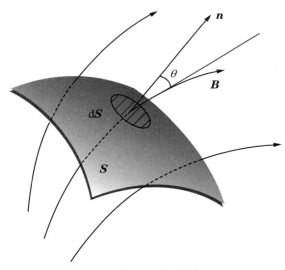

图 7.9　磁通量

则通过整个曲面 $\boldsymbol{S}$ 的总磁通量为

$$\Phi_m = \int_S d\Phi_m = \int_S \mathbf{B} \cdot d\mathbf{S} \qquad (7.11)$$

在国际单位制中,磁通量的单位为韦伯(Wb),1 Wb = 1 T · m^2。

7.3.2 磁场的高斯定理

与静电场相同,这里仍规定闭合曲面上任一面元 d$\mathbf{S}$ 的外法向为正。那么,磁感应线从闭合曲面穿出($\cos \theta < 90°$)时磁通量为正,穿入($\cos \theta > 90°$)时为负。由于磁感应线是闭合的,因此对于任何闭合曲面来说,有几条 $\mathbf{B}$ 线穿入,就必然有几条 $\mathbf{B}$ 线穿出,即在磁场中通过任意闭合曲面的磁通量等于零,即

$$\oint_S \mathbf{B} \cdot d\mathbf{S} = 0 \qquad (7.12)$$

式(7.12)称为**磁场的高斯定理**。它是表明磁场基本性质的重要方程之一,其形式与静电场中的高斯定理非常相似,但在本质上两者却不相同。在静电场中,由于自然界有独立存在的正、负电荷,所以通过某一闭合曲面的电通量可以不为零,说明静电场是有源场。而在磁场中,因自然界没有单独存在的磁极,所以通过任一闭合面的磁通量必恒等于零,说明磁场是无源场,或者说是涡旋场。

7.4 安培环路定理

7.4.1 安培环路定理

在静电场中,电场强度 $\mathbf{E}$ 的环流为零(即 $\oint_l \mathbf{E} \cdot d\mathbf{l} = 0$),说明静电场是保守场。那么,在磁场中,磁感应强度 $\mathbf{B}$ 的环流($\oint_l \mathbf{B} \cdot d\mathbf{l}$)是多少,它说明磁场具有怎样的性质呢?

为了回答这些问题,我们先来看以下特例。

设真空中有一长直载流导线所载电流为 I,它所激发的磁感线是一簇以导线为轴的同轴圆[图 7.10(a)],圆面与导线垂直。在垂直于长直载流导线的平面内,任取一条以导线为圆心、以 r 为半径、绕向与 $\mathbf{B}$ 相同的圆形闭合路径 l 作为积分回路[图 7.10(b)],则回路 l 上任意线元 d$\mathbf{l}$ 的方向与该线元所在处的 $\mathbf{B}$ 的方向夹角为零,回路上 $\mathbf{B}$ 的大小处处相等,均为 $B = \mu_0 I/(2\pi r)$,于是

$$\oint_l \boldsymbol{B} \cdot \mathrm{d}\boldsymbol{l} = \oint_l \frac{\mu_0 I}{2\pi r}(\cos 0)\mathrm{d}l = \frac{\mu_0 I}{2\pi r}\oint_l \mathrm{d}l$$

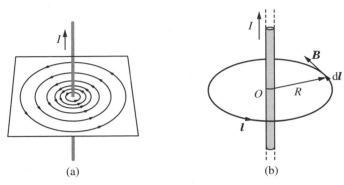

(a)　　　　　　　　(b)

图 7.10　长直导线激发的磁场(a)及积分回路的选取(b)

所以

$$\oint_l \boldsymbol{B} \cdot \mathrm{d}\boldsymbol{l} = \mu_0 I \tag{7.13}$$

式(7.13)说明磁感应强度 B 的环流等于闭合路径所包围的电流与真空磁导率的乘积,称为磁场中的**安培环路定理**。该定理揭示了磁场是有旋场。

虽然公式(7.13)的结果是从特例中导出的,但可以证明(证明从略):无论闭合路径 l 的形状如何,对于任意恒定电流而言,该公式普遍成立。

在应用安培环路定理时还需要注意以下几点:

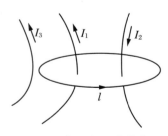

（1）公式左端的 B 表示空间所有电流激发的磁感应强度的矢量和,而公式右端的 I 却只包括闭合回路 l 内的电流总量,那些闭合回路外的电流的磁场沿闭合回路 l 的积分总效果为零(图 7.11)。

（2）我们规定:当闭合回路 l 的绕行方向与电流流向成右手螺旋关系时,I 取正值;反之 I 取负值(图 7.11)。

图 7.11　电流与环路的关系

（3）公式只适用于真空中恒定电流激发的磁场,而不能用于变化电流激发的磁场。

7.4.2　安培环路定理的应用

在静电场中,我们曾利用高斯定理,很方便地计算出了电场强度 E;与此类似,在磁场中,利用安培环路定理,可很容易求解具有一定对称性分布的载流导线周围

的磁场 B。

1．长直流螺线管内的磁场

例 7.3 设真空中有一均匀密绕的无限长直载流螺线管,电流为 I,匝数密度为 n。求螺线管内部的磁感应强度。

解 由电流分布的对称性可知,螺线管内部磁感应线与管轴平行,分布如图 7.12 所示。

如图 7.12 所示,选取矩形回路 $abcda$ 作为积分路径 l,则

$$\oint_l \boldsymbol{B} \cdot \mathrm{d}\boldsymbol{l} = \int_{ab} \boldsymbol{B} \cdot \mathrm{d}\boldsymbol{l} + \int_{bc} \boldsymbol{B} \cdot \mathrm{d}\boldsymbol{l} + \int_{cd} \boldsymbol{B} \cdot \mathrm{d}\boldsymbol{l} + \int_{da} \boldsymbol{B} \cdot \mathrm{d}\boldsymbol{l}$$

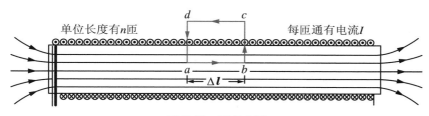

图 7.12 例 7.3 图

由于管内磁场平行于 ab 边,故

$$\int_{ab} \boldsymbol{B} \cdot \mathrm{d}\boldsymbol{l} = B \,\overline{ab}$$

由安培环路定理可得

$$B \,\overline{ab} = \mu_0 nI \,\overline{ab}$$

即

$$B = \mu_0 nI$$

2．无限长柱形载流体周围的磁场

例 7.4 设真空中有一半径为 R 的无限长柱形导体,电流 I 沿轴向向上且均匀分布于柱形截面上。求柱形导体周围空间的磁场。

解 由于柱形导体电流分布呈轴对称,因此判断此柱形导体内、外空间磁感应线为一系列同轴圆。

(1) 如图 7.13(a)所示,在导体外部($r > R$)选取半径为 r、绕向同 $\boldsymbol{B}$ 的同轴圆作为积分回路,则由安培环路定理可知

$$\oint_l \boldsymbol{B} \cdot \mathrm{d}\boldsymbol{l} = B \oint_l \mathrm{d}l = B2\pi r = \mu_0 I$$

整理得

$$B = \mu_0 I / (2\pi r) \quad (r > R)$$

（2）在导体内部（$0 < r < R$）选取积分回路，由安培环路定理可知

$$\oint_l \boldsymbol{B} \cdot \mathrm{d}\boldsymbol{l} = B \oint_l \mathrm{d}l = B 2\pi r = \mu_0 I'$$

其中，$I' = \dfrac{I}{\pi R^2} \pi r^2 = \dfrac{r^2}{R} I$，为导体内部积分回路所围的电流总量，代入上式得

$$2\pi r B = \mu_0 \frac{r^2}{R^2} I$$

整理后得

$$B = \mu_0 r I / (2\pi R^2) \quad (0 < r < R)$$

图 7.13（b）描绘了磁感应强度 B 的大小随空间距离 r 的变化关系。

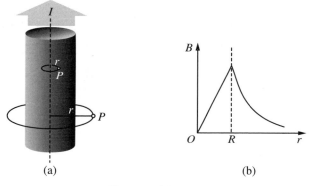

图 7.13　例 7.4 图

若把题中的柱体改为柱面，结果又如何呢？请读者不妨自己试试看。〔答案：$B = \mu_0 I / (2\pi r)$〕

上述两个例子显示出利用安培环路定理求磁场的优越性，但是并非所有的题目都可以这样用。只有当电流呈现某种对称性进而使磁场呈现对称性时，才存在一个适当的积分回路，使得 B 能够提到积分号外，从而便于计算。

7.5　磁场对电流和运动电荷的作用

磁场的基本性质之一就是对置于其中的电流或运动电荷有力的作用。其中，磁场对载流导线的作用力称为**安培力**。安培力在生活中的应用非常广泛，当你吹电风扇、打开洗衣机、吹头发、启动抽油烟机、打开玩具飞机、用电钻打孔时，你都在

和安培力接触,正是安培力使这些电器里的电动机这个重要部件转动起来。

7.5.1 磁场对电流线的作用

1820 年 10 月 9 日,安培[①]在奥斯特实验的启发下,根据大量实验事实总结出电流在磁场中的受力规律,称为**安培定律**(Ampere law),指出电流元 $I\mathrm{d}\boldsymbol{l}$ 在外加磁场中所受的磁场力为

$$\mathrm{d}\boldsymbol{F} = I\mathrm{d}\boldsymbol{l} \times \boldsymbol{B} \tag{7.14}$$

方向垂直于 $I\mathrm{d}\boldsymbol{l}$ 与 $\boldsymbol{B}$ 所组成的平面,并且满足右手螺旋法则(图 7.14)。根据安培定律,可以计算任意载流导线在磁场中受到的安培力:

$$\boldsymbol{F} = \int \mathrm{d}\boldsymbol{F} = \int_L I\mathrm{d}\boldsymbol{l} \times \boldsymbol{B} \tag{7.15}$$

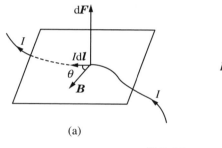

图 7.14

下面我们应用安培定律计算两根平行的无限长直载流导线之间的相互作用力。如图 7.15 所示,设真空中两根平行的无限长直载流导线的电流分别为 I_1 和 I_2,相距为 a。I_1 为 I_2 提供的外磁场为

$$B_1 = \mu_0 I_1/(2\pi a)$$

I_2 中单位长度上受到的安培力方向指向 I_1,大小为

$$F_2 = I_2 B_1 = \mu_0 I_1 I_2/(2\pi a)$$

同理,I_1 处于 I_2 的磁场中,其单位长度上受到的安培力方向指向 I_2,大小为

$$F_1 = I_1 B_2 = \mu_0 I_1 I_2/(2\pi a) = F_2 \tag{7.16}$$

由此可见,两根载有同向电流的长直导线,在磁场的作用下相互吸引;若载有

[①] 安培(A. M. Ampere),1775~1836,法国物理学家。出生于法国里昂一个富商家中,受父亲影响,热爱科学,博览群书。他从小记忆力惊人,数学才能出众,13 岁就发表了第一篇数学论文,论述了螺旋线。在物理学方面的主要贡献是发现了电磁学中一些重要的基本原理。除此之外,他的研究还涉及哲学、化学甚至植物分类学。

反向电流,则相互排斥(图 7.16)。

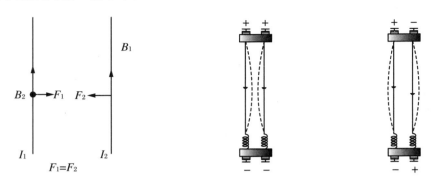

图 7.15　平行导线受力　　　图 7.16　同向和异向电流载流直线受力情况

真空中相距为 1 m 的两根平行长直导线通有同向等值电流,当导线单位长度上所受的作用力恰好为 2×10^{-7} N 时,定义每根导线中通有的电流为 1 A。

7.5.2　磁场对线圈的作用

下面讨论匀强磁场对平面矩形线圈的作用。

如图 7.17 所示,矩形线圈 $abcd$ 处在匀强磁场 $\boldsymbol{B}$ 中,$ab = cd = l_1$,$bc = da = l_2$,线圈法向 $\boldsymbol{n}$ 与 $\boldsymbol{B}$ 的夹角为 φ。

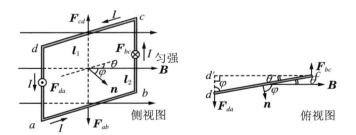

图 7.17　磁场对线圈的作用力

根据安培定律,对边 cd 和 ab 受力大小相等,方向相反,作用在同一直线上,即

$$F_{cd} = F_{ab} = Il_1 B \sin \theta$$

作用相互抵消。而对边 bc 和 da 受力大小相等,即

$$F_{bc} = F_{da} = Il_2 B$$

方向相反,作用在不同直线上,形成力偶使线圈转动,即

$$M = F_{bc} l_1 \cos \theta = BIl_2 l_1 \cos \theta = BIS \sin \varphi$$

式中,S 为矩形面积。由于磁矩 $P_m = IS$,方向同 S,所以上式可写成

$$M = P_\mathrm{m} \times B \qquad (7.17)$$

式(7.17)虽然由矩形线圈导出,但对任意形状的平面线圈都适用。

讨论:

(1)当 $\varphi = 0°$ 时,线圈法向与 B 的方向平行,$M = 0$,线圈不受力矩作用,处于稳定平衡状态。

(2)当 $\varphi = 180°$ 时,线圈法向与 B 反平行,$M = 0$,线圈仍不受力矩作用。然而此时,如果稍有外力干扰,线圈就会大角度翻转回到稳定平衡状态,故此时的状态称为非稳定平衡状态。

(3)当 $\varphi = 90°$ 时,线圈法向与 B 垂直,$M = M_\mathrm{max} = P_\mathrm{m}B$,此时线圈所受力矩最大(图7.18)。

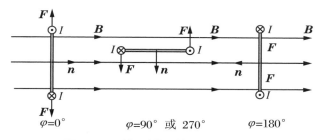

图 7.18 磁场对线圈的作用力示意图

电动机、磁电式电流计(图7.19)等正是利用磁场对载流线圈的作用制造的。

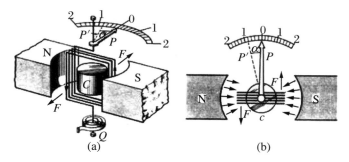

图 7.19 磁电式电流计工作原理

7.5.3 磁场对运动电荷的作用

磁场对运动电荷的作用力称为**洛伦兹力**。从微观角度来看,电流元所受的安培力其实是组成电流元的无数个载流子所受的洛伦兹力的矢量和。

根据安培定律,电流元 $I\mathrm{d}l$ 所受安培力的大小为

$$dF = IdlB\sin\theta$$

电流强度 I 可写成

$$I = qnvS$$

式中,S 为电流元的截面积,v 为载流子的运动速度,q 为载流子的电量,n 为载流子的浓度,于是

$$dF = qvnSdlB\sin\theta$$

电流元 Idl 内所含的载流子数为

$$dN = nSdl$$

那么,每个载流子所受的力为

$$f = dF/dN = qvB\sin\theta \tag{7.18}$$

考虑各矢量的方向,上式写作

$$f = qv \times B \tag{7.19}$$

若带粒子带正电,则它所受洛伦兹力的方向由 $v \times B$ 的方向决定;若粒子带负电,则它所受洛伦兹力的方向与正电荷所受力的方向相反(动画7.1)。

根据洛伦兹力,当电荷 q 以速度 v 进入一磁感应强度为 B 的匀强磁场时,它的运动分三种情况。

(1) 当 $v//B$ 时,电荷受到的洛伦兹力为零,电荷在磁场中作匀速直线运动,如图7.20(a)所示。

动画 7.1　磁场中的电子

(2) 当 $v \perp B$ 时,电荷受到的洛伦兹力大小 $f = qvB$,方向垂直于 v 和 B 所组成的平面。洛伦兹力提供向心力:

$$m\frac{v^2}{R} = qvB$$

得到

$$R = \frac{mv}{Bq} \tag{7.20}$$

式(7.20)表明电荷在磁场的垂面内做半径为 R 的圆周运动[图7.20(b)],转动周期为

$$T = \frac{2\pi R}{v} = \frac{2\pi m}{Bq} \tag{7.21}$$

这就是回旋加速器的基本工作原理。

(3) 当 v 与 B 成一般夹角 θ 时,可把 v 分解为垂直于 B 的分量 $v_\perp = v\sin\theta$ 和平行于 B 的分量 $v_{//} = v\cos\theta$。根据(1)和(2)的讨论可知,电荷将同时参与两种运动:一方面沿着 B 的方向做匀速直线运动,另一方面在 B 的垂面内做匀速圆周运动,因此电荷的合运动是以磁场方向为轴的等螺距螺旋运动,如图7.20(c)所示。

其中,螺旋半径为

$$R = \frac{mv_\perp}{Bq} = \frac{mv\sin\theta}{Bq} \tag{7.22}$$

螺距为

$$d = v_{/\!/}T = \frac{2\pi mv\cos\theta}{Bq} \tag{7.23}$$

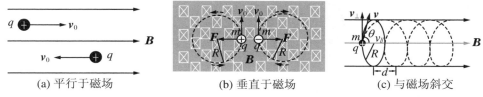

| (a) 平行于磁场 | (b) 垂直于磁场 | (c) 与磁场斜交 |

图 7.20　各方向的电荷受力情况

当带电粒子在非匀强磁场中运动时,螺旋线的半径将随着磁感应强度的增加而减小,同时,螺旋前进的速度也会减小。把两个通有同向电流的线圈靠近放置,线圈之间的带电粒子就会在通电线圈之间来回做螺旋运动,就像是光线在平面镜上的反射一样,线圈所产生的这种非匀强磁场的作用称为**磁镜约束**,而线圈又像两个塞子一样,把带电粒子"关"在两线圈之间,所以称为**磁塞**(图 7.21)。

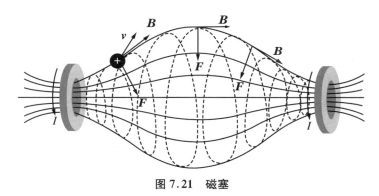

图 7.21　磁塞

地球也是一个天然的带电粒子捕获器。地球周围的非均匀地磁场能够捕获来自宇宙射线和"太阳风"的高能带电粒子,使它们在地球两磁极之间来回振荡,这个高能辐射区称为**范艾伦辐射带**(图 7.22)。

> 地球磁场捕获了宇宙空间的高能粒子,在地球周围形成范艾伦辐射带,辐射带靠近地球两极的地方。总有一部分高能带电粒子逃离出辐射带进入大气,与大气层分子碰撞,这就产生了绚丽多姿、奇幻莫测的极光。

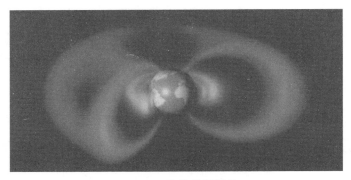

图 7.22　范艾伦辐射带

　　1879 年,由霍尔首次发现并命名的霍尔效应是磁场中带电粒子因受力而运动的又一个例证。把一块通有电流 I 的导体或半导体薄板放在磁场中,如动画 7.2 和图 7.23 所示,电流 I 沿板长方向流动,磁感应强度 B 垂直于薄板平面,则导体薄板上下两侧间就会产生一定的电势差 U_H,这个电势差 U_H 称为**霍尔电势差**。

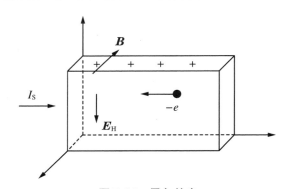

动画 7.2　霍尔效应

图 7.23　霍尔效应

7.5.4　磁介质

　　前面所讨论的磁场都被假定处在真空中,激发磁场的电流周围不存在任何其他介质。然而事实上,无论在生产技术上还是在生活应用中,到处都存在着介质和磁性材料,如变压器和发电机的线圈中往往有铁芯,录音磁带和计算机磁盘的存储都直接依赖于磁性材料。我们把能够影响磁场的物质称为**磁介质**。由于任何物质对磁场都有影响,所以所有物质都是磁介质。

　　设原磁场为 B_0,磁介质受到原磁场的磁化作用产生附加磁场 B',又反过来影响原磁场,于是,磁介质中的磁感应强度 B 就是前两者的矢量和,即 $B = B_0 + B'$。

令 $\mu_r = B/B_0$，则 μ_r 称为磁介质的相对磁导率。据此，可把磁介质分为三类：

（1）顺磁质，$\mu_r > 1$，如铝、氧、锰等。

（2）抗磁质，$\mu_r < 1$，如铜、铋、氢等。

（3）铁磁质，$\mu_r \gg 1$，一般可达 $10^2 \sim 10^3$，甚至可达 10^6，如铁、钴、镍等。

实验表明，顺磁质和抗磁质产生的附加磁场都很弱，对原磁场的影响很小，称为弱磁质。铁磁质称为强磁质。

那么，磁介质在磁场中为什么会被磁化？磁化的作用机理是什么？为了回答这两个问题，先要从磁介质的微观结构说起。弱磁质和铁磁质的作用机理完全不同，我们将分别介绍。

根据物质的电结构，所有物质都由分子或原子组成，原子又由核和核外电子组成，电子绕核公转的同时还会自旋。分子或原子中所有电子对外界产生的磁效应的总和，所以用一个等效圆电流来代替，这就是**分子电流**。分子电流的磁矩 P_m 具有确定的量值，称为**分子磁矩**。

在顺磁质中，每个分子的分子磁矩 P_m 不为零，当没有外磁场时，由于分子的热运动，每个分子磁矩的取向是无序的。因此在一个宏观的体积元中，所有分子磁矩的矢量和 $\sum P_m$ 为零。也就是说：当无外磁场时，磁介质不呈磁性；当有外磁场时，各分子磁矩都要受到磁力矩的作用。在磁力矩作用下，所有分子磁矩 P_m 将力图转到外磁场方向，但由于受分子热运动的影响，分子磁矩沿外磁场方向的排列只是略占优势。因此在宏观的体积元中，各分子磁矩的矢量和 $\sum P_m$ 不为零，即合成一个沿外磁场方向的合磁矩。这样，在磁介质内，分子电流产生了一个沿外磁场方向的附加磁感应强度 B'，于是，顺磁质内的磁感应强度 B 的大小增强为 $B = B_0 + B'$，这就是顺磁质的磁化效应。

在抗磁质中，虽然组成分子的每个电子的磁矩不为零，但每个分子的所有电子磁矩正好相互抵消。也就是说：抗磁质的分子磁矩大小为零，即 $P_m = 0$。所以当无外磁场时，磁介质不呈现磁性。当抗磁质放入外磁场中时，由于外磁场穿过每个抗磁质分子的磁通量增加，无论分子中各电子原来的磁矩方向怎样，分子中每个运动着的电子将感应出一个与外磁场方向相反的附加磁场来反抗穿过该分子的磁通量的增加。这一附加磁场可被看作是由分子的附加等效圆形电流所产生的，其磁矩为 ΔP_m，称为分子的**附加磁矩**。由于原子、分子中电子运动的特点——电子不易与外界交换能量，磁场稳定后，已产生的附加等效圆形电流将保持下去，所以在外磁场中的抗磁质内，由所有分子的附加磁矩产生了一个与外磁场方向相反的附加磁感应强度 B'。于是抗磁质内的磁感应强度的大小减为 $B = B_0 - B'$，这就是抗磁质的磁化效应。

注意：顺磁质分子在外磁场中也要产生抗磁效应，只是这样的效应与抗磁质相比要小得多,因而被掩盖了,所以从宏观上看就只有顺磁效应了。

铁磁质的 μ_r 很大,其值随磁场的变化而变化。实验表明:

(1) 当 H(H 是磁场强度,$H = B/\mu$,$\mu = \mu_0\mu_r$ 称为磁导率)从零逐渐增大时,B 也逐渐增加。起初,B 急剧地增加;当 H 增大到一定程度以后,B 开始缓慢增加;最后 B 不再增加。这时对应的 B 值一般叫作**饱和磁感应强度** B_{max},这种现象叫作**磁饱和现象**。

(2) 铁磁质的磁化过程是不可逆的。当 H 增大时,B 按一条磁化曲线增长,当铁磁质磁化到一定程度后,再逐渐使 H 减弱而使铁磁质退磁时,B 虽相应地减小,但却按照另一条曲线下降,而该曲线的位置比上一曲线高,这种 B 的变化落后于 H 的变化的现象,称为**磁滞现象**,简称"磁滞"。当 H 减小到零时,B 并不等于零,而仍有一定数值 B_r,B_r 称作**剩余磁感应强度**,简称"剩磁"。这是铁磁质所特有的现象。如果一铁磁质有剩磁存在,就表明它已被磁化过。为了消除剩磁,必须加一反向磁场。随着反向磁场的增加,B 逐渐减小,当达到 $H = -H_c$ 时,B 等于零。通常把 H_c 称为**矫顽力**,它表示铁磁质去磁的能力。当反向磁场继续不断增强到 $-H_c$ 时,材料的反向磁化同样能达到饱和。由于磁滞的存在,$B-H$ 曲线形成一个闭合曲线,通常称为**磁滞回线**(图 7.24)。

(3) 铁磁质的磁化和温度有关。随着温度的升高,它的磁化能力逐渐减小,当温度升高到某一温度时,铁磁性就完全消失了,这个温度称为**居里温度**或**居里点**。家用电饭锅就是根据这个原理工作的。锅体中感温磁体的居里温度是 103 ℃,按下"煮饭"键,感温磁体与永磁体相吸,电热板通电加热。有水时,锅内温度不会超过 100 ℃,按键不会弹起,直到水被大米吸干,锅底才会继续升温,一旦达到103 ℃,感温磁体便失去磁性,永磁体被弹簧弹开,切断电源,停止加热。

铁磁质的这种特殊的磁化过程可用磁畴理论来解释。磁畴是指铁磁质中所具有的体积为 $10^{-12} \sim 10^{-8}$ m^3 的小区域结构,每个小区域内的分子磁矩都向同一方向整齐排列。无外磁场时,由于热运动,磁畴呈无规则排列,宏观上不显示磁性(图 7.25)。在外磁场 H 的作用下,当 H 较小时,顺着 H 方向的磁畴范围增大,逆着 H 方向的磁畴范围缩小,磁感应强度 B 缓慢增加;H 继续增强,磁畴逐渐转向外磁场方向,磁性迅速增强,在强磁场作用下,所有磁畴都转到外磁场方向,达到饱和状态。当外磁场减小时,由于磁畴间的相对运动而存在摩擦等原因,使 B 的变化滞后于 H 的变化,形成磁滞回线。一部分磁化能量转化为分子无规则热运动能量而产生磁滞损耗。

刚才说过,顺磁质和抗磁质都属于弱磁质,而超导体却拥有完全的抗磁性。所谓超导体是指,当温度降低到某一特定温度时完全失去电阻的物质,这一特定温度称为**超导转变温度**或**临界温度**。将一块超导体放在外磁场中,随着外磁场的增大超导体的表面产生感应电流,这种超导电流产生的磁场可将导体内的磁场完全抵消。当外磁场达到稳定后,由于超导体没有电阻,表面的超导电流将一直持续下去,于是超导体内部将保持 $\boldsymbol{B}=\boldsymbol{0}$。磁悬浮技术正是基于超导体的完全抗磁性。值得注意的是,超导体不仅具有临界温度,还有临界磁场和临界电流。例如,先将一个圆柱形超导体降温至临界温度以下,再加一个与圆柱体轴线平行的均匀磁场,实验表明:当外加磁场强度小于临界磁场时,圆柱体处于超导状态;当外加磁场大于临界磁场时,圆柱体突然出现电阻,变回正常状态。另外,当通过超导体的电流强度超过某一数值时,超导态也会被破坏而回到正常状态。超导磁共振成像仪就是超导体在医学影像技术中的实际应用。

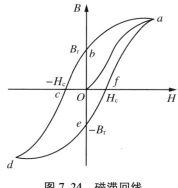

图 7.24　磁滞回线

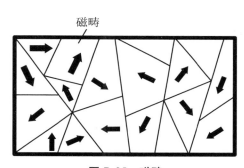

图 7.25　磁畴

7.6　生物磁效应

7.6.1　生物磁现象

信鸽为什么能送信? 海龟为什么要回游? 大雁迁徙为什么走不丢? 这些都与生物磁有关。

生物磁,就是生物所表现出来的磁现象。每个生物细胞都可以看作一个微型电池,也可以看作一个微型磁极子。科学研究认为,生物磁的来源可能有:① 生物电荷运动产生的磁场;② 生物磁性材料产生的感应场,即生物活体组织内的某些物质具有一定的磁性,它们在地磁场或外界磁场的作用下产生的感应磁场;③ 生物体内强磁场物质产生的磁场。

生物磁学的研究表明:大多数生物大分子是各向异性的抗磁质,如叶绿素分子、脱氧核糖核酸分子等,只有少数为顺磁质(其中的一部分是属于生物分子含有过渡族的金属离子,如含有过渡族原子铁、钴、锰、钼等的生物分子;另一部分是生物分子在氧化还原等生命过程中产生的自由基,如含铁的血红蛋白、肌红蛋白和铁蛋白等生物分子)。

> 鸽子、海龟千里之外仍能回归老巢,缘于它们体内的磁性物质。近年来科学家发现,鸽子的头颅骨和喙部嵌有一些细微的天然磁铁,它们像指南针一样为鸽子导航。此外,海豚、金枪鱼、海龟、候鸟、蝴蝶,甚至某些海藻体内都有微小的磁铁。科学家还发现了有磁性的微生物,它们的体内有一个或几个质点,几乎完全是由纯磁物质构成的立方体磁性小体,使它们沿着与地磁场平行的方向运动。

人体也会产生磁场。1963 年鲍勒(Baule)等人首先记录到人体心脏电流所产生的磁场,称为**心磁图**。图 7.26(a)(b)与(c)(d)是正常心电图和心磁图的对照。图 7.26(e)(f)是**脑磁图**。1968 年科恩(Cohen)首次在头颅的枕部测到与脑电图相对应的自发脑磁图。图 7.27 和图 7.28 分别是心磁图仪和脑磁图仪。表7.1列出了一些人体器官的磁感应强度数值。

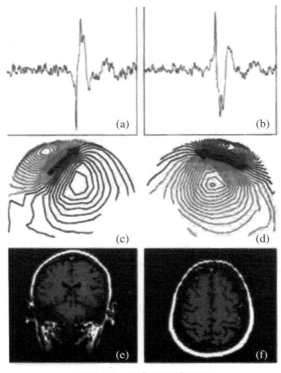

图 7.26　心电图及脑磁图

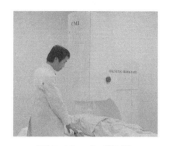

图 7.27　心磁图仪
（来自百度图库）

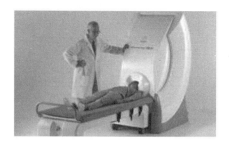

图 7.28　脑磁图仪
（来自百度图库）

表 7.1　人体器官的磁场

人体器官	磁感应强度(T)	磁场频率(Hz)
正常心脏	约 10^{-10}	$0.1\sim40$
受伤心脏	约 5×10^{-11}	0
正常脑(a 节律)	约 5×10^{-13}	交变
正常脑(睡眠时)	约 5×10^{-12}	交变
腹部	约 10^{-12}	0
石棉矿工肺部	约 5×10^{-8}	0
骨骼肌	约 10^{-22}	$1\sim100$
地磁场	约 5×10^{-5}	

7.6.2　磁场的生物效应

由于生物磁场的存在,外加磁场必然会对生物体产生作用。大量实验和临床实践都表明,外磁场对生物机体的生理、生化过程都有影响。

1. 物理作用

生物体在磁场中运动时会产生感应电动势,使体液中的带电粒子漂移形成电流,产生热效应;体液中带电粒子在外磁场中运动时会受到洛伦兹力的作用,从而改变原来的运动方向,导致体内物质的重新分布。

2. 化学或生化作用

磁场对生物体作用一段时间后,可使生化反应速度降低,高分子的转动扩散减弱;改变与化学反应有关的键角;影响生物细胞的分裂和生长等。

7.6.3 磁效应的医学应用

生物体在生命过程中产生的弱磁场,在不同的生理状态和病理状态下会发生变化,因此可以利用这些变化来进行生理和病理方面的研究以及一些疾病的诊断和治疗。

1. 诊断

由于绝大多数化学元素都具有带核磁矩的同位素,这样就可以利用磁共振技术来进行生物化学分析。目前,心磁图、心电图、脑磁图、CT、核磁共振成像等是当代医疗诊断的重要手段。

2. 治疗

磁疗是磁场生物效应的医学应用。实践表明,磁场对神经系统、血液循环、软组织、某些蛋白酶以及肿瘤的影响,使得磁疗具有催眠、安神降压、活血化瘀、消炎镇痛、促进软组织愈合、促进小肠吸收、清除自由基、破坏癌细胞等作用。磁疗具有安全、无创伤、副作用小等优点。

目前,磁场对生物体影响的各种研究虽已有不少,但对人的影响到底有多大还没有定论,还处在不断探索和实践中。至于磁疗的机制,也将随着生物磁学的发展而逐渐被揭示。

知识拓展

磁场中的等离子体

什么是等离子体?众所周知,自然界中的物质一般有固、液、气三态,存在状态与温度有关。当温度进一步升高时,物质内的分子或原子由于剧烈的热运动而解离为电子和正离子。当物质处于这种状态时,称为**等离子体**,或称为物质的第四态。宇宙中99%的物质都是等离子体,太阳和所有恒星、星云都是等离子体。人们只在行星和某些星际气体或尘埃中发现了固体、液体和气体,但这些物质只占宇宙物质的很小一部分。相反,在地球上天然的等离子体非常稀少,这是因为等离子体存在的条件与人类生存的条件是不相容的。在地球上,只有闪电、极光等等离子体现象。地球表面以上50 km到数万千米的高空存在一层等离子体,称为**电离层**。它对地球的环境和无线电通信有重要的影响。近代技术越来越多地利用人造等离子体,如霓虹灯、电弧、日光灯内的发光物质及火箭体内燃料燃烧后喷出的火焰、原子弹爆炸时形成的火球。

在实验室里或自然界中,等离子体多处于磁场之中。该磁场可能是外加的,也可能是由等离子体本身的电流产生的。由于等离子体是良导体,所以其内部不能有电场存在,却可以有磁场存在。另外,由法拉第电磁感应定律也可推知,变化的磁场会感应出电场,那么等离子体内部一旦有了磁场,这磁场将不再发生变化,这种现象称为磁场在等离子体内部的**冻结**。也可用楞次定律来解释这一现象:设想等离子体内磁场要发生变化,当它们一开始变化时,就会感生出一个电流,该电流的磁场和原磁场的叠加正好使原磁场不发生变化。由于等离子体内的磁场不会发生变化,所以将一块内部没有磁场的等离子体移入磁场时,它会挤压磁感线使之变形。等离子体的这种排挤磁场的性质对地磁场的形状有重要的影响。不受外界影响时,地磁场应是一个磁偶极子的磁场。然而,实际上,由于太阳风的作用,该磁场大大地变形了。太阳风(图 7.29)是由电子和质子组成的中性等离子体。它由

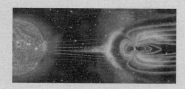

图 7.29　吹向地球磁场的太阳风

太阳向四周发射,速度可达 $400 \text{ km} \cdot \text{s}^{-1}$。吹向地球的太阳风将改变地磁场的形状:面向太阳的一面被压缩,背向太阳的一面被拉长。地磁场所占据的空间称为**磁球**。由于太阳风的作用,磁球不再呈球形,尾部可以延伸至几十万千米远处。

等离子体中的电子和正离子都在做高速运动,因此磁场会对这些粒子产生

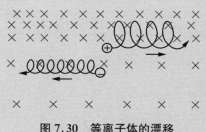

图 7.30　等离子体的漂移

作用,这些作用宏观上表现为对整个等离子体的作用。在非匀磁场的作用下,等离子体除了发生半径不同的螺旋运动之外,还会发生一种垂直于磁场方向的横向**漂移**(图 7.30)。正离子和电子的横向漂移的方向是相反的,这将导致等离子体中正、负电荷的分离,从而影响等离子体的稳定性。

以上讨论的磁场都是"外加"的。当等离子体中有电流通过时,电流也会产生磁场,等离子体也会受到这个磁场的作用。当圆柱形等离子体沿轴向通有电流时,柱体内、外都有磁场产生,且圆柱体内的磁场沿径向向外逐渐增强。由于运动带电粒子总要被推向磁场较弱的区域,所以等离子体柱有向中心收缩的趋势,这种现象称为**箍缩效应**。严格条件下,箍缩效应所产生的压强和等离子体中粒子热运动所产生的扩张压强相平衡。但这一平衡非常不稳定,当等离子体

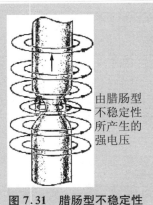

由腊肠型
不稳定性
所产生的
强电压

图 7.31 腊肠型不稳定性

由于微扰而产生一极小的变形时,变形会迅速扩大以致最终破坏平衡,如当由于某种原因造成等离子体柱粗细略有不均匀时,细处的磁场要比粗处的强,磁场的作用将促使细处更细,以致最后发展到这个部位的等离子体柱被截断。这种情况称为**腊肠型不稳定性**(图7.31)。还有很多形式的不稳定性,这些不稳定性常常使人造的等离子体在极短的时间内就分崩离析了。如何使等离子体保持较长时间的稳定性,目前仍是等离子体物理学的一个重要研究课题。

习 题 7

习题 7 解答

1. 电流元在它周围任一点都产生磁场吗?

2. 如果电子在通过某一区域时不发生偏转,能否判断该区域无磁场? 如果它发生偏转,能否判断该区域有磁场?

3. 如图,有一无限长导线折成图中形状。已知电流 $I = 10$ A,半圆半径 $R = 0.5$ cm,试求圆心 O 点的磁感应强度。 $\left[\dfrac{\mu_0 I}{4R}\left(\dfrac{1}{\pi}+1\right)\right]$

4. 在如图所示的回路中,两共面半圆的半径分别为 a 和 b,且有公共圆心 O,当回路中通有电流 I 时,求圆心 O 处的磁感应强度。 $\left[-\dfrac{\mu_0 I}{4}\left(\dfrac{1}{a}+\dfrac{1}{b}\right)\right]$

5. 如图,无限长的直导线在 A 点弯成半径为 R 的圆环,则当通以电流 I 时,圆心 O 处的磁感应强度大小等于多少? $\left[\dfrac{\mu_0 I}{2R}\left(1-\dfrac{1}{\pi}\right)\right]$

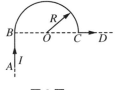

题 3 图

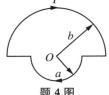

题 4 图

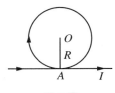

题 5 图

6. 一长直螺线管由直径 $d = 0.2\,\text{mm}$ 的漆包线密绕而成,当它通以 $I = 0.5\,\text{A}$ 的电流时,其内部的磁感应强度 B 是多少? $(3.14 \times 10^{-3}\,\text{T})$

7. 若把氢原子的基态电子轨道看作圆轨道,已知电子轨道半径 $r = 0.53 \times 10^{-10}\,\text{m}$,绕核运动速度大小 $v = 2.18 \times 10^{6}\,\text{m} \cdot \text{s}^{-1}$,则氢原子基态电子在原子核处产生的磁感应强度 B 的大小为多少? $(12.4\,\text{T})$

8. 圆盘半径为 R,表面电荷面密度是 σ,圆盘绕轴线以匀角速度 ω 旋转时,求圆盘中心的磁感应强度。 $\left(\dfrac{1}{2}\mu_0 \sigma \omega R\right)$

9. 在一半径 $R = 1.0\,\text{cm}$ 的无限长半圆柱形金属薄片中,有电流 $I = 5.0\,\text{A}$ 通过,电流分布均匀。试求圆柱轴线任一点 P 处的磁感应强度。 $(6.37 \times 10^{-5}\,\boldsymbol{i}\,\text{T})$

10. 有一同轴电缆,其尺寸如图所示,它的内、外两导体中的电流均为 I,且在横截面上均匀分布,但二者电流的流向相反,求:
   (1) 在 $r < R_1$ 处的磁感应强度大小;
   (2) $R_1 < r < R_2$;
   (3) $R_2 < r < R_3$;
   (4) $r > R_3$ 处的磁感应强度大小。

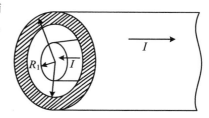

题 10 图

$$\left[(1)\ \frac{\mu_0 I r}{2\pi R_1^2};\ (2)\ \frac{\mu_0 I}{2\pi r};\ (3)\ \frac{\mu_0 I}{2\pi r}\frac{r^2 - R_2^2}{R_3^2 - R_2^2};\ (4)\ 0\right]$$

11. 一螺线管长为 L,半径为 $a(a \ll L)$,总匝数为 N,管内充满相对磁导率为 μ_r 的磁介质,当通以电流 I 时,管内任一点的磁感应强度 B 和磁场强度 H 大小分别是多少? $(H = NI/L)$

12. 一个绕有 500 匝导线的平均周长 50 cm 的细环,载有 0.3 A 电流时,铁芯的相对磁导率为 600。求铁芯中的磁感应强度 B 和磁场强度 H。 $(0.026\,\text{T}, 300\,\text{A/m})$

13. 将半径为 R 的长直金属圆柱体内部挖去一个半径为 r 的长直圆柱体,两柱体轴线平行,其间距为 a,如图所示。今在此导体上通以电流 I,电流在截面上均匀分布,则空心部分轴线上 O' 点的磁感应强度的大小为多少? $\left[\dfrac{\mu_0 a I}{2\pi(R^2 - r^2)}\right]$

14. 在磁感应强度为 $\boldsymbol{B}$ 的均匀磁场中,垂直于磁场方向的平面内有一段载流弯曲导线,电流为 I,如图所示,求其所受的安培力。 $(BI\,\overline{ab})$

15. 如图,一半径为 R、通电电流为 I 的 1/4 圆弧形载流导线 ab 置于均匀外磁场 $\boldsymbol{B}$ 中,求载流导线所受的安培力大小。 (BIR)

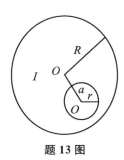

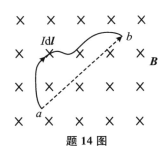

题 13 图   题 14 图

16. 如图,在长直导线 AB 内通以电流 $I_1 = 20$ A,在矩形线圈 $CDEF$ 中通以电流 $I_2 = 10$ A, AB 与线圈共面,且 CD,EF 都与 AB 平行。已知 $a = 9.0$ cm,$b = 20.0$ cm,$d = 1.0$ cm,求:

(1) 导线 AB 的磁场对矩形线圈每边的作用力;

(2) 矩形线圈所受合力和合力矩。

$\left[(1)\ 8.0\times10^{-4}\ \text{N},8.0\times10^{-5}\ \text{N},9.2\times10^{-5}\ \text{N},9.2\times10^{-5}\ \text{N};(2)\ 7.2\times10^{-4}\ \text{N},0\right]$

17. 如图,长直电流 I_1 附近有一等腰直角三角形线框,通以电流 I_2,二者共面,求 △ABC 各

边所受的力。
$\left(\dfrac{\mu_0 I_1 I_2 a}{2\pi d},\dfrac{\mu_0 I_1 I_2}{2\pi}\ln\dfrac{d+a}{d},\dfrac{\mu_0 I_1 I_2}{\sqrt{2}\pi}\ln\dfrac{d+a}{d}\right)$

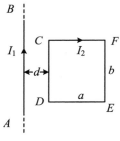

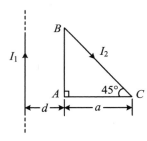

题 16 图   题 17 图

18. 若在磁感应强度 $B = 0.02$ T 的均匀磁场中,一电子沿着半径 $R = 1$ cm 的圆周运动,则该电子的动能为多少电子伏特? (3.5×10^3 eV)

19. 一电子以速度 $v = 2.20\times10^6$ m·s^{-1} 垂直磁力线射入磁感应强度 $B = 2.36$ T 的均匀磁场中,则该电子的轨道磁矩为多少? 方向怎样? (9.34×10^{-19} A·m^2,反平行)

20. 如图,半径为 R 的空心载流无限长螺线管,单位长度内有 n 匝线圈,导线中电流为 I。今在螺线管中部以与轴成 α 角的方向发射一个质量为 m、电量为 q 的粒子,则该粒子初

速 v_0 必须小于或等于多少时才能保证它不与螺线管壁相撞? $\left(\dfrac{\mu_0 nIqR}{2m\sin\alpha}\right)$

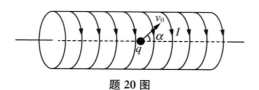

题 20 图

21. 将一个通过电流强度为 I 的闭合回路置于均匀磁场中,回路所围面积的法线方向与磁场方向的夹角为 α。若均匀磁场通过此回路的磁通量为 Φ,求回路所受力矩的大小。

（$I\Phi\tan\alpha$）

第 **8** 章
直流电路

引例
1. 生活用电为什么通常都是用交流电,而不是用直流电?
2. 用直流电疗法可以治疗某些疾病,其原理是什么?

电荷在电场力的作用下做定向运动便形成电流。不随时间变化的电流称为**恒定电流**(steady current),或称为**直流电**(direct current)。将直流电源接入由电阻等元件组成的电路就构成**直流电路**(direct current circuit)。本章主要讨论恒定电流的基本概念、基本规律和处理直流电路的基本方法。

8.1 恒 定 电 流

8.1.1 电流强度和电流密度

电荷在空间的定向运动便形成电流。电荷的携带者可以是电子(如在金属体中)或离子(如在电解质溶液中),由电子或离子的定向运动形成的电流称为**传导电流**(conduction current);电荷的携带者也可以是宏观的带电体(如带电的塑料圆盘),由带电体的机械运动产生的电流称为**运流电流**(convection current)或**对流电流**。存在传导电流的条件是:① 导体中有大量可移动的电荷;② 导体两端有电势差。这两个条件是缺一不可的。为了定量地描述电流的强弱,需要引入电流强度的概念。若在 Δt 时间内,通过导体任一截面的电量为 Δq,则电流强度定义为

$$I = \Delta q / \Delta t$$

可见,电流强度在数值上就是单位时间内通过导体任一横截面的电量,或称**电流**(electric current)。

上式定义的是在 Δt 时间内的平均电流强度,当 $\Delta t \to 0$ 时,有

$$I = \lim_{\Delta t \to 0} \frac{\Delta q}{\Delta t} = \frac{\mathrm{d}q}{\mathrm{d}t} \tag{8.1}$$

此处,I 表示的是某一时刻的瞬时电流强度。

电流强度是一个标量。由于在同一电场作用下,正、负电荷总是沿着相反的方向运动的,而且等量的正、负电荷沿相反方向运动时,各自产生的电磁效应、热效应等也是相同的。故在讨论电流时,只要将正电荷的运动方向规定为电流的方向即可,这样一来,电流总是由高电势处流向低电势处。这一规定是习惯性规定。

在国际单位制中,规定电流强度为基本量,单位是安培,符号为 A。国际单位制规定,在真空中的两根相距 1 m 的无限长细直导线中通以相同的电流,当每根导线单位长度(1 m)上所受到的力为 2×10^{-7} N 时,导线中的电流强度为 1 A。

电流强度只能表示单位时间内通过导体某一截面的总电量,不能表示同一截面上不同点的电流的确切方向和大小,如在考察电流通过大块导体的情况时,发现同一截面上不同点的电流的大小和方向不一定相同。为了更确切地描述导体中各点的电流分布情况,引入**电流密度**(current density)矢量,用符号 $\boldsymbol{\delta}$ 表示。

如图 8.1 所示,在通有电流的导体内任一点处,取一微小面积 ΔS,使 ΔS 与该处电场强度 E 的方向垂直,如果通过 ΔS 的电流强度为 ΔI,则 $\Delta I / \Delta S$ 的极限定义为该点的电流密度的大小,即

$$\delta = \lim_{\Delta S \to 0} \frac{\Delta I}{\Delta S} = \frac{\mathrm{d}I}{\mathrm{d}S} \tag{8.2}$$

电流密度的单位是 A·m^{-2}。由于电荷在导体内任一点的运动方向取决于该点的电场强度方向,所以导体内任一点的电流密度方向均与该点的电场强度方向相同。电流密度写成矢量式为

$$\boldsymbol{\delta} = \frac{\mathrm{d}I}{\mathrm{d}S}\boldsymbol{n} \tag{8.3}$$

式中,$\boldsymbol{n}$ 为截面元 $\mathrm{d}S$ 法线方向的单位矢量,它的大小等于 1,方向与该点的电场方向一致。因此如果截面元的法线方向与该点电场方向成一夹角 θ,如图 8.2 所示,则

$$\mathrm{d}I = \delta \mathrm{d}S \cos \theta \tag{8.4}$$

通过导体中任意截面 S 的电流强度 I 与电流密度矢量 $\boldsymbol{\delta}$ 的关系为

$$I = \int_{S} \boldsymbol{\delta} \cdot \mathrm{d}\boldsymbol{S} = \int_{S} \delta \cos \theta \mathrm{d}S \tag{8.5}$$

由此可见,电流密度 δ 和电流强度的关系就是一个矢量场和它对某一个面积的通量的关系。

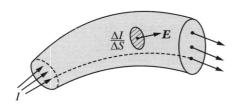

图 8.1　电流密度矢量

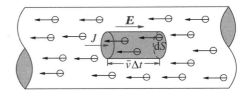

图 8.2　金属导体中的电子漂移与电流密度

在大块导体中各点的 δ 有不同的数值和方向,这就构成了一个矢量场,即电流场。如同静电场可以用电场线来形象地描绘一样,电流场也可以用**电流线**(electric streamline)来描绘。电流线是这样一系列曲线:其上任一点处的切线方向与该点处的电流密度矢量方向一致。

因为金属电体中的电流是由大量自由电子的定向"漂移"运动形成的,所以导体中各点的电流密度 δ 与自由电子的数密度 n(即单位体积内的自由电子个数)以及电子的定向**漂移速度**(drift velocity) u 密切相关。通过以下的简单分析,可以得出它们之间的关系。在金属导体中取微小截面 ΔS,其法线与电场方向平行。在 Δt 时间内自由电子漂移的距离为

$$\Delta l = u \Delta t$$

若每个自由电子所带的电量的绝对值为 e,则可以算出在 Δt 时间内通过 ΔS 截面的电量为

$$\Delta q = ne \Delta S \Delta l = ne \Delta S u \Delta t$$

电流强度为

$$\Delta I = \Delta q / \Delta t = neu \Delta S$$

电流密度的大小为

$$\delta = \lim_{\Delta t \to 0} \frac{\Delta I}{\Delta S} = \frac{\mathrm{d}I}{\mathrm{d}S} = neu \qquad (8.6)$$

式(8.6)表明:导体中的电流密度 δ 等于导体中自由电子数密度 n、自由电子电量 e 及自由电子漂移速度 u 的乘积。写成矢量式为

$$\boldsymbol{\delta} = - ne\boldsymbol{u} \qquad (8.7)$$

式中,"$-$"表示电流密度矢量 $\boldsymbol{\delta}$ 的方向与自由电子定向漂移速度 $\boldsymbol{u}$ 方向相反。一般来说,如果导体中存在着各种载流子(电荷携带者),且具有不同的数密度、电量(以 q 表示)及漂移速度,则导体中某处的总电流密度为

$$\boldsymbol{\delta} = \sum nq\boldsymbol{u} \qquad (8.8)$$

式中,若 q 为正值,则 u 为正值;若 q 为负值,则 u 为负值:所有 nqu 的乘积符号

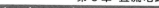

都为正。

若铜导线中的电流密度 $\delta = 2.0 \times 10^6 \text{ A} \cdot \text{m}^{-2}$,铜导线的 n 值约为 $8.5 \times 10^{28} \text{ m}^{-3}$,计算可得

$$u = \frac{\delta}{ne} = \frac{2.0 \times 10^6 \text{ A} \cdot \text{m}^{-2}}{8.5 \times 10^{28} \text{ m}^{-3} \times 1.6 \times 10^{-19} \text{ C}} = 1.5 \times 10^{-4} \text{ m} \cdot \text{s}^{-1}$$

可见,电子的漂移速度是非常缓慢的。电子的定向漂移速度与电流在导体中的传导速度不同,后者实际上是电场在导体中的传播速度。

8.1.2　欧姆定律的微分形式

在有恒定电流通过的电路中,当导体的温度不变时,通过一段导体的电流强度 I 和导体两端的电压 $U_a - U_b$ 成正比,即

$$U_a - U_b = IR \quad \text{或} \quad I = (U_a - U_b)/R \tag{8.9}$$

这个结论就是**欧姆**[①]**定律**(Ohm law)。式中的比例系数 R 与导体的材料及几何形状有关,称为导体的**电阻**(resistance),单位为欧姆,符号为 Ω。

对于由一定材料制成的横截面均匀的导体,其电阻为

$$R = \rho l / S$$

式中,l 为导体的长度,S 为导体的横截面积,比例系数 ρ 由导体材料的性质决定,称为材料的**电阻率**(resistivity),单位为欧姆·米,符号为 $\Omega \cdot \text{m}$。电阻率的倒数称为**电导率**(conductivity),用 γ 表示:

$$\gamma = 1/\rho$$

电导率的单位是西门子·米$^{-1}$,符号是 $\text{S} \cdot \text{m}^{-1}$。

由于电阻具有可相加性,导体的电阻率 ρ 或截面积 S 不均匀时,其电阻可以写成积分形式:

$$R = \int \rho \frac{\mathrm{d}l}{\mathrm{d}S}$$

式(8.9)中的电压是电场强度的积分,即 $U_a - U_b = \int_a^b \boldsymbol{E} \cdot \mathrm{d}\boldsymbol{l}$。电流强度 I 是电流密度矢量的面积分,即 $I = \int_S \boldsymbol{\delta} \cdot \mathrm{d}\boldsymbol{S}$,所以式(8.9)称为欧姆定律的积分形式,它是对一段导体的整体导电规律的描述。要对导体内部各点的导电情况进行细致的描述,就要用到欧姆定律的微分形式。

在导体内部取一极小的圆柱体,柱体的轴线与电流线平行,柱体的长度为 $\mathrm{d}l$,

[①] 欧姆(G. S. Ohm),1787~1854,德国物理学家。他最主要的贡献是通过实验发现了电流公式,此公式后来被称为欧姆定律。

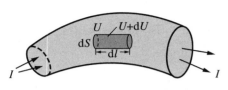

图 8.3 欧姆定律的微分形式

截面积为 dS，两端的电势分别为 U_1 和 U_2，两端的电压 $U = U_1 - U_2 = E dl$，通过 dS 的电流 $dI = \delta dS$，此小圆柱体的电阻 $R = \rho \dfrac{dl}{dS}$，代入欧姆定律 $dI = \dfrac{U_1 - U_2}{R}$ 得

$$\delta = \frac{1}{\rho}E = \gamma E$$

在金属导体中 δ 与 E 的方向相同，写作矢量式为

$$\boldsymbol{\delta} = \gamma \boldsymbol{E} \tag{8.10}$$

式(8.10)称为**欧姆定律的微分形式**。其物理意义是：导体中任一点的电流密度与该点的电场强度成正比，两者具有相同的方向。该式表明导体中任一点的电荷的运动情况只与该点导体的材料及该处的场强有关，而与导体的形状和大小无关。它揭示了大块导体中的电场和导体中电流分布之间逐点的细节关系，即使在可变电场中该式也成立。所以该式比欧姆定律的积分形式具有更深刻的意义。

8.1.3 电解质导电

纯净的水极难导电，是不良导体。电解质溶液则由于存在离子而能够导电。电流通过电解质时常常伴随有化学反应。

在没有外电场的情况下，电解质中的正、负离子做无规则热运动，所以不形成宏观电流。有外电场时，电解质中的正、负离子在电场力作用下做定向迁移，形成电流。设浸没在电解质中的两个平行板电极可产生匀强电场 E。此时正、负离子要受到两方面的作用力：除了电场力的作用外，在运动过程中还要受到介质阻力的作用，这种介质阻力的产生主要是由于离子在运动过程中经常被溶剂分子包围，从而形成大个粒子（称为溶剂化物），对离子的运动造成困难。速度不太大时，这个阻力与离子的定向运动速度成正比。正离子的运动方程为

$$m_+ a_+ = Z_+ eE - k_+ u_+$$

式中，Z_+ 为正离子价数，$Z_+ e$ 为正离子的电量，m_+，a_+，k_+，u_+ 则分别为正离子的质量、瞬时加速度、阻力系数和瞬时定向运动速度。负离子也有相应的运动方程。由于阻力与运动速度成正比，随着离子运动速度的增加，它的加速度将随之减小，直到阻力和电场力相等，离子便达到了某个恒定的定向运动速度，这个速度称为**迁移速度**，以 u_+ 表示，即

$$u_+ = \frac{Z_+ eE}{k_+} \tag{8.11}$$

同样,负离子的迁移速度为

$$u_- = \frac{Z_- eE}{k_-} \tag{8.12}$$

式中,k_- 为负离子在电解质中的阻力系数,一般和 k_+ 不相等。正、负离子以迁移速度做定向运动时,电解质中的电流达到恒定状态。由式(8.11)和式(8.12)可见,离子的迁移速度与电场强度成正比,通常定义单位电场强度下的迁移速度为**离子的迁移率**(ionic mobility)。正、负离子的迁移率分别用 μ_+ 和 μ_- 表示,则

$$\mu_+ = \frac{Z_+ e}{k_+}, \quad \mu_- = \frac{Z_- e}{k_-}$$

$$u_+ = \mu_+ E, \quad u_- = \mu_- E$$

表 8.1 所列为水溶液中某些离子的迁移率。

表 8.1　水溶液中某些离子的迁移率(18 ℃)

正离子的迁移速率		负离子的迁移速率	
正离子	$\mu_+\,[\mathrm{m^2 \cdot (s \cdot V)^{-1}}]$	负离子	$\mu_-\,[\mathrm{m^2 \cdot (s \cdot V)^{-1}}]$
H^+	3.26×10^{-7}	OH^-	1.80×10^{-7}
K^+	6.69×10^{-8}	Cl^-	6.80×10^{-8}
Na^+	4.50×10^{-8}	NO^-	6.20×10^{-8}
Ag^+	5.60×10^{-8}	SO_4^{2-}	6.80×10^{-8}
Zn^{2+}	4.80×10^{-8}	CO_3^{2-}	6.20×10^{-8}
Fe^{3+}	4.60×10^{-8}		

若 $Z_+ = Z_- = Z$,电解质中正、负离子的数密度(即单位体积中正离子或负离子的数目)均为 n,则由式(8.8)可知电解质中的电流密度为

$$\delta = nZeu_+ + nZeu_- = Zne(\mu_+ + \mu_-)E = \gamma E \tag{8.13}$$

其中,$\gamma = Zne(\mu_+ + \mu_-)$ 是电解质的电导率。对于一定温度下一定浓度的电解质,n,Ze,μ_+,μ_- 均为常量。可见电解质中的电流密度正比于电场强度,即电解质的导电也遵从欧姆定律。当这些正、负离子分别到达两个极板时,它们便把电荷交给极板而成为中性原子或原子团,但这些原子或原子团的化学性质是不稳定的,还要和溶液或电极发生化学反应,并在电极上析出物质或使极板被腐蚀。

8.2 电源的电动势及一段有源电路的欧姆定律

8.2.1 电源的电动势

如前所述,只有在导体中存在电场,才能在导体中形成电流。如图8.4所示,把电势不等的两个导体用导线连接起来,则在电场力的作用下,导线中就有了电流。但是,如果希望电流是恒定的,则要保持导线中的场强不变,导体A与导体B之间的电势差 $U_A - U_B$ 也应当保持不变。这就要求在任一时刻到达B的正电荷等于离开B的正电荷,对于A也有同样的要求。否则,场源电荷发生变化,电场、电势差也均会发生变化,就不能维持恒定电流了。这就是说,恒定电流必须是连续且闭合的。

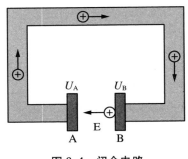

图8.4 闭合电路

若把静电场的环路定律用于图8.4的闭合路径一周,将有

$$q \oint \boldsymbol{E}_s \cdot \mathrm{d}\boldsymbol{l} = 0$$

式中, $\boldsymbol{E}_s$ 表示静电场强。上式表明正电荷 q 沿上述闭合路径移动一周,静电场力做的功为零。具体来说,当电荷在导线中运动时静电场力做正功,电荷的电势能减少;当电荷继续沿闭合路径由B移动到A的过程中静电场力做负功时,电荷的电势能增加,到达A时电荷恢复到原来的状态。但是由于闭合回路中存在着电阻,所以静电场力做正功时,由电荷的电势能转化而来的动能在电阻中耗散了,它转化成了热。这样电荷再到达B时已丧失了先前在A处时的能量,这就是说,只有静电场力是不可能维持恒定电流的。此时,为了维持恒定电流就必须有非静电力存在,用它来克服静电场力做功,把电荷沿闭合路径再由B送回A,这样就把其他形式的能量转化为了电荷的电势能。电路中提供上述这种非静电力作用的装置称为**电源**(electric source),从能量方面来看,电源也是一种把其他形式的能量转化为电能的装置。在图8.4中,如果B与A之间的区域存在非静电力,则闭合路径中就有电源,导体A是电源正极,导体B是电源负极,连接正、负极的导线及其他一些用电器称为外电路,电源内部的电路称为**内电路**。外电路与内电路连接就构成闭合电路。

不同电源的非静电力的本质以及电源内发生的具体过程是不同的,如干电池的本质是化学反应,光电池的本质是内光电效应,核电池的本质是自发放射性等。以上列举的几种电源的共同点是非静电力只在电源内部存在。

仿照静电场强的定义,用 E_N 表示作用在单位正电荷上的非静电力,即非静电性场强。在电源的内部除了有静电场强 E_S 外,还有非静电性场强 E_N;在外电路中只有静电场 E_S。因此电源内部的总场强 $E = E_S + E_N$,E_N 与 E_S 的方向相反。于是移动电荷 q 绕闭合回路一周,电场力做功为

$$A = q \oint E_S \cdot \mathrm{d}l + q \int_B^A E_N \cdot \mathrm{d}l = q \int_B^A E_N \cdot \mathrm{d}l$$

定义单位正电荷通过电源内部由电源负极移到正极时非静电力所做的功为**电源电动势**(electromotive force),用符号 ε 表示,则

$$\varepsilon = \frac{A}{q} \int_B^A E_N \cdot \mathrm{d}l \tag{8.14}$$

电动势是标量,它的单位是伏(V)。为了方便,通常规定从电源负极经过电源内部指向正极的方向为电动势的方向。

由于 E_N 只存在于电源内部,将式(8.14)改写成绕闭合回路一周的环路积分,积分值不变,即

$$\varepsilon = \oint E_N \cdot \mathrm{d}l \tag{8.15}$$

式(8.15)的含义是电源的电动势在数值上等于移动单位正电荷绕闭合回路一周的过程中非静电力所做的功。经过改写的定义不仅适用于 E_N 只存在于电路局部的情况,也适用于 E_N 在整个闭合回路中存在的情况。式(8.15)表明:E_N 沿闭合路径的环路积分不为零,这也说明非静电力与静电力有着本质的差别。

8.2.2　一段有源电路的欧姆定律

从整个电路中划分出的一段含有几个电阻和电源的电路称为一段有源电路。注意,对于从多回路电路中划分出的一段有源电路,其各部分的电流强度可能是不相同的,如图8.5所示的电路的 AF 段,其中 AD 部分与 DF 部分的电流强度就不相同。

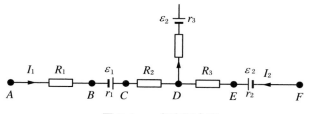

图 8.5　一段有源电路

在恒定电流条件下,电路上各点的电势值是确定的,每一元件两端的电势差也是恒定的。因此可以采用电势升、降的办法来分析电路。现以电势降为准,即沿着选定的走向,若越过某一元件时发生电势降,则其值记为正数;若发生电势升,则其值记为负数,把它看作负的电势降。要计算 A 点与 B 点的电势差 $U_A - U_B$,选取从 A 到 F 的走向。若将越过电阻 R_1 时发生电势降记为 IR_1,则 A 点与 B 点的电势差为

$$U_A - U_B = I_1 R_1$$

当越过电源 ε_1 时,由于从负极走向正极,在电源上电势升高,要记为 $-\varepsilon_1$,同时在内电阻 r_1 上发生电势降 $I_1 r_1$,则 B 点与 C 点的电势差为

$$U_B - U_C = I_1 r_1 - \varepsilon_1$$

将上述两式相加,则得 A 点与 C 点的电势差为

$$U_A - U_C = I_1 R_1 + I_1 r_1 - \varepsilon_1$$

以此类推,则 A 点与 F 点的电势差为

$$U_A - U_F = (I_1 R_1 + I_1 r_1 + I_1 R_2 - I_2 R_3 - I_2 r_2) + (\varepsilon_2 - \varepsilon_1)$$

或

$$U_A - U_F = (I_1 R_1 + I_1 r_1 + I_1 R_2 - I_2 R_3 - I_2 r_2) - (\varepsilon_1 - \varepsilon_2)$$

上式右边的第二个括号内,因为 ε_1 的方向与走向一致,其值为正,ε_2 的方向与走向相反,其值为负,所以这个括号内为两个电源电动势的代数和。写成一般形式,即为一段有源电路的欧姆定律:

$$U_A - U_F = \sum IR - \sum \varepsilon \tag{8.16}$$

式中,$\sum IR$ 表示所求电路上各个电阻(包括电源的内电阻)上的电势降落的代数和,$\sum \varepsilon$ 表示各个电源电动势的代数和。计算 $\sum IR$ 时,如果电阻中的电流方向与所选走向相同,则电阻上的电势降 IR 为正,相反则取负;计算 $\sum \varepsilon$ 时,如果电动势的方向与所选走向相同则为正,相反则为负。

对于闭合电路,终点和起点合一,$U_A = U_F$,则

$$\sum \varepsilon = \sum IR \tag{8.17}$$

式(8.17)表明:当绕闭合回路一周时,回路中各个电源电动势的代数和等于回路中各个电阻上电势降的代数和。

例 8.1 在图 8.6 所示的电路中,已知 $\varepsilon_1 = 12$ V,$r_1 = 0.2$ Ω,$\varepsilon_2 = 6$ V,$r_2 = 0.1$ Ω,$R_1 = 1.4$ Ω,$R_2 = 2.3$ Ω。求:(1) 电路中的电流;

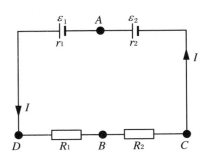

图 8.6 例 8.1 图

（2）A 与 B 两点间的电势差。

解 （1）对于单一回路电路，通过各串联元件的电流强度相同，设为 I。据式（8.17）有

$$\sum \varepsilon = I \sum R$$

则

$$I = \frac{\sum \varepsilon}{\sum R} = \frac{12\ \text{V} + 6\ \text{V}}{1.4\ \Omega + 2.3\ \Omega + 0.2\ \Omega + 0.1\ \Omega}$$

$$= 4.5\ \text{A}$$

（2）循路径 $A\varepsilon_2 CR_2 B$ 计算 A 与 B 间的电势差，据式（8.16）得

$$U_A - U_B = -IR_2 - Ir_2 - (-\varepsilon)$$

$$= -4.5\ \text{A} \times (2.3 + 0.1)\ \Omega - (-6)\ \text{V}$$

$$= -4.8\ \text{V}$$

即 B 点电势高于 A 点电势。若循路径 $A\varepsilon_1 DR_1 B$ 计算，结果也一样。

8.3　基尔霍夫定律及其应用

在分析计算单回路或可以简化成单回路的电路时，应用欧姆定律及电阻的串、并联公式就可以解决问题。但在实际应用中，往往会遇到由多个电源和多个电阻连接而成的多回路电路（或称**分支电路**），这时就要应用**基尔霍夫**[①]**定律**（Kirchhoff law）进行处理。

8.3.1　基尔霍夫定律

1. 基尔霍夫第一定律

基尔霍夫第一定律亦称**节点电流定律**。在多回路电路中，由电源和电阻连成的或各自单独组成的一段无分支电路，称为支路，如图 8.7 中的 $ABCD$，AD，AED 等。同一支路中的电流处处相等。三条或三条以上支路的连接点称为**节点**（node）

[①] 基尔霍夫（G. R. Kirchhoff），1824～1887，德国物理学家。21 岁时他发表了第一篇论文，提出了稳恒电路网络中电流、电压、电阻关系的两条电路定律，即著名的基尔霍夫电流定律（KCL）和基尔霍夫电压定律（KVL）。

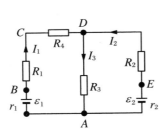

图 8.7　支路和节点

或分支点。根据电流连续性原理知,电路中任何一点均不能有电荷的积累。因此在恒定的直流电路中,流向节点的所有电流之和应等于从节点流出的所有电流之和。若汇合于节点的支路有 K 条,并规定流向节点的电流为正,流出节点的电流为负,则汇合于节点的电流强度的代数和为零,即

$$\sum_{i=1}^{K} I_i = 0 \qquad (8.18)$$

根据基尔霍夫第一定律,对电路中的每一个节点都可列出一个方程,但并不是所有的方程都是独立的。若电路中有 n 个节点,则只能有 $n-1$ 个独立方程。图 8.7 中的两个节点有

对于节点 A 可以写出方程:$I_3 - I_1 - I_2 = 0$

对于节点 D 可以写出方程:$I_1 + I_2 - I_3 = 0$

显然,这两个方程相同。本例中只有一个独立的节点电流方程。

2. 基尔霍夫第二定律

基尔霍夫第二定律亦称**回路电压定律**。几条支路构成的闭合通路称为**回路**(loop)。如图 8.7 中的 $ABCDA$,$ADEA$,$ABCDEA$ 都是回路。注意,回路由不同的支路构成,各支路上的电流强度可能不相等。设 m 表示某一闭合回路所包含的具有不同电流强度的支路数,则对于该闭合回路,根据式(8.17)有

$$\sum_{i=1}^{m} \varepsilon_i = \sum_{i=1}^{m} I_i R_i \qquad (8.19)$$

式(8.19)表明:沿任一闭合回路,电动势的代数和等于回路中电阻上电势降落的代数和,这就是**基尔霍夫第二定律**。使用式(8.19)时,应事先任意选定一绕行方向,若电阻中电流与绕行方向相同,则电势降落为 $+IR$;反之,电势降落为 $-IR$。若电动势指向与绕行方向一致,则电动势的值取为 $+\varepsilon$;反之,取为 $-\varepsilon$。

按上述符号规则,对每一个回路都可应用基尔霍夫第二定律写出相应的方程。但是,需要指出的是,选取回路时,应注意它们的独立性,如选取图 8.7 中的 $ABCDA$ 及 $ADEA$ 两个回路,若选定顺时针方向为绕行方向,可按式(8.19)写出两个回路电压方程:

对于 $ABCDA$ 回路:$I_1 R_1 + I_1 r_1 + I_1 R_4 + I_3 R_3 = \varepsilon_1$

对于 $ADEA$ 回路:$-I_3 R_3 - I_2 R_2 - I_2 r_2 = -\varepsilon_2$

这两个闭合回路的方程是相互独立的,因为不能从其中一个导出另外一个;如果已经选取了这两个回路,那么闭合回路 $ABCDEA$ 就不是独立的了。

对于 $ABCDEA$ 回路:$I_1 R_1 + I_1 r_1 + I_1 R_4 - I_2 R_2 - I_2 r_2 = \varepsilon_1 - \varepsilon_2$

此时,相应的回路方程可以由其他两个方程得出,具体的规则是:新选取的回路中,至少应有一段电路是在已选用过的回路中未曾出现过的,这样所得的一组闭合回路方程将是相互独立的。

8.3.2 基尔霍夫定律的应用

应用基尔霍夫定律来解决复杂电路问题是比较方便的,可按以下步骤进行:

(1) 根据电路图和题意,先标定各支路电流的方向,也可以直接应用基尔霍夫第一定律来标定电流的方向,这样可减少未知量的个数。

(2) 根据标定的电流方向,统一选取电流的正、负号,对 n 个节点,按基尔霍夫第一定律要求列出 $n-1$ 个独立的节点电流方程。

(3) 将电路中的所有支路分别划分归入相应的回路,按基尔霍夫第二定律要求写出独立的回路电压方程。

(4) 根据基尔霍夫第一、第二定律列出独立方程,注意其个数应等于未知数的个数;

(5) 解方程(解出电流若是负值,说明实际电流方向与原先标定的方向相反;解出的结果若为正值,说明实际电流方向与原先标定的方向相同)。

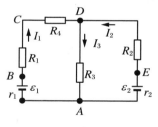

图 8.8 例 8.2 图

例 8.2 如图 8.8 所示的电路中,已知 $\varepsilon_1 = 6$ V,$r_1 = 0.5$ Ω,$\varepsilon_2 = 1.5$ V,$r_2 = 1$ Ω,$R_1 = 4.5$ Ω,$R_2 = 9$ Ω,$R_3 = 10$ Ω,$R_4 = 5$ Ω,求各支路中的电流。

解 (1) 标定各支路 $ABCD$,AED,AD 的电流分别为 I_1,I_2,I_3,其方向如图 8.8 所示。

(2) 按基尔霍夫第一定律,对于节点 D 有

$$I_1 + I_2 - I_3 = 0$$

(3) 选定逆时针方向为绕行方向,对于回路 $ABCDA$ 有

$$-I_3 R_3 - I_1 R_4 - I_1 R_1 - I_1 r_1 = -\varepsilon_1$$

对于回路 $ADEA$ 有

$$I_2 R_2 + I_2 r_2 + I_3 R_3 = \varepsilon_2$$

将具体数值代入,经整理得

$$\begin{cases} I_1 + I_2 - I_3 = 0 \\ I_1 + I_3 = 0.6 \\ I_2 + I_3 = 0.15 \end{cases}$$

解方程组得

$$\begin{cases} I_1 = 0.35\,\text{A} \\ I_2 = -0.1\,\text{A} \\ I_3 = 0.25\,\text{A} \end{cases}$$

I_2 为负值,说明 I_2 的实际方向与原先标定方向相反。

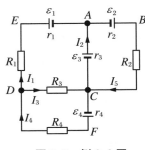

图 8.9　例 8.3 图

例 8.3　如图 8.9 所示,已知 $\varepsilon_1 = 2\,\text{V}, r_1 = 0.1\,\Omega,$ $\varepsilon_2 = 4\,\text{V}, r_2 = 0.2\,\Omega, \varepsilon_3 = 4\,\text{V}, r_3 = 1\,\Omega, \varepsilon_4 = 2\,\text{V}, r_4 = 0, R_1 = 1.9\,\Omega, R_2 = 1.8\,\Omega, R_3 = 4\,\Omega, R_4 = 2\,\Omega$。求:(1) 各支路的电流;(2) U_{BF} 的值。

解　(1) 各支路的电流。

① 标出各支路的电流分别为 $I_1, I_2, I_3, I_4, I_5,$ 其方向如图 8.9 所示。

② 按基尔霍夫第一定律,对于节点 A:
$$I_1 + I_2 - I_5 = 0$$

对于节点 D:
$$I_4 - I_1 - I_3 = 0$$

③ 选定顺时针为绕行方向,对于回路 $ABCA$:
$$I_5 R_2 + I_2 r_3 + I_5 r_2 = \varepsilon_3 + \varepsilon_2$$

对于回路 $EACDE$:
$$I_1 R_1 + I_1 r_1 - I_2 r_3 - I_3 R_3 = -\varepsilon_1 - \varepsilon_3$$

对于回路 $DCFD$:
$$I_4 R_4 + I_4 r_4 + I_3 R_3 = \varepsilon_4$$

代入数值,整理后得
$$\begin{cases} I_1 + I_2 - I_5 = 0 \\ I_4 - I_1 - I_3 = 0 \\ I_2 + 2I_5 = 8 \\ 2I_1 - I_2 - 4I_3 = -6 \\ 4I_3 + 2I_4 = 2 \end{cases}$$

解上述方程组得
$$\begin{cases} I_1 = -0.5\,\text{A} \\ I_2 = 3\,\text{A} \\ I_3 = 0.5\,\text{A} \\ I_4 = 0 \\ I_5 = 2.5\,\text{A} \end{cases}$$

I_1 为负值,说明 I_1 的实际方向与原先标定方向相反。

（2）U_{BF} 的值。

由 B 经任一路径至 F 为顺序方向。按上节电势差的符号规则，有

$$U_{BF} = I_5 R_2 + I_4 r_4 - \varepsilon_1 = 2.5 \times 1.8 \text{ V} - 2 \text{ V} = 2.5 \text{ V}$$

> 尽管交流电"变化多端"，但它比起直流电来说，有一个最大的优点，就是可以使用变压器根据需要来升高或降低电压。因为发电厂产的电都要输送到很远的地方，供用户使用，所以电压越高，输送中的损失越小。当电压升高到几万甚至几十万伏时，交流电较直流电输送起来就很经济了。使用电时，为适应其特定的用途，再把电压降低，如家庭用电只要 220 V，而工厂常用 380 V 等。

8.4　电容器的充电和放电

电容器具有容纳电荷储存电能的能力。电容 C 和电阻 R 串联起来组成的电路称为 RC 电路。如图 8.10 所示，将开关 K 扳向 1 使 RC 电路与直流电源相连，电容器被**充电**（charging）。在充电过程中，充电电流 i_1 和电容器的端电压 u_C 是随时间变化的。将开关扳向 2，已充电的电容器通过电阻**放电**（discharging）。放电过程中回路的电流和电容器的端电压也是随时间变化的。通常将电容器的充放电过程称为 RC 电路的**暂态过程**

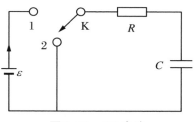

图 8.10　RC 电路

（transient state process）。暂态过程与稳态过程是电子技术中两个比较重要的电过程，在电工和电子技术中有着广泛的应用。

在 RC 电路的充、放电过程中，电流都是不稳定的，但是在充、放电过程中的任一时刻，回路中的电流强度、电势降落等仍然遵守基尔霍夫定律，这种情况称为似稳情况，回路中的电流称为**似稳电流**。

8.4.1　电容器的充电

如图 8.10 所示，将 K 扳向 1，电动势为 ε 的电源就通过电阻 R 向电容器 C 充电，电路中的电流为 i。由于电容器 C 上的电荷尚未积累，因此电容器两极板间的

电压 $u_C = 0$。这时电路中的电流 $i = (\varepsilon - u_C)/R = \varepsilon/R$，即在这一瞬间电路中的充电电流最大。随着充电时间的延续，电容器上积累的电荷逐渐增加，电容器两端的电压 u_C 也逐渐增大，而充电电流 i 则随 u_C 的增大而减小。当 $u_C = \varepsilon$ 时，$i = 0$，充电过程结束，这一过程称为 RC 电路的充电过程。根据基尔霍夫第二定律可知

$$\varepsilon = iR + u_C$$

其中，$i = \dfrac{\mathrm{d}q}{\mathrm{d}t} = C\dfrac{\mathrm{d}u_C}{\mathrm{d}t}$，代入上式得

$$\varepsilon = RC\frac{\mathrm{d}u_C}{\mathrm{d}t} + u_C$$

上式为 RC 电路在充电过程中电容器两端电压所满足的微分方程，方程的解为

$$u_C = \varepsilon + A\mathrm{e}^{-t/(RC)}$$

当 $t = 0$ 时，$u_C = 0$，代入上式得 $A = -\varepsilon$，所以

$$u_C = \varepsilon[1 - \mathrm{e}^{-t/(RC)}] \tag{8.20}$$

式(8.20)说明，在 RC 电路的充电过程中电容器 C 两端的电压 u_C 是随时间 t 按指数规律增加的，如图 8.11 所示。

充电电流为

$$i = \frac{\varepsilon - u_C}{R} = \frac{\varepsilon}{R}\mathrm{e}^{-t/(RC)} \tag{8.21}$$

式 8.21 说明，RC 电路中的充电电流 i 是随时间 t 按指数规律下降的，如图 8.12 所示。

从上面的分析可以看出，电容器充电快慢与 R 和 C 的大小有关，我们把 R 和 C 的乘积称为电路的**时间常量**(time constant)，用 τ 来表示，$\tau = RC$，其单位为秒 (s)。可以用 τ 来表示充电的快慢，τ 越大充电越慢，τ 越小充电越快，如图 8.11 和图 8.12 所示。当 $t = RC = \tau$ 时，有

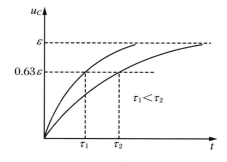

图 8.11　RC 电路充电时的 u_C-t 曲线

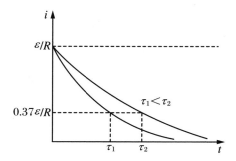

图 8.12　RC 电路充电时的 i-t 曲线

$$u_C = \varepsilon(1 - \mathrm{e}^{-1}) = 0.63\varepsilon$$

$$i = \frac{\varepsilon}{R}\mathrm{e}^{-1} = 0.37\frac{\varepsilon}{R}$$

由此我们可以理解时间常量的物理意义,即:τ 是当 RC 电路充电时电容器上的电压从零上升到 ε 的 63% 所经历的时间。从公式(8.20)可知,$t = \infty$ 时,$u_C = \varepsilon$,表明只有充电时间足够长时,电容器两端的电压 u_C 才能与电源电动势 ε 相等。但是实际上,当 $t = 3\tau$ 时,$u_C = 0.95\varepsilon$;当 $t = 5\tau$ 时,$u_C = 0.993\varepsilon$。这时 u_C 与 ε 已基本接近,因此一般经过 $3\tau \sim 5\tau$ 的时间,充电过程就已基本结束。此时充电电流 $i_C = 0$,相当于开路,我们通常所说的电容有隔直流作用就是指这种状态。

8.4.2 电容器的放电

在图 8.10 所示的电路中,如果把开关 K 扳向 2,电容器 C 将通过电阻 R 放电。刚开始的瞬间,由于 $u_C = \varepsilon$,所以电路中有最大的放电电流,其方向与充电电流方向相反。其后的放电过程中电容器两端电压 u_C、放电电流 i_C 都逐渐减小,直至 $u_C = 0$,$i_C = 0$ 时,放电结束,这一过程称为 RC 电路的放电过程。根据基尔霍夫第二定律可知

$$u_C = i_C R$$

由于电容器放电过程中极板上的电荷逐渐减少,故电荷变化率为负,所以

$$i_C = -\frac{\mathrm{d}q}{\mathrm{d}t} = -C\frac{\mathrm{d}u_C}{\mathrm{d}t}$$

代入上式得

$$\frac{\mathrm{d}u_C}{\mathrm{d}t} + \frac{u_C}{RC} = 0$$

这个一阶微分方程的解是

$$u_C = A\mathrm{e}^{-t/(RC)}$$

将初始条件 $t = 0$,$u_C = \varepsilon$ 代入上式,可得 $A = \varepsilon$,则上式变为

$$u_C = \varepsilon\mathrm{e}^{-t/(RC)} \tag{8.22}$$

而放电电流 i_C 为

$$i_C = \frac{u_C}{R} = \frac{\varepsilon}{R}\mathrm{e}^{-t/(RC)} \tag{8.23}$$

由式(8.22)和式(8.23)可知,在 RC 电路放电过程中,u_C 和 i_C 均随时间按指数规律衰减。

同样 u_C 和 i_C 衰减的快慢也取决于时间常量 $\tau = RC$,τ 越大衰减越慢,如图 8.13 所示。当 $t = \tau$ 时,$u_C = 0.37\varepsilon$,从理论上看,只有当 $t = \infty$ 时,$u_C = 0$,放电

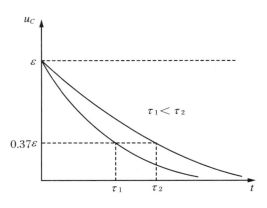

图 8.13　RC 电路放电时的 u_C-t 曲线

过程才结束。在实际中,当放电时间经过 $3\tau \sim 5\tau$ 时,便可认为放电基本结束。

从上面的分析可知,不论是在充电过程中还是在放电过程中,电容器上的电压都不能突变,只能逐渐变化。这就是 RC 电路暂态过程的特性,这一特性在电阻技术中有着广泛的应用。除此之外,在研究生命现象时经常用到 RC 电路,如细胞膜的电特性以及神经传导也经常被模拟为 RC 电路。

知识拓展

体控电疗

中医经络高能生物电体控电疗法简称体控电疗。体控疗法是电疗师将专用"体控电疗仪"输出的电能经过人的身体调节、控制后,根据经络的走向与病症所处部位,采用适当电量并通过运用各种手法,将电能输入人体,根据人体经络电位差原理,使电能迅速传导,瞬间打通受损、萎缩的经络,修复受损脏腑的经络并将生物电能输入人体脏腑的细胞深处,增加人体细胞活力,促进人体新陈代谢,使人体气血畅通,机体免疫功能增强,呈现"通则不痛"的效果,使人体快速恢复健康,达到防病、治病的目的。

我们所说的体控电疗与西方的电疗,从理论到实践都是不同的!体控电疗法是远比西方电疗法更胜一筹的新型电疗法。它是建立在我国古老中医理论基础上,融汇西方电疗理论基础与东方的中医经络理论于一炉,把西医体系中的脏腑学、解剖学、病理学与中医体系中的经络学、阴阳五行学融为一体,把仪器与电疗师、患者巧妙连接为一体,电疗师手上带电循经络、神经、患处进行按摩,用电流带动气血流动,从而完成一系列理疗、康复目的的一种全新健康方式。它把西方电疗从头痛医头、脚痛医脚的低级阶段提升到了更高的境界。其理疗效果也远远优于西方的电疗,与传统中医经络疗法相比也有明显的提高。

体控电疗法对人体的有利作用

(1)疏通经络。体控电疗法是利用电流在人体内的流动来激发经气以疏通经络的方法。经络通过的电流大,对经络的疏通作用也大。人体经络畅通则血脉和利,血脉和利则苛疾不起,精神乃居,达到祛病健身的目的。

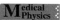

　　(2) 兴奋神经肌肉组织。当生物电渗透到电流神经、肌肉组织后,细胞膜产生离子转移,膜电位和膜通透性发生变化,形成动作电位,进而产生兴奋,这种兴奋通过神经肌肉接头传到肌肉而引起肌肉收缩反应,用于治疗周围性神经麻痹及肌肉萎缩疗效明显。

　　(3) 镇痛作用。当生物电流渗透到人体时,中枢神经系统可释放出内源性吗啡样物质,它们是一类具有吗啡样活性的神经介质,与镇痛有密切的关系,可以防止痛觉冲动传入而产生镇痛作用,其中释放的内啡肽镇痛作用可持续数小时,使闸门关闭而产生镇痛效应。生物电还可使组织间、神经纤维的水肿减轻,组织的张力下降,病灶区的缺氧状态改善,使病理性致痛介质尽早清除。

　　(4) 镇静作用。生物电渗透可以引起大脑皮层的泛化性抑制,可以抑制网状结构中的觉醒神经,从而解除全身紧张状态,产生明显的镇静和催眠效果。

　　(5) 促进血液循环。生物电渗透到人体以后,使皮肤的小动脉血管扩张,血液循环改善,细胞膜通透性提高,细胞能量增加,物质代谢加快,组织营养改善,提高细胞的活力。生物电可引起肌肉收缩,肌肉的收缩和舒张形成"泵"的作用,从而促进血液和淋巴液的回流。

　　(6) 净化身体。血液循环的加快使体内的新陈代谢加快,加速了体内废弃物质的排除,当人体进行电刺激时,就会排出有异味的病气。

习 题 8

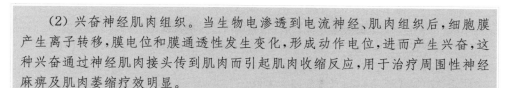

习题 8 解答

1. 两根粗细不同的铜棒接在一起(串联),在两端加上一定电压。设两铜棒的长度相同,问:
   (1) 通过两棒的电流强度是否相同?
   (2) 如果略去分界面处的边缘效应,通过两棒的电流密度是否相同?

2. 截面相等的铜棒和铁棒串联在一起后接到电路中,问哪个里面的电场强度大?

3. 把大地看成均匀的导电介质,其电阻率为 ρ。用一半径为 a 的球形电极与大地表面相接,半个球体埋在地下,如图所示。如果电极本身的电阻可以忽略,试证明此电极的接地电阻。　　$[R = \rho/(2\pi a)]$

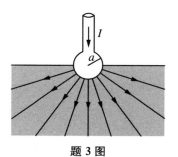

题 3 图

4. 灵敏电流计能测出的最小电流约为 10^{-10} A。问：

(1) 10^{-10} A 的电流通过灵敏电流计时，每秒内流过导线截面的自由电子数是多少？

(2) 如果导线的截面积是 1 mm², 导线中自由电子的密度为 8.5×10^{28} m⁻³, 这时电子的平均漂移速度是多少？

(3) 电子沿导线漂移 1 cm 所需时间为多少？

$$[(1)\ 6.25 \times 10^8\ \text{s}^{-1};(2)\ 7.4 \times 10^{-15}\ \text{m} \cdot \text{s}^{-1};(3)\ 1.4 \times 10^{12}\ \text{s}]$$

5. 把截面相同的铜丝和钢丝串联起来，铜的电导率为 5.8×10^7 S·m⁻¹, 钢的电导率为 0.2×10^7 S·m⁻¹, 横截面积为 2 mm², 如给它通以电流强度为 1 μA 的恒定电流，求铜丝和钢丝中的电场强度。　　　　　　　　$(8.6 \times 10^{-9}\ \text{V} \cdot \text{m}^{-1}, 2.5 \times 10^{-7}\ \text{V} \cdot \text{m}^{-1})$

6. 平板电容器的电量为 2×10^{-8} C, 平板间电介质的相对介电常量为 78.5, 电导率为 2×10^{-4} S·m⁻¹, 求开始放电时的电流强度。　　　　　　$(5.76 \times 10^{-3}\ \text{A})$

7. 将 1 000 Ω 的电阻和 1 μF 的电容器串联到 100 V 的电源上，问：

(1) 电容器上最后的电量是多少？

(2) 电源接通后 2.3 ms 时，电容器上的电量是多少？　　　$[(1)\ 10^{-4}\ \text{C};(2)\ 9 \times 10^{-5}\ \text{C}]$

8. 一个用电阻率为 ρ 的导电物质制成的空心半球壳，它的内半径为 a, 外半径为 b, 求内球面与外球面间的电阻。　　　　　　　　$\left[\dfrac{\rho}{2\pi}\left(\dfrac{1}{a} - \dfrac{1}{b}\right)\right]$

9. 两同轴圆筒形电体电极，其间充满电阻率为 10 Ω·m 的均匀电介质，内电极半径为 10 cm, 外电极半径为 20 cm, 圆筒长度为 5 cm。

(1) 求两极间的电阻；

(2) 若两极间的电压为 8 V, 求两圆筒间的电流强度。　　$[(1)\ 22\ \Omega;(2)\ 0.36\ \text{A}]$

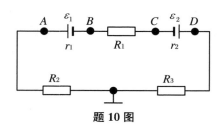

题 10 图

10. 图中 $\varepsilon_1 = 24$ V, $r_1 = 2$ Ω, $\varepsilon_2 = 6$ V, $r_2 = 1$ Ω, $R_1 = 2$ Ω, $R_2 = 2$ Ω, $R_3 = 3$ Ω, 求：

(1) 电路中的电流；

(2) A, B, C, D 点的电势；

(3) U_{AB} 和 U_{DC}。

$$[(1)\ 2\ \text{A};(2)\ 2\ \text{V}, -18\ \text{V}, -14\ \text{V}, -6\ \text{V};(3)\ 20\ \text{V}, 8\ \text{V}]$$

11. 如图所示，已知支路电流 $I_1 = 1/3$(A), $I_2 = 1/2$(A), 求电动势 ε_1 和 ε_2。　　$(9\ \text{V}, 6\ \text{V})$

12. 在如图所示的电路中，已知 $\varepsilon_2 = 12$ V, $\varepsilon_3 = 4$ V; 安培计的读数为 0.5 A, 其内阻可忽略不计，电流方向如图中所示，求电源 ε_1 的电动势。

13. 如图所示，$\varepsilon_1 = 10$ V, $\varepsilon_2 = 6$ V, $\varepsilon_3 = 20$ V, $R_1 = 20$ kΩ, $R_2 = 60$ kΩ, $R_3 = 40$ kΩ, 求各支路中的电流。　　　　$(-0.1\ \text{mA}, 0.1\ \text{mA}, -0.2\ \text{mA})$

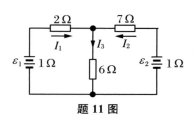

题 11 图

14. 如果每个离子所带电荷的电量为 $+1.6 \times 10^{-19}$ C,在轴突内、外这种离子的摩尔浓度分
别为 10 mol·m^{-3} 及 160 mol·m^{-3},求在 37 ℃时离子的平衡电势。　　　　　　　(74 mV)

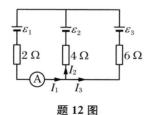

题 12 图

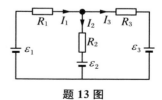

题 13 图

15. 什么叫动作电位? 简述其产生过程。

16. 直流电对机体的主要作用是什么?

17. 电源是根据什么原理把测量样品中的不同成分进行分离的? 怎样求得各种不同成分所
占总量的比例?

18. 毛细管电泳的基本工作原理是什么? 毛细管的长度不同,对分离结果有什么影响?

第 9 章
电磁感应与电磁波

引例

1. 乘飞机时为什么需要关闭手机?
2. 变压器升压或降压的工作原理是什么?
3. 电磁波在医学上的应用有哪些?

电场和磁场是相互关联的,在一定条件下,两者可以相互转化。电磁感应就是变化磁场产生电场的现象。它阐明了变化的磁场能够激发电场,建立了描述电磁场基本性质和规律的完整的电磁场理论——麦克斯韦方程组,预言了电磁波的存在,揭示了光的电磁本性。

9.1 电磁感应

9.1.1 电磁感应

自从奥斯特发现电流能够产生磁场的现象以后,科学家们就开始研究它的逆现象(即如何利用磁场来产生电流),从而引发了电磁感应现象。

电磁感应现象可用图 9.1 的实验来演示,使两个线圈彼此靠近,并保持相对静止。当流经右边线圈中的电流发生变化时(接通、断开电路或改变电阻值 R),电流计 G 的指针立即发生偏转,表明左边的线圈中有电流产生。实验使穿过闭合导体回路所包围面积的磁通量发生了变化,因而在闭合导体回路中产生了电流。闭合回路中有电流产生,说明回路中有电动势存在。这种由磁通量的变化而引起的电动势称为**感应电动势**（induction electromotive force）。实际上，在回路中直接产生的是感应电动势，而感应电流是由感应电动势引起的。我们把由于磁通量发生变化而产生感应电动势的现象称为电磁感应现象。

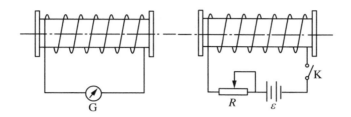

图 9.1　线圈中的电流发生变化时的电磁感应现象

9.1.2　法拉第电磁感应定律

图 9.1 及大量其他实验一致表明：当一个闭合电路的磁通量（不论由于什么原因）发生变化时，都会出现**感应电流**（induction current）。实验事实还说明：磁通量变化越快，感应电动势越大。法拉第最先从自己的实验中注意到了这个事实。大量精确的实验证明，导体回路中感应电动势 ε_i 的大小与穿过回路所包围面积的磁通量的变化率 $\mathrm{d}\Phi/\mathrm{d}t$ 成正比，这个结论称为**法拉第[①]电磁感应定律**（Faraday law of electromagnetic induction）。在国际单位制中，磁通量的变化率以韦伯/秒（Wb·s^{-1}）为单位，感应电动势的单位为伏特（V）。此定律用公式表示为

$$\varepsilon_i = -\frac{\mathrm{d}\Phi}{\mathrm{d}t} \tag{9.1}$$

式中的负号反映了感应电动势的方向。感应电动势的方向可用楞次定律来确定：先选定回路的绕行方向，使右手螺旋定则确定的回路的正法线方向与磁感应强度 B 的方向一致，于是 ε_i 的方向完全由 $\mathrm{d}\Phi/\mathrm{d}t$ 决定：如果 $\mathrm{d}\Phi/\mathrm{d}t>0$，则 $\varepsilon_i<0$，此时感应电动势的方向与回路的绕行方向相反；如果 $\mathrm{d}\Phi/\mathrm{d}t<0$，则 $\varepsilon_i>0$，此时感应电动势的方向与回路的绕行方向相同，如图 9.2 所示。闭合回路中感应电流的方向，总是使感应电流所产生的磁场去反抗引起感应电流的磁通量的改变，这就是**楞次定律**。

值得注意的是，以上我们讨论的回路都是由导线组成的单匝回路，因而式（9.1）只适用于单匝导线组成的回路。如果回路是由 N 匝线圈组成的，那么当磁通量变化时，每匝线圈都将产生感应电动势。由于线圈的匝与匝之间是互相串联

---

① 法拉第（M. Faraday），1791～1867，英国物理学家、化学家，也是著名的自学成才的科学家。

的,于是整个线圈的总电动势就等于各匝线圈所产生的电动势之和。令 Φ_1, $\Phi_2,\cdots,\Phi_N$ 分别代表通过各匝线圈的磁通量,则

$$\varepsilon_i = -\frac{\mathrm{d}\Phi_1}{\mathrm{d}t} - \frac{\mathrm{d}\Phi_2}{\mathrm{d}t} - \cdots - \frac{\mathrm{d}\Phi_N}{\mathrm{d}t}$$

$$= -\frac{\mathrm{d}}{\mathrm{d}t}(\Phi_1 + \Phi_2 + \cdots + \Phi_N) = -\frac{\mathrm{d}\Psi}{\mathrm{d}t} \tag{9.2}$$

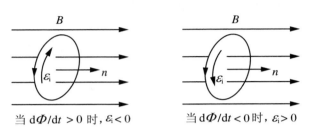

当 $\mathrm{d}\Phi/\mathrm{d}t > 0$ 时,$\varepsilon_i < 0$ 当 $\mathrm{d}\Phi/\mathrm{d}t < 0$ 时,$\varepsilon_i > 0$

图 9.2　感应电动势的方向

式中,$\Psi = \Phi_1 + \Phi_2 + \cdots + \Phi_N$ 称为**磁链**(magnetic flux linkage)或**全磁通**。如果穿过每匝线圈的磁通量相同,均为 Φ,则 $\Psi = N\Phi$,故

$$\varepsilon_i = -\frac{\mathrm{d}\Psi}{\mathrm{d}t} = -N\frac{\mathrm{d}\Phi}{\mathrm{d}t} \tag{9.3}$$

9.1.3　动生电动势

法拉第电磁感应定律说明,只要闭合电路的磁通量有变化就会产生感应电动势,无论引起磁通量的原因是什么。事实上,磁通量的变化原因无非有三种:① B 不随时间变化(恒定磁场)而闭合电路在运动,这样产生的感应电动势称为**动生电动势**(motional electromotive);② B 随时间变化而闭合回路的任一部分都不动,这样产生的感应电动势称为**感生电动势**(induced electromotive force);③ B 随时间变化且闭合电路也有运动,不难看出,这时的感应电动势是动生电动势和感生电动势的叠加。

作为法拉第电磁感应定律的一个应用,我们计算在图 9.3 中因导线 ab 的运动而产生的动生电动势。设导线 ab 的长度为 l,在磁感应强度为 B 的匀强磁场中以速度 v 向右运动,并假定 l,v,B 三者相互垂直。先根据磁感应强度的方向确定回路 $abcd$ 的绕行方向为顺时针方向。在 $\mathrm{d}t$ 时间内,l 向右移动 $\mathrm{d}x$ 距离。因回路的面积增加,即 $\mathrm{d}S = l\mathrm{d}x > 0$,故 $\mathrm{d}\Phi = B\mathrm{d}S = Bl\mathrm{d}x > 0$,于是

$$\varepsilon_i = -\frac{\mathrm{d}\Phi}{\mathrm{d}t} = -Blv$$

ε_i 为负,说明电动势方向与回路绕行方向相反,为逆时针方向。

动生电动势的产生可以用洛伦兹力来解释。在图 9.3 中,磁场方向垂直于纸面向里,当导线 ab 在纸面内以速度 v 向右移动时,导线内每个电子受到大小 $f = evB$ 的洛伦兹力的作用,但电子沿导线由 a 端向 b 端移动,结果在 b 端出现负电荷,而在 a 端出现正电荷。

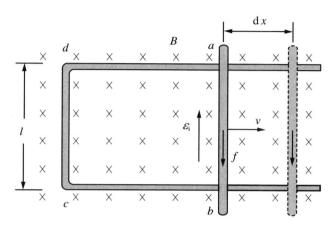

图 9.3   导体在磁场中切割磁感应线产生动生电动势

这些正、负电荷在导体内部产生一静电场 E,方向从 a 指向 b。因此在匀强磁场中运动着的导体内,每个电子同时受到洛伦兹力 evB 和静电力 eE 这样两个相反方向的力的作用。当达到平衡时,这两个力大小相等,即

$$evB = eE$$

所以

$$E = vB$$

上式说明,在平衡时,导体内部存在着一个静电场 E 和一个非静电场 vB,两者大小相等而方向相反,在这两个相互平衡的电场的作用下,导体内的自由电子就不再向 b 端移动。此时,ab 可以看成一个电源,a 端为电源的正极,b 端为负极。根据定义,电源电动势的大小等于把单位正电荷从电源的负极经电源内部移到正极时非静电力所做的功,于是有

$$\varepsilon_i = \int_0^l vB\mathrm{d}l = vBl$$

由此可见,形成动生电动势的根本原因是洛伦兹力。动生电动势产生于做切割磁感应线运动的这段导体,这段导体相当于一个开路的电源,a 端为正极,b 端为负极。如果与外电路相连接,电流将从 a 端流出通过外电路而流向 b 端。在 ab 内部,电流是由 b 流向 a 的,可见动生电动势 ε_i 在导线 ab 内的方向是由 b 指向 a

的,而不动的那部分导体上不产生电动势,它只是电流流动的通路。

9.1.4 感生电动势

洛伦兹力能够说明导体在磁场中做切割磁感应线的运动时所引起的动生电动势,但不能说明回路保持不动而使穿过回路的磁通量发生变化时所产生的感生电动势。按照麦克斯韦关于电磁场的理论,**感生电动势**是由随时间变化的磁场在其周围空间产生的电场引起的。

由变化的磁场所建立的感生电场与变化着的磁通量相关,它的电场线是闭合曲线,因此感生电场又称为**涡旋电场**(curl electric field)。

涡旋电场的出现使得处于变化磁场的周界 L 上产生感生电动势。如果用 $E_{旋}$ 表示涡旋电场的电场强度,当它在闭合环路 L 中对单位正电荷做功时,产生的感生电动势可以表示为

$$\varepsilon_i = \oint_L \boldsymbol{E}_{旋} \cdot \mathrm{d}\boldsymbol{l}$$

感生电动势的产生同样不要求电路闭合,对于处在涡旋电场 $E_{旋}$ 中的一段导体 ab,产生的感生电动势可以表示为

$$\varepsilon_i = \int_a^b \boldsymbol{E}_{旋} \cdot \mathrm{d}\boldsymbol{l} \tag{9.4}$$

涡旋电场不是保守场,它存在于变化磁场的周围空间,不管这个空间是真空、电介质还是导体。在一般情形下,空间可能同时存在静电场 $\boldsymbol{E}_{静}$ 和涡旋电场 $\boldsymbol{E}_{旋}$,总电场 $\boldsymbol{E}$ 是二者的矢量叠加,即

$$\boldsymbol{E} = \boldsymbol{E}_{静} + \boldsymbol{E}_{旋}$$

式中,$\boldsymbol{E}$ 称为全电场,它的环路积分为

$$\oint_L \boldsymbol{E} \cdot \mathrm{d}\boldsymbol{l} = \oint_L (\boldsymbol{E}_{静} + \boldsymbol{E}_{旋}) \cdot \mathrm{d}\boldsymbol{l} \tag{9.5}$$

因为静电场是保守场,即 $\oint_L \boldsymbol{E}_{静} \cdot \mathrm{d}\boldsymbol{l} = 0$,所以

$$\oint_L \boldsymbol{E} \cdot \mathrm{d}\boldsymbol{l} = \oint_L \boldsymbol{E}_{旋} \cdot \mathrm{d}\boldsymbol{l} \tag{9.6}$$

因此一方面,感生电动势可写成

$$\varepsilon_i = \oint_L \boldsymbol{E}_{旋} \cdot \mathrm{d}\boldsymbol{l} = \oint_L \boldsymbol{E} \cdot \mathrm{d}\boldsymbol{l} \tag{9.7}$$

另一方面,按照法拉第电磁感应定律,感生电动势又可写成

$$\varepsilon_i = -\frac{\mathrm{d}\Phi}{\mathrm{d}t} = -\frac{\mathrm{d}}{\mathrm{d}t}\int_S \boldsymbol{B} \cdot \mathrm{d}\boldsymbol{S} \tag{9.8}$$

式中的 S 是以环路 L 为周界的任意曲面,联立式(9.7)和式(9.8)有

$$\oint_L \boldsymbol{E} \cdot \mathrm{d}\boldsymbol{l} = -\int_S \frac{\partial \boldsymbol{B}}{\partial t} \cdot \mathrm{d}\boldsymbol{S} \tag{9.9}$$

此式是电磁学的基本方程之一,它反映了变化的磁场能够激发电场。在稳恒磁场条件下,即 $\mathrm{d}\Phi/\mathrm{d}t = 0$ 或 $\partial B/\partial t = 0$ 时,上式化为

$$\oint_L \boldsymbol{E} \cdot \mathrm{d}\boldsymbol{l} = 0$$

此即**静电场环路定理**。由此可见,式(9.9)是静电场的环路定理在非稳恒磁场条件下的推广。

9.2 自感和互感

9.2.1 互感现象

设有两个相互邻近的线圈 1 和 2 分别通有电流,其中任一线圈中的电流发生变化时,都会在另一线圈中产生感应电动势,这种一个回路中的电流发生变化使相邻的另一个回路中产生感应电动势的现象称为**互感现象**,所产生的电动势称为**互感电动势**(mutual induced electromotive force)。显然,一个线圈中产生的互感电动势的大小不但与另一线圈中电流改变的快慢有关,而且也与两个线圈的结构以及它们之间的相对位置有关,如图 9.4 所示。

设线圈 1 中电流所激发的磁场穿过线圈 2 的磁链为 Ψ_{21},按照毕奥-萨伐尔定律,Ψ_{21} 与线圈 1 中的电流强度 I_1 成正比,即

$$\Psi_{21} = M_{21} I_1 \tag{9.10}$$

式中,比例系数 M_{21} 是线圈 1 对线圈 2 的互感系数,简称"互感"。如果线圈 1 中的电流 I_1 发生变化,则线圈 1 所激发的磁场穿过线圈 2 的磁链 Ψ_{21} 也发

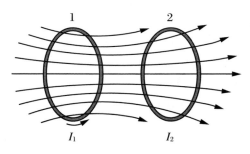

图 9.4 互感现象

生相应的变化,按照法拉第电磁感应定律,在线圈 2 中,由 I_1 的变化产生的感应电动势 ε_{21} 为

$$\varepsilon_{21} = -\frac{\mathrm{d}\Psi_{21}}{\mathrm{d}t} = -\frac{\mathrm{d}}{\mathrm{d}t}(M_{21} I_1) \tag{9.11}$$

在线圈的形状、大小和相对位置保持不变,而且周围不存在铁磁质的情况下,

互感 M_{21} 为常量,上式可化为

$$\varepsilon_{21} = -M_{21}\frac{\mathrm{d}I_1}{\mathrm{d}t} \tag{9.12}$$

同样,线圈 2 中电流的变化所激发的磁场穿过线圈 1 的磁链为 Ψ_{12},正比于线圈 2 中的电流 I_2,即

$$\Psi_{12} = M_{12}I_2 \tag{9.13}$$

所以在线圈 1 中,由于线圈 2 中的电流 I_2 的变化而产生的感应电动势 ε_{12} 为

$$\varepsilon_{12} = -M_{12}\frac{\mathrm{d}I_2}{\mathrm{d}t} \tag{9.14}$$

可以证明 M_{12} 和 M_{21} 相等,一般用 M 表示,即

$$M_{12} = M_{21} = M$$

式中,M 称为两个线圈的互感系数,简称"**互感**"(mutual inductance)。实验表明,当线圈内或周围空间没有铁磁质时,两个线圈之间的互感 M 由线圈的几何形状、大小、匝数和相对位置及线圈内的磁介质决定,与线圈中的电流无关;当线圈内或周围空间存在铁磁物质时,互感则与线圈中的电流有关。

在国际单位制中,互感的单位是亨利(H,1 H = 1 Wb · A^{-1} = 1 V · s · A^{-1})。由于亨利的单位太大,故常用毫亨(mH)或微亨(μH)作为互感的单位。

互感现象被广泛应用于无线电技术和电磁测量中。各种电源变压器、中周变压器、输入或输出变压器、电压互感器以及电流互感器等都是互感器件。但是,互感现象有时也会招致麻烦,如电路之间由于互感而相互干扰,影响正常工作,人们不得不设法避免这种干扰,磁屏蔽就是其中的一种方法。

手机开机时,无论是在拨打、接听还是待机状态下,手机都在与地面的移动通信基站进行信号传递,手机发出的电磁波对十分敏感的飞机导航系统可能造成干扰,威胁飞机飞行安全。

升压变压器和降压变压器的工作原理都是电磁转换。当一次绕组施加交流电压通过交流电流时,就会感应出交变磁场(变压器通常用高导磁材料制成铁芯来提供磁路),交变磁场又会在二次绕组中感应出电压,通过调节一次绕组和二次绕组的匝数就可以得出不同的电压比,即可以进行电压转换,这就是变压器的作用和工作原理。

例 9.1 设有一长度为 $l = 1.0$ m,横截面积为 $S = 10$ cm^2,匝数为 $N_1 = 1\,000$ 的密绕、中空直螺线管。在此螺线管的中部,密绕一匝数为 $N_2 = 20$ 的短线圈。求两线圈的互感。

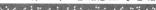

　　解　由于此螺线管的长度与其直径相比足够长,因而在计算时可视为无限长直螺线管。设长线圈中的电流为 I_1,它在线圈中部产生的磁感应强度为

$$B = \frac{\mu_0 N_1 I_1}{l}$$

该磁场穿过短线圈的磁链为

$$\Psi_{12} = N_2 BS = \frac{\mu_0 N_1 N_2 S I_1}{l}$$

由式(9.10)得两线圈的互感为

$$M = M_{12} = \frac{\Psi_{12}}{I_1} = \frac{\mu_0 N_1 N_2 S}{l}$$

代入数值得

$$M = \frac{4\pi \times 10^{-7}\ \mathrm{H \cdot m^{-1}} \times 1\,000 \times 20 \times 10 \times 10^{-4}\ \mathrm{m^2}}{1.0\ \mathrm{m}} = 25 \times 10^{-6}\ \mathrm{H} = 25\ \mu\mathrm{H}$$

9.2.2　自感现象

　　当一个线圈中的电流发生变化时,激发的变化磁场会引起通过线圈自身的磁通量发生变化,从而在线圈自身中产生感应电动势,这种由于回路中电流的变化而在回路自身中产生感应电动势的现象称为**自感现象**,所产生的感应电动势称为**自感电动势**(self induced electromotive force)。

　　由于线圈中的电流所激发的磁场的磁感应强度与电流强度成正比,因此通过线圈的磁链也与线圈自身的电流成正比,即

$$\Psi = LI \tag{9.15}$$

式中,比例系数 L 称为线圈的自感系数,简称**自感**。如果线圈中的电流 I 发生变化,穿过线圈自身的磁链 Ψ 也相应发生变化,在线圈中将产生的感应电动势为

$$\varepsilon_L = -\frac{\mathrm{d}\Psi}{\mathrm{d}t} = -\frac{\mathrm{d}}{\mathrm{d}t}(LI) \tag{9.16}$$

　　在线圈的大小和形状保持不变并且附近不存在铁磁质的情况下,自感 L 为常量,上式变为

$$\varepsilon_L = -L\frac{\mathrm{d}I}{\mathrm{d}t} \tag{9.17}$$

　　自感的单位与互感相同,在国际单位制中也是亨利(H)。当线圈内或周围没有铁磁质时,线圈的自感由线圈的几何形状、大小、匝数及线圈内的磁介质决定。

　　例 9.2　设有一长度为 $l = 1.0$ m,横截面积为 $S = 10\ \mathrm{cm^2}$,匝数为 $N = 1\,000$ 的密绕、中空直螺线管。求此螺线管的自感。

解　由于此螺线管的长度与其直径相比是足够长的,因而在计算时可视为无限长直螺线管,管内磁感应强度为

$$B = \frac{\mu_0 N I}{l}$$

通过螺线管的磁链为

$$\Psi = NBS = \frac{\mu_0 N^2 IS}{l}$$

螺线管的自感为

$$L = \frac{\Psi}{I} = \frac{\mu_0 N^2 S}{l} = \frac{4\pi \times 10^{-7}\ \text{H} \cdot \text{m}^{-1} \times 1\,000^2 \times 10 \times 10^{-4}\ \text{m}^2}{1.0\ \text{m}} = 1.3\ \text{mH}$$

9.3　电磁场及其传播

19世纪以前,人们一直认为电与磁是互不相关的。电流的磁效应被发现以后,人们才认识到电流与磁场之间的相互关系,但仍然认为电场与磁场之间互不影响。电磁感应定律揭示了变化的磁通量与感应电动势的关系,麦克斯韦经过系统研究以后认为感生电动势来源于变化的磁场所产生的涡旋电场,从而建立了磁场与电场之间的一种联系——随时间变化的磁场产生电场。在研究了安培环路定理用于随时间变化的电流电路的矛盾后,他又提出了位移电流的假说,建立了磁场与电场的另一种联系——随时间变化的电场产生磁场。在此基础上,1865年,麦克斯韦总结出描写电磁场的一组方程式,称为**麦克斯韦方程组**,预言了**电磁波**(electromagnetic wave)的存在。1888年,赫兹首次用实验证实了电磁波的存在。

9.3.1　位移电流

麦克斯韦对电磁场理论的重大贡献的核心是位移电流的假说。位移电流是因将安培环路定理运用于含有电容的交变电路中出现矛盾而引出的。

通过前面章节的讨论我们得到稳恒电流和它所激发的磁场之间满足安培环路定理:

$$\oint_L \boldsymbol{H} \cdot \mathrm{d}\boldsymbol{l} = \sum_{L\text{内}} I \tag{9.18}$$

式中,$H = B/\mu$ 为磁场强度;$\sum I$ 是穿过以闭合环路 L 为边界的任意曲面 S 的传

导电流的代数和。下面我们以 RC 电路的暂态过程为例来讨论在非稳恒电流的条件下,安培环路定理的适用性。

如图 9.5 所示,在电容器充放电的过程中流经导线的电流随时间发生变化,显然这个电流就是一个非稳恒电流。我们在电容器的一个极板附近取一闭合积分环路 L,并以它为边界作两个曲面 S_1 和 S_2,曲面 S_1 与导线相交,曲面 S_2 在电容器两极板之间,S_1 和 S_2 共同组成一闭合曲面 S。若导线中的电流强度为 i,该电流在电容器极板处中断,因而通过曲面 S_1 的电流为 i,而通过曲面 S_2 的电流为零,即以同一曲线 L 为边界的不同曲面上通过的电流不相等。对于曲面 S_1,根据安培环路定理,有

$$\oint_L \boldsymbol{H} \cdot \mathrm{d}\boldsymbol{l} = i$$

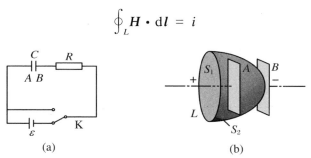

图 9.5　位移电流和传导电流

而对于曲面 S_2,根据安培环路定理,有

$$\oint_L \boldsymbol{H} \cdot \mathrm{d}\boldsymbol{l} = 0$$

显然,在非稳恒电流情况下,由于以所取环路 L 为边界的曲面不同,导致环路 L 积分有不同的结果,表明在非稳恒电流的情况下安培环路定理式(9.18)不再适用。我们注意到,之所以环路积分的结果不一致,是由于电流被电容器极板隔断了,自由电荷在电容器的极板上积累下来。依照电流的连续性原理,所积累的自由电荷 q_0 与电流 i 的关系为

$$i = \frac{\mathrm{d}q_0}{\mathrm{d}t} \tag{9.19}$$

取上述闭合曲面 S 为高斯面,由电场的高斯定理,通过闭合曲面 S 的电位移通量为

$$\Phi_D = \oint_S \boldsymbol{D} \cdot \mathrm{d}\boldsymbol{S} = q_0 \tag{9.20}$$

联立式(9.19)和式(9.20)得

$$i = \frac{\mathrm{d}q_0}{\mathrm{d}t} = \frac{\mathrm{d}}{\mathrm{d}t}\Phi_D = \frac{\mathrm{d}}{\mathrm{d}t}\int_S \boldsymbol{D} \cdot \mathrm{d}\boldsymbol{S} \tag{9.21}$$

式(9.21)表明:导线中的电流引起了电容器极板上电荷的改变,而电荷的改变又引起了电容器两极板间电场的变化。麦克斯韦把这种电场的变化也视为一种电流,称之为**位移电流**(displacement current),即

$$I_D = \frac{\mathrm{d}\Phi_D}{\mathrm{d}t} = i$$

这样一来,在电容器极板处,中断的传导电流 i 可以由位移电流 I_D 连续下去,二者保持了电路中电流的连续性。我们把传导电流和位移电流之和称为全电流。当我们用全电流替代式(9.19)中的传导电流时就可以得到在稳恒电流和非稳恒电流的情况下都成立的安培环路定理:

$$\oint_L \boldsymbol{H} \cdot \mathrm{d}\boldsymbol{l} = \sum I = I_0 + I_D = I_0 + \int_S \frac{\partial \boldsymbol{D}}{\partial t} \cdot \mathrm{d}\boldsymbol{S} \tag{9.22}$$

式中,I_0 为穿过以闭合环路 L 为边界的任意曲面的传导电流的代数和。麦克斯韦位移电流的假说指出:除传导电流能够激发磁场之外,位移电流也能够在它周围空间激发磁场。

虽然位移电流在激发磁场方面和传导电流是等效的,但这两种电流之间存在着本质的不同,如传导电流是由自由电荷的定向移动形成的,当它流经导体时会产生焦耳热,而位移电流只是对变化电场的等效描述,不存在自由电荷的定向移动,因而也没有焦耳热效应。

位移电流是麦克斯韦电磁场理论的核心,它的意义远比解决安培环路定理应用中的一个矛盾重大得多。

9.3.2 麦克斯韦方程组

按照位移电流的概念,任何随时间变化的电场都要在周围空间激发磁场。一般来说,充满变化电场的空间同时也充满着变化的磁场。按照感生电场的概念,任何随时间变化的磁场都能在周围空间激发电场,一般来说,充满变化磁场的空间同时也充满着变化的电场。这种相互联系的变化的电场和磁场形成电磁场。

麦克斯韦将变化的电场和磁场之间的关系概括为四个方程式,称为**麦克斯韦方程组**(Maxwell equations)。

1. 电场的性质

自由电荷产生的电场是无旋场,用 $D^{(1)}$ 表示,它的电位移线是不闭合的。根据高斯定理,通过任何封闭曲面的电位移通量等于它所包围的自由电荷的代数和,即

$$\oint_S \boldsymbol{D}^{(1)} \cdot \mathrm{d}\boldsymbol{S} = \sum q = \int_V \rho \mathrm{d}V$$

变化的磁场产生的是有旋电场,用 $D^{(2)}$ 表示,它的电位移线是闭合的。因此它通过任何封闭曲面的电位移通量等于零,表示成曲面积分为

$$\oint_S \boldsymbol{D}^{(2)} \cdot \mathrm{d}\boldsymbol{S} = 0$$

在一般情况下,电场可以兼有两种情况,用 $\boldsymbol{D}$ 表示总电位移,则 $\boldsymbol{D}$ 应为 $\boldsymbol{D}^{(1)}$ 和 $\boldsymbol{D}^{(2)}$ 的矢量和。对 $\boldsymbol{D}$ 有

$$\oint_S \boldsymbol{D} \cdot \mathrm{d}\boldsymbol{S} = \sum q = \int_V \rho \mathrm{d}V \tag{9.23}$$

式(9.23)表明:在任何电场中,通过任何封闭曲面的电位移通量等于该封闭曲面内自由电荷的代数和。

2. 磁场的性质

按麦克斯韦的假说,位移电流和传导电流或运流电流一样,也可以产生磁场。所有的磁场都是有旋场,磁力线都是闭合的。所以,在任何磁场中,通过任何封闭曲面的磁通量总是等于零。这就是**磁场的高斯定理**。

$$\oint_S \boldsymbol{B} \cdot \mathrm{d}\boldsymbol{S} = 0 \tag{9.24}$$

3. 变化电场和磁场的关系

由传导电流或运流电流产生的磁场 $\boldsymbol{H}^{(1)}$ 应满足安培环路定理:

$$\oint_L \boldsymbol{H}^{(1)} \cdot \mathrm{d}\boldsymbol{l} = \sum I = I_0$$

对于位移电流产生的磁场 $\boldsymbol{H}^{(2)}$,也可以根据安培环路定理得

$$\oint_L \boldsymbol{H}^{(2)} \cdot \mathrm{d}\boldsymbol{l} = I_D = \frac{\mathrm{d}\Phi_D}{\mathrm{d}t} = \int_S \frac{\partial \boldsymbol{D}}{\partial t} \cdot \mathrm{d}\boldsymbol{S}$$

用 $\boldsymbol{H}$ 表示由传导电流、运流电流和位移电流产生的总磁场强度,则 $\boldsymbol{H}$ 为 $\boldsymbol{H}^{(1)}$ 和 $\boldsymbol{H}^{(2)}$ 的矢量和,于是得**全电流定律**(law of total current):

$$\oint_L \boldsymbol{H} \cdot \mathrm{d}\boldsymbol{l} = \sum I + I_D = I_0 + \int_S \frac{\partial \boldsymbol{D}}{\partial t} \cdot \mathrm{d}\boldsymbol{S} \tag{9.25}$$

式(9.25)表明:在任何磁场中,磁场强度沿任意闭合曲线的线积分等于通过闭合曲线所包围面积内的全电流。

4. 变化磁场和电场的关系

对自由电荷产生的电场 $\boldsymbol{E}^{(1)}$,由电场的环路定理得

$$\oint_L \boldsymbol{E}^{(1)} \cdot \mathrm{d}\boldsymbol{l} = 0$$

对变化的磁场产生的电场 $\boldsymbol{E}^{(2)}$，由式(9.9)得

$$\oint_L \boldsymbol{E}^{(2)} \cdot \mathrm{d}\boldsymbol{l} = -\int_S \frac{\partial \boldsymbol{B}}{\partial t} \cdot \mathrm{d}\boldsymbol{S}$$

在一般情况下，电场可以由自由电荷和变化的磁场共同产生，总电场 $\boldsymbol{E}$ 应为 $\boldsymbol{E}^{(1)}$ 和 $\boldsymbol{E}^{(2)}$ 的矢量和，根据以上两式，可得

$$\oint_L \boldsymbol{E} \cdot \mathrm{d}\boldsymbol{l} = -\int_S \frac{\partial \boldsymbol{B}}{\partial t} \cdot \mathrm{d}\boldsymbol{S} \tag{9.26}$$

式(9.26)表明：在任何电场中，电场强度沿任意闭合曲线的线积分等于通过此曲线所包围面积的磁通量对时间的变化率的负值。

式(9.23)～式(9.26)以数学形式概括了电磁场的基本性质和规律，是一组系统完整的方程，是麦克斯韦方程组的积分形式。它们适用于一定范围(如一个闭合回路或封闭曲面内)的电磁场，而不能用于某一给定点的电磁场。对于空间某一给定点的电磁场，可以将积分方程组用数学方法转换为微分方程组而予以解决。

麦克斯韦电磁场理论不仅概括了静电场、有旋电场、磁场、电磁感应等一系列电磁场现象，还成功地预言了电磁波的存在，说明了电磁波是以波的形式传播的，同时指出了光波也是一种电磁波，从而将光现象和电磁现象联系起来，使波动光学成为电磁场理论的一个分支。

9.3.3　电磁振荡与电磁波

1. 电磁振荡

由一个无电阻的自感为 L 的线圈和一个电容为 C 的电容器所组成的回路称为 LC 振荡电路。当已充电的电容器和自感线圈接通时，将通过自感线圈 L 放电，由于线圈的自感作用，电路中的电流不能立即达到最大，而是随电容器极板上电荷的减少而逐渐增大。当电容器的两极板上的电荷减为零时，电路中电流达到最大。与此相应的是，线圈上因有电流通过而建立了磁场，磁场的能量随电流增加而增加，直到电容器放电完毕，电容器中电场的能量为零，线圈中磁场的能量达到最大值，电场能全部转换为自感线圈的磁场能。此时，虽然电容器两极板上的电荷为零，但电流并不立即消失，这是因为线圈的自感作用使感应电流的方向和原电流方向一致，从而对电容器反向充电，在两极板间建立了与先前方向相反的电场。当电容器两极板上的电量达到最大值时，反向充电结束，电路中的电流减小到零，线圈中的磁场也相应消失。至此，线圈中的磁场能又全部转变为电容器极板间的电场能。接着，电容器再通过线圈放电，电场能再次转换为磁场能。如此周而复始下

去,电路中就产生了周期性变化的电流,这种电荷和电流随时间作周期性变化的现象称为**电磁振荡**(electromagnetic oscillation)。

2. 电磁波

位移电流和涡旋电场是麦克斯韦电磁场理论的两个重要概念,从这两个概念出发,可以得出这样的结论,即变化着的电场在它周围空间产生变化的涡旋磁场,所产生磁场的磁感应线是闭合的;而变化着的磁场在它周围空间产生变化的涡旋电场,它的电场线也是闭合的。这样,变化着的电场和变化着的磁场,总是相互依存、相互激发,从而形成了统一的电磁场。

若空间某一区域存在着一个变化的电场,则它将在邻近的区域内激起一个变化的磁场,这个变化的磁场又将在它的邻近区域内激起新的变化的电场,这个新的变化的电场又会在它的邻近区域内激起变化的磁场。这种从空间某给定区域出发,由近及远,交替地激发起变化的电场和变化的磁场,以有限的速度在空间传播的波称为**电磁波**(electromagnetic wave)。*LC* 振荡电路可以作为发射电磁波的波源。且振荡电路的固有振荡频率为

$$\nu = \frac{1}{2\pi\sqrt{LC}} \tag{9.27}$$

要把这样的振荡电路作为波源向空间发射电磁波,必须具备两个条件:一是振荡频率要高,二是电路要开放。要提高电磁振荡频率,就必须减小电路中线圈的自感 *L* 和电容器的电容 *C*;所谓开放电路就是能通过某些方法使得电路中的电磁能辐射到空间去的电路。

可以证明平面电磁波具有以下基本性质:

(1)电磁波的频率与波源的振荡频率相同。

(2)电磁波是横波,它的电矢量 *E* 和磁矢量 *B* 相互垂直,且都垂直于传播方向,如图 9.6 所示。

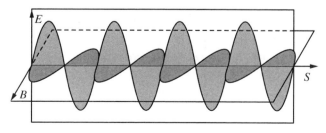

图 9.6　平面电磁波

(3) 电矢量 **E** 和磁矢量 **B** 的振动同相位。

(4) 电矢量 **E** 和磁矢量 **B** 的振幅有确定的比值。

(5) 电磁波的传播速度为

$$v = \frac{1}{\sqrt{\varepsilon\mu}} \tag{9.28}$$

在真空中

$$v = c = \frac{1}{\sqrt{\varepsilon_0\mu_0}} \tag{9.29}$$

即在真空中电磁波的传播速度与光速相同。

3. 电磁波谱

麦克斯韦从理论上预言了电磁波的存在。1887 年赫兹（H. Hertz）用电磁振荡的方法产生了电磁波,而且通过多次实验证明了电磁波与光波一样能够发生反射、折射、干涉、衍射和偏振,验证了麦克斯韦的预言,揭示了光的电磁本质,从而将光学与电磁学统一起来。大量实验事实证明,红外线、紫外线、X 射线和 γ 射线都属于电磁波。在真空中各种电磁波都具有相同的传播速度,且都具有电磁波的共同性质,但它们的波长（或频率）不同。将它们按波长或频率排列起来,就形成了**电磁波谱**（electromagnetic spectrum）,如图 9.7 所示。电磁波谱中波长最长的是无线电波,其次是红外线、可见光、紫外线、X 射线,波长最短的是 γ 射线。

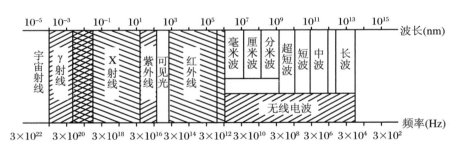

图 9.7　电磁波谱

各波段的电磁波虽然本质相同,但不同波长的电磁波与物质的作用并不相同。它们照射生物机体时,可引起生物组织发生不同程度的生物物理和生物化学变化。

下面是几种电磁波在医学方面的应用。

（1）X 射线。自 1895 年被发现后 1 年内，X 射线就迅速被用于医学诊断和治疗。自此的 50 多年内 X 射线医用成像仪器，随着科学技术的发展也在不断发展，经历了普通 X 射线成像仪、数字化 X 射线诊断仪和 X 射线 CT 三个发展阶段。其中每一个阶段都代表着当时顶尖的医学影像诊断设备，为广大患者病情的诊断起到了举世公认的重要作用。

（2）红外诊断技术。红外热成像仪可对人体各部位多种疾病，如中枢性、周围性血管病变，各脏器的肿瘤、炎症，脊柱病变等，进行热像图诊断，无创伤性，重复性强。红外光谱组织血氧检测仪灵敏度高，无需动脉搏动，不受药物影响，无创伤，便于对病人持续监测。在手术室、恢复室和急诊室能快速诊断脑缺氧和脑缺血症，在手术期监测中发挥越来越大的作用。近红外漫射光密度波应用于层状组织的结构分析、深度烧伤的坏死深度和血容量的估计。

（3）微波热疗仪。微波热疗是一种常用的热疗方式。微波频率范围远大于生物组织的特征频率，其加热机制属于以波动能量为主的加热效应。微波治疗通过微波辐射器形成定向能量，对病灶进行辐射加热治疗。

（4）γ 射线手术刀。γ 射线在各波段的电磁波中具有最高的能量，γ 射线手术刀就是这一特点的具体应用。它将许多束很细的 γ 射线从不同的角度和方向射入人体，并使它们都在一点上会聚起来形成焦点。由于一束射线的剂量很小，不会对它穿越的人体组织造成损害，而许多束射线会聚的焦点处则形成很高的剂量，只要将焦点对准病变部位，就可以像手术刀一样准确地一次性摧毁病灶，具有无创伤、无出血、无感染、无痛苦、迅速、安全、可靠等众多优点。

9.3.4　电磁场对生物体的作用

高频交变电流伴随着交变的电场和磁场，在医学上主要用来对人体内部各种组织和器官加热，在外科可以用于电切割、电凝固或电干燥。这里我们着重介绍微波对生物体的作用。

微波是高频电磁波，波长在 1 mm～1 m 之间，将一定剂量的微波作用于生物体可产生热效应，由此给生物体内的不同部位带来相应的影响。

（1）微波对神经系统的作用与照射时间、照射剂量等因素有关：短时间、小剂量照射，可加强大脑皮质的兴奋过程；长时间、大剂量照射，可加强抑制过程，尤以照射头部最明显。小剂量微波的作用，可改变大脑皮质条件反射。大剂量微波的作用,可影响自主神经的调节功能,引起血液循环、呼吸频率的变化及皮肤和直肠温度的变化。

(2) 实验证明,微波照射后的血相变化与微波的辐射频率、功率密度、辐射时间密切相关。长期辐射可引起白细胞总数升高,多核细胞、淋巴细胞、嗜酸性粒细胞增多,而红细胞可能增多也可能减少。

(3) 微波照射对血液循环有明显影响,可使动、静脉扩张,对缓解痉挛、促进血管张力的恢复、改善供血有明显的作用。但功率密度较大的微波照射也可使心跳加快,随即又变慢,最后停跳。在小功率密度照射下,不会引起心血管系统的显著变化。

(4) 高强度的微波辐射,对消化系统有明显的损害;肝脏出现剧烈充血,肝细胞肿胀、变性并出现大小不等的空泡;胃出现充血,甚至溃疡;也可引起盲肠黏膜糜烂和充血。在低强度微波的辐射下,不会引起消化系统组织形态的明显改变。

(5) 大剂量的微波辐射,可引起肺极度充血,血管剧烈扩张,肺泡上皮脱落并有血液经毛细血管涌入肺泡腔,造成肺出血或水肿,可致死。但小剂量的微波对肺部炎症有一定的治疗作用。

(6) 微波能促使甲状腺素增加或使甲状腺代谢增强。对于下丘脑-垂体-肾上腺功能,不同剂量的微波影响不同,可抑制也可促进激素的产生。除此之外,一定剂量的微波照射可增加血液的激素含量。

(7) 微波可刺激代谢过程,影响生物氧化反应和组织的氧消耗,可抑制自由基的氧化,从而降低细胞中毒性产物——自由基和过氧化物的浓度。

(8) 经常受微波照射的妇女可能会出现月经不调,哺乳期泌乳不足等症状。对于男性,当微波辐射使睾丸温度超过 35 ℃时,精子的产量明显减少或停止。

(9) 对于人的眼睛,当微波的功率密度大于 10 mW · cm^{-2} 而小于 300 mW · cm^{-2} 时,能使晶状体产生可恢复性损害;当功率密度大于 300 mW · cm^{-2} 时,会产生不可恢复性损害。

(10) 大剂量微波反复辐射可使皮肤出现凝固性坏死,肌纤维与横纹模糊不清。皮肤、肌肉在小剂量微波的辐射下,没有明显的组织学变化。

此外,微波还具有治疗作用。微波治疗机的工作原理是用磁控管产生高频振荡,经同轴电缆传输,用辐射器将导出的微波能量以电磁波的形式辐射到需治疗部位。在微波的热作用下,可抑制肿瘤生长,减弱肿瘤细胞的氧代谢而使其损伤,并能增强癌细胞对放、化疗的敏感性。

知识拓展

磁悬浮列车的工作原理

磁悬浮列车利用电磁体"同性相斥,异性相吸"的原理,让磁铁具有抗拒地心引力的能力,使车体完全脱离轨道,悬浮在距离轨道约 1 cm 处,腾空行驶,创造了近乎"零高度"空间飞行的奇迹。

由于磁铁有同性相斥和异性相吸两种性质,故磁悬浮列车(图 9.8)也有两种相应的形式:一种是利用磁铁同性相斥原理设计的电磁运行系统的磁悬浮列车,它利用车上超导体电磁铁形成的磁场与轨道上线圈形成的磁场之间所产生的斥力,使车体悬浮运行;另一种则是利用磁铁异性相吸原理设计的电动力运行系统的磁悬浮列车,它是在车体底部及两侧倒转向上的顶部安装磁铁,在 T 形导轨的上方和伸臂部分下方分别设反作用板和感应钢板,控制电磁铁的电流,使电磁铁和导轨间保

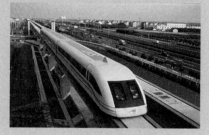

图 9.8　磁悬浮列车

(来自 www.qzltax.com.cn)

持 10～15 mm 的间隙,并使导轨钢板的斥力与车辆的重力平衡,从而使车体悬浮于车道的导轨面上运行。

更进一步地讲就是,在位于轨道两侧的线圈里流动的交流电能将线圈变为电磁体,由于它与列车上的超导电磁体的相互作用,就使列车开动起来。列车前进是因为列车头部的电磁体(N 极)被安装在靠前一些的轨道上的电磁体(S 极)所吸引,并且同时又被安装在轨道上稍后一些的电磁体(N 极)所排斥。当列车前进时,在线圈里流动的电流流向就反转过来了。其结果就是原来那个 S 极线圈变为 N 极线圈了;反之亦然。这样,列车由于电磁极性的转换而得以持续向前行驶。根据车速,通过电能转换器调整在线圈里流动的交流电的频率和电压。

定性由导向系统来控制。"常导型磁吸式"导向系统,是在列车侧面安装一组专门用于导向的电磁铁。列车发生左右偏移时,列车上的导向电磁铁与导向轨的侧面相互作用,产生斥力,使车辆恢复正常位置。列车如运行在曲线或坡道上时,控制系统通过对导向磁铁中的电流进行控制,达到控制运行的目的。

电磁感应式震动电缆报警器

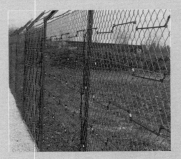

图9.9 电磁感应式震动电缆报警器

（来自 www.21csp.com.cn）

如图9.9所示为电缆报警器。在电磁感应式电缆的聚乙烯护套内，其上下两部分空间有两块近于半弧形并充有永久磁性的韧性磁性材料。它们被中间两根固定绝缘导线支撑而分离开来。两边的空隙正好是两个磁性材料建立起来的永久磁场，空隙中的活动导线是裸体导体，当此电缆受到外力的作用而产生振动时，导线就会在空隙中切割磁力线，由电磁感应产生电信号。此信号由处理器（又称接口盒）进行选频、放大后将300~3 000 Hz的音频信号通过传输电缆送到控制器。当此信号超过一定的阈值时，便立刻触发报警电路报警，并通过音频系统监听电缆振动时的声响。

控制器可以制成多个区域，多区域分段控制可以使目标范围缩小，报警时便于查找，如一个四方形的院子一般不用一根电缆围起来，因为若有人爬墙，不好判断他在哪个部位。可采用多段传感电缆来敷设，分多个控制区域来控制。

电磁感应式振动电缆安装简便，可安装在原有的防护栅栏、围墙、房顶等处，无需挖地槽。因电缆易弯曲，布线方便灵活，特别适合在复杂的周界布防。振动电缆传感器呈无源的长线分布式，很适合在易燃易爆等不宜接入电源的地点安装。振动电缆传感器对气候、气温的适应性能强，可在室外各种恶劣的自然和气候下正常地进行全天候防范。

习 题 9

习题9解答

1. 将一条形磁铁推向一闭合线圈，线圈中将产生感应电动势。问在磁铁与线圈相对位置不变的情况下，迅速推向线圈和缓慢推向线圈所产生的感应电动势是否相同，为什么？

2. 一闭合圆形线圈在匀强磁场中运动，在下列情况下是否会产生感应电流，为什么？
   （1）线圈沿磁场方向平移；
   （2）线圈沿垂直于磁场方向平移；

（3）线圈以自身的直径为轴转动，轴与磁场方向平行；

（4）线圈以自身的直径为轴转动，轴与磁场方向垂直。

3. 如图，一刚性导体回路处在 $B = 0.5$ T 的匀强磁场中，回路平面与磁场垂直，ab 段长 $l = 0.50$ m，拉动 ab 使其以 $v = 4.0$ m·s^{-1} 的速度向右匀速运动，电阻 $R = 0.5$ Ω，忽略摩擦阻力及导体的电阻。求：

（1）ab 内的非静电场场强 B；

（2）ab 内动生电动势的大小和方向；

（3）感应电流消耗在电阻 R 上的功率；

（4）拉力所的功率；

（5）作用在 ab 上的拉力；

（6）1 s 内拉力所做的功。

$(2.0$ V·m^{-1}；1 V，逆时针方向；2.0 W；2.0 W；0.5 N；2.0 N·m$)$

4. 若两组线圈缠绕在同一圆柱上，其中任一线圈产生的磁感应线全部均等地通过另一线圈的每一匝。设两线圈的自感分别为 L_1 和 L_2，若两线圈长度相等，证明两线圈的互感可以表示为 $M = \sqrt{L_1 L_2}$。

5. 在如图所示的电路中，已知 $\varepsilon = 10$ V，$R_1 = 10$ Ω，$R_2 = 5$ Ω，$L = 10$ H，求在以下情况下，电路中的电流 I_1，I_2，I_3 各为多少？

（1）电键 K 接通的瞬间；

（2）电键 K 接通足够长时间，使电流达到稳定值；

（3）电流达到稳定值后再断开电键 K 的瞬间；

（4）电流达到稳定值后再断开电键 K 足够长时间；

（5）电流达到稳定值后再断开电键 K 之后 2 s。

$(I_1 = I_2 = 2/3$ A，$I_3 = 0$；$I_1 = I_3 = 1$ A，$I_2 = 0$；$I_1 = 0$，$I_2 = -1$ A，$I_3 = 1$ A；

$I_1 = I_2 = I_3 = 0$；$I_1 = 0$，$I_2 = -0.37$ A，$I_3 = 0.37$ A$)$

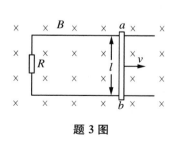

题 3 图

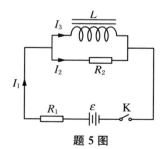

题 5 图

6. 一截面为长方形的螺绕环，共有 N 匝，环内充满磁导率为 μ 的磁介质，螺绕环内径为 R_1，外径为 R_2，厚度为 h，如图所示。求此螺绕环的自感。　　$\left(\dfrac{\mu N^2 h}{2\pi} \ln \dfrac{R_2}{R_1}\right)$

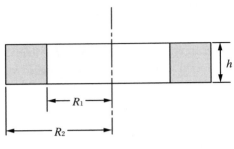

题 6 图

7. 什么是位移电流? 比较位移电流与传导电流之间的相似和差异之处。

8. 证明平行板电容器中的位移电流可以表示为 $I_D = C\dfrac{\mathrm{d}U}{\mathrm{d}t}$,式中 C 是电容器的电容,U 是两极板间的电势差。

9. 麦克斯韦方程组包含哪几个电磁场的基本定理? 指出各方程的物理意义。

10. 简述平面电磁波的基本性质。

第 **10** 章

波动光学

引例

1. 为什么肥皂泡会呈现绚丽的彩色条纹?
2. 为什么照相机的镜头通常会呈现出淡紫色?
3. 为什么看立体电影的时候要戴上特殊的眼镜才能看到立体效果?

光是一种电磁波,可见光的波长范围为 $400\sim760$ nm,不同波长的可见光给人以不同颜色的感觉。波长在 $760\sim6\times10^5$ nm 的电磁波称为"红外线",波长在 $5\sim400$ nm 的电磁波称为"紫外线"。红外线和紫外线都是不可见光。光的传播遵循波动的一般规律。本章主要讨论光的干涉、衍射、偏振等现象,阐明其波动性质和基本规律,这些性质和规律不但在理论上富有重要意义,而且在现代科学技术中有许多应用。

10.1 光 的 干 涉

干涉现象是波动过程的基本特征之一,只有波动的叠加才可能产生干涉现象,因此光的波动性质可以通过干涉现象来证实。

10.1.1 光的相干性

由于机械波的波源可以通过连续的振动辐射出不间断的波,所以观察机械波的干涉现象比较容易。但对于光波来说,即使两个光源的强度、形状、大小等完全相同(如两个相同的钠光灯),发出的光波仍然不能满足相干条件。这是由于普通光源发光是自发辐射,是由大量原子或分子单独进行的,每个原子或分子发光延续的时间都非常短,它们发出的电磁波是长度有限的波列,其振动方向和初相位以及频率是彼此独立、随机分布的。所以,由大量波列组成的光束,不能保持固定的振动方向和初相位。不仅来自两个独立光源的光波不能相互干涉,即使是同一光源不同部分发出的光波,也不可能产生干涉现象。

要实现光的干涉,可以利用某些方法把同一光源上同一点发出的光波分成两束光波,使它们经过不同的路程后再相遇,就可以产生干涉现象。因为在这种情况下,每一个原子或分子发出的每一个波列都被分成了两个波列,由于这两个波列是从同一波列分离出来的,故它们的频率和振动方向都相同,且在相遇点有恒定的相位差。当原子或分子辐射的初相位改变时,两个波列的初相位也做相应的改变,所以这两束光波在相遇点的相位差总是保持不变的,因而满足相干条件,在相遇区域可以产生干涉现象。来自同一光源的同一点的两束相干光波,相当于来自两个频率相同、振动方向相同、初相位相同或相位差保持恒定的光源,这样的光源称为**相干光源**(coherent source),相干光源发出的光称为**相干光**(coherent light)。

从同一普通光源获得相干光源的方法很多,本章主要介绍两种方法:一种是分波阵面法,如杨氏双缝实验等;另一种是分振幅法,如薄膜干涉等。

10.1.2 光程及光程差

相位差的计算在分析光的叠加现象时十分重要。为了便于比较和计算光经过不同介质时引起的相位差,需引入光程和光程差的概念。

任意单色光在不同介质中传播时,其频率是恒定不变的。然而由于介质性质的不同,其传播速度和波长会发生变化。设有一频率为 ν 的单色在真空中的波长为 λ,传播速度为 c。当它在折射率为 n 的介质中传播时,传播速度为 $u = c/n$,波长 $\lambda' = u/\nu = c/(n\nu) = \lambda/n$。这说明,一定频率的光在折射率为 n 的介质中传播时,其波长为真空中波长的 $1/n$。波传播一个波长的距离,相位的变化为 2π,若光波在介质中传播的几何路程为 r,则相位的变化为

$$\Delta\varphi = 2\pi\frac{r}{\lambda'} = 2\pi\frac{nr}{\lambda}$$

上式表明:光波在介质中传播时,其相位的变化不仅与光波的几何路程及光在真空中传播的波长有关,还与介质的折射率有关。如果对任意介质都采用真空中的波长 λ 来计算相位的变化,那么就需要把介质中的几何路程 r 乘以折射率 n。这就是说,就相位变化而言,单色光在折射率为 n 的介质中通过的几何路程 r,相当于在真空中通过 nr 的几何路程。我们把光波在某一介质中所经过的

几何路程 r 和该介质的折射率 n 的乘积 nr 称为**光程**(optical path)。由此可见，计算光程实际上就是计算与介质中几何路程相当的真空中的路程，也就是把牵涉到不同介质的复杂情形都折算为光在真空中的情形。光程之差称为**光程差**(optical path difference)。两束相干光在不同介质中传播时，对干涉起决定作用的不是几何路程和几何路程差，而是光程和光程差。所以决定明暗条纹形成的条件为

$$\text{亮条纹：} \delta = n_2 r_2 - n_1 r_1 = \pm k\lambda \qquad (k = 0, 1, \cdots) \qquad (10.1)$$

$$\text{暗条纹：} \delta = n_2 r_2 - n_1 r_1 = \pm (2k - 1)\frac{\lambda}{2} \quad (k = 1, 2, \cdots) \qquad (10.2)$$

如图 10.1 所示，从点光源 S_1 和 S_2 发出的同相位的两束相干光波，在与 S_1 和 S_2 等距离的 P 点相遇，其中一束光波经过空气，而另一束光波还经过厚度为 l、折射率为 n 的介质，虽然两束光波的几何路程都是 r，但光程不同，光波 S_1P 的光程就是几何路程 r，而光波 S_2P 的光程却是 $(r - l) + nl$，两者的光程差为

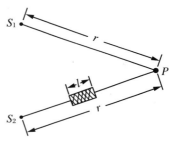

图 10.1　光程和光程差

$$\delta = (r - l) + nl - r = (n - 1)l$$

由此得光程差引起的相位差为

$$\Delta\varphi = \frac{2\pi}{\lambda}(n - 1)l$$

10.1.3　杨氏双缝实验

1801 年，英国物理学家、医生托马斯·杨(T. Young)首先用实验的方法观察到了光的干涉现象。如图 10.2 所示的是杨氏双缝干涉实验：在单色平行光前放一狭缝 S，S 前又放有与 S 平行而且等距离的两条平行狭缝 S_1 和 S_2。根据惠更斯原理 S_1 和 S_2 形成两个新的相干光源，由 S_1 和 S_2 发出的光波在空间相遇，产生干涉现象，在屏幕 AC 上形成如图 10.3(a)所示的稳定的明暗相间的干涉条纹。图 10.3(b)表示双缝干涉(动画 10.1)的光强分布。

下面分析屏幕上出现明暗条纹应满足的条件。如图 10.4 所示，设 S_1 和 S_2 间的距离为 d，其中点为 M，从 M 到屏幕 AC 的距离为 D，且 $D \gg d$。在屏幕上任意取一点 P，P 到 S_1 和 S_2 间的距离分别为 r_1 和 r_2，P 到屏幕的中心点 O(M 点在屏幕上的投影)的距离为 x，则由 S_1 和 S_2 发出的光波到 P 点的光程差为

$$\delta = r_2 - r_1 \approx d\sin\theta \approx d\frac{x}{D}$$

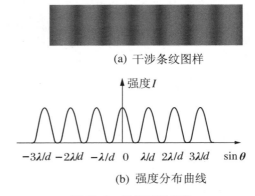

(a) 干涉条纹图样

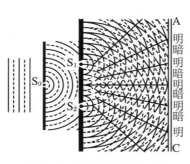

图 10.2　杨氏双缝干涉实验

图 10.3　杨氏干涉条纹

(b) 强度分布曲线

动画 10.1　双缝干涉

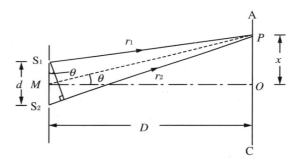

图 10.4　干涉条纹的推导

根据波动理论,若入射光的波长为 λ,则当

$$\delta = d\sin\theta = \pm k\lambda \quad \text{或} \quad x = \pm k\frac{D}{d}\lambda \quad (k = 0,1,\cdots) \tag{10.3}$$

时,两光波在 P 点加强,光强为极大,P 点处出现明条纹。式中 k 为干涉级数,当 $k=0$ 时,$x=0$,即在 O 点出现明条纹,称为中央明条纹或零级明条纹。与 $k=1$,$2,\cdots$ 对应的明条纹分别称为第一级、第二级……明条纹,式中的正、负号表示条纹在中央明条纹两侧对称分布。图 10.3(b)中的曲线表示方向角 θ 与亮度的关系。

当

$$\delta = d\sin\theta = \pm(2k-1)\frac{\lambda}{2}$$

或

$$x = \pm(2k-1)\frac{D}{d}\frac{\lambda}{2} \quad (k = 1,2,\cdots) \tag{10.4}$$

时,两光波在 P 点互相削弱,光强达到极小,P 点处出现暗条纹。与 $k=1,2,\cdots$ 对应的暗条纹分别称为第一级、第二级……暗条纹。

由式(10.3)或式(10.4)可以计算出相邻明条纹或暗条纹中心间的距离,即条纹间距为

$$\Delta x = \frac{D}{d}\lambda \qquad (10.5)$$

此结果表明 Δx 与 k 无关,因此干涉条纹是等间距分布的。

总结上述讨论,杨氏双缝干涉条纹具有以下特点:

(1)屏幕上出现明暗相间的条纹,且对称地分布在中央明条纹两侧。

(2)干涉明暗条纹是等间距分布的,要使 Δx 能够用肉眼分辨,必须使 D 足够大,d 足够小,否则干涉条纹密集,以致无法分辨。

(3)若 d 和 D 值是给定的,则 $\Delta x \propto \lambda$,即波长越大,条纹间距越大。因此红光的条纹间距比紫光的大,当用白光入射时,则只有中央明条纹是白色的,其他各级明条纹错开形成由紫到红的彩色条纹。

(4)若在折射率为 n 的介质中做杨氏双缝实验,如在水中,暗条纹间距变小,且 $\Delta x = D\lambda_0/(dn)$,其中 λ_0 为真空中的光波波长。

(5)若光源 S 上移,则改变了 S_1 与 S_2 光振动的初相位差,这样使得波程差为零的中央亮条纹位置下移,整个干涉条纹随之下移。同理,若光源 S 下移,则整个干涉条纹上移。

(6)若用折射率为 n 的介质挡住上缝 S_1,则改变了 r_1 光线的光程,这样使得光程差为零的中央亮条纹位置上移,整个干涉条纹随之上移。同理,挡住下缝 S_2,整个干涉条纹下移。

例 10.1 如图 10.5 所示,在杨氏双缝实验中,已知双缝间的距离为 0.60 mm,缝和屏幕相距 1.50 m,若测得相邻明条纹间的距离为 1.50 mm。(1)求入射光的波长;(2)若以折射率 $n = 1.30$,厚度 $l = 0.01 \text{ mm}$ 的透明薄膜遮住其中的一缝,原来的中央明条纹处将变为第几级明条纹?

解 (1)由 $\Delta x = \frac{D}{d}\lambda$ 得

$$\lambda = \frac{\Delta x d}{D} = \frac{1.50 \times 10^{-3} \text{ m} \times 0.60 \times 10^{-3} \text{ m}}{1.50 \text{ m}}$$

$$= 6.00 \times 10^{-7} \text{ m} = 600 \text{ nm}$$

(2)未遮薄膜时,中央明纹处的光程差为

$$\delta = r_1 - r_2 = 0$$

遮上薄膜后,光程差为

$$\delta = r_1 - l + nl - r_2 = (n-1)l$$

设此处为第 k 级明条纹,则

$$k = \frac{(n-1)l}{\lambda} = \frac{(1.30 - 1) \times 0.01 \times 10^{-3}}{6.00 \times 10^{-7}} = 5$$

即原来的中央明条纹处将变为第五级明条纹。

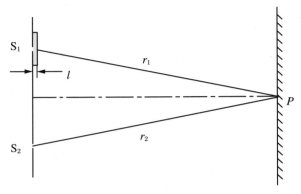

图 10.5　例 10.1 图

10.1.4　洛埃德镜实验

洛埃德[①]镜(Lloyd mirror)实验(动画 10.2)的装置如图 10.6 所示。KL 为一块背面涂黑的玻璃片(洛埃德镜)。从狭缝 S_1 射出的光,一部分直接射到屏幕 E 上,另一部分经玻璃面 KL 反射后到达屏幕上,反射光可看成是由虚光源 S_2 发出的。S_1 与 S_2 构成一对相干光源。图中画有阴影的区域表示相干光叠加的区域,这时,在处在阴影区域的屏幕 E 上可以观察到明暗相间的干涉条纹。

动画 10.2　洛埃德镜实验

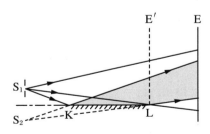

图 10.6　洛埃德镜实验简图

若把屏幕移到和镜端相接触的位置 $E'L$ 上,则在屏幕和镜面的接触处将出现一暗条纹。这表明,直接射到屏幕上的光与由镜面反射出来的光在 L 处的相位相反,即相位差为 π。由于直接射到屏幕上的光不可能有这个变化,所以只能认为光从空气射向玻璃发生反射时,反射光有大小为 π 的相位突变。相位差 π 相当于增加(或减少)了半个波长的光程差,此现象称为**半波损失**(half-wave loss)。

---

① 洛埃德(H. Lloyd),1800~1881,英国物理学家。

洛埃德镜实验演示了光的干涉现象,证实了光的波动性,更重要的是它证明了光由光疏介质射向光密介质表面入射发生反射时,反射光会发生半波损失。

10.1.5 薄膜干涉

光波照射透明薄膜时,在膜的前后两个表面都会发生反射。这些反射光波来自于同一光源,只是经历了不同的路径而有恒定的相位差,因此它们是相干光,当它们相遇时就会产生干涉现象,称之为**薄膜干涉**(图 10.7)。薄膜干涉现象在日常生活中就可以观察到,如太阳光照射在肥皂膜及水面的油膜上时,人们能观察到彩色花纹,这就是薄膜干涉现象,录像 10.1。

为了简单起见,假设光波是垂直入射的(为了更清楚地表达,图 10.7 中入射角画得稍大一些)。在图 10.7 中,设薄膜厚度为 e,折射率为 n。光波到达膜的表面时,一部分被反射,另一部分进入薄膜,在膜的后表面被反射回来再经前表面折射而出,穿过薄膜的反射光波比直接反射的光波增加了一段光程 $2ne$。但是考虑到光波在前表面反射时有半波损失,当光程差等于半波长的奇数倍时,两反射光波正好反相相遇,互相削弱。因此削弱的条件是

$$2ne + \lambda/2 = (2k-1)\lambda/2 \quad \text{或} \quad e = k\lambda/(2n) \quad (k = 1,2,\cdots) \quad (10.6)$$

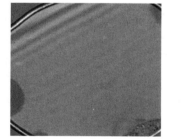

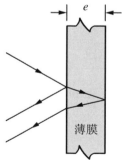

录像 10.1 薄膜干涉　　　　　　　　　10.7 薄膜干涉及光路图

如果光程差是波长的整数倍,则两反射光波同相相遇,互相加强。因此加强的条件是

$$2ne + \lambda/2 = k\lambda \quad \text{或} \quad e = (2k-1)\lambda/(4n) \quad (k = 1,2,\cdots) \quad (10.7)$$

当薄膜的折射率小于膜外介质的折射率时,虽然前表面的反射没有半波损失,但后表面的反射却有半波损失,因此削弱和加强的条件仍然适用。如果薄膜的折射率介于前后介质的折射率之间,则在计算光程差的时候不需要考虑半波损失,故上述加强和削弱的条件中等式左边均为 $2ne$。

现代光学仪器镜头表面上的增透膜就是根据薄膜干涉的原理设计而成的,它是一层折射率介于空气和玻璃之间的透明薄膜,当其厚度合适时,就可以使某种单色光在膜的两个表面发生反射时由于相互干涉而抵消,从而使这种单色光完全不发生反射而透过透明薄膜。

> 照相机等光学仪器的镜头呈淡紫色是因为镜头前有一层很薄的增透膜,以便光线更好地通过。因为人对绿光最敏感,选择对绿光起增透作用,在反射光中使绿光强度几乎为零,而其他波长的光并没有完全抵消,所以增透膜呈现绿光的互补色,也就是淡紫色。

例 10.2 照相机的透镜常镀上一层透明薄膜,目的是利用干涉原理来减少表面的反射,使更多的光进入透镜。常用的镀膜物质是氟化镁(MgF_2),它的折射率 $n = 1.38$。如果要使可见光谱中 $\lambda = 550$ nm 的光有最小反射,那么膜的厚度应是多少?

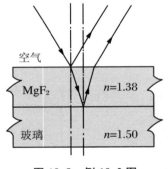

图 10.8 例 10.2 图

解 假设光线垂直入射(图 10.8 中入射角接近于零),由于两次反射都有半波损失,因此两反射光波互相削弱的条件是

$$2ne = (2k - 1)\lambda/2$$

取 $k = 1$,得膜的最小厚度为

$$e = \frac{\lambda}{4n} = \frac{550 \text{ nm}}{4 \times 1.38} = 99.6 \text{ nm}$$

由于被削弱的波长是可见光谱中的黄绿色部分(550 nm),其他颜色仍有部分被反射,因此镀膜后的透镜表面为青紫色。

薄膜干涉分为两类:等倾干涉和等厚干涉。如果入射光不是垂直入射,那么后表面和前表面反射的光波的光程差为 $\delta = 2e\sqrt{n^2 - \sin^2 i} + \lambda/2$。由此可见,对于厚度均匀的平面薄膜来说,光程差是随光线的倾角(指入射角 i)的改变而改变的。具有相同入射角 i 的入射光有相同的光程差,它们将形成同一级数的干涉条纹。这种干涉条纹称为**等倾条纹**(equal inclination fringes)。

下面以劈尖干涉和牛顿环为例说明等厚干涉。

10.1.6 等厚干涉

当平行光垂直照射到厚度不均匀的薄膜上时,从薄膜的前后表面反射的光的光程差仅与薄膜的厚度有关,厚度相同,光程差相同,干涉条纹的级数也相同,这种干涉条纹称为**等厚条纹**（equal thickness fringes）,相应的干涉现象称为**等厚干涉**（equal thickness interference）。劈尖干涉和牛顿环就是这一类干涉。

1. 劈尖干涉

取两片洁净的显微镜载玻片叠在一起,将两载玻片的一端捏紧,另一端夹入一薄片,这样就构成一个劈形空气薄膜,简称为劈尖。它的两个表面都是平面,其间有一个很小的夹角 θ,如图 10.9(a)所示。两表面的交线称为劈尖的棱边。如果用平行的单色光垂直入射到劈面上,从劈尖上下表面反射的光,在劈尖的上表面附近相遇,从而发生干涉。因此当观察劈尖表面时,就会看到干涉条纹。以 e 表示在入射点 A 处劈尖的厚度,则两束相干的反射光相遇时光程差为

$$\delta = 2ne + \lambda/2$$

由于各劈尖的厚度 e 不同,所以光程差也不同,出现明暗条纹的条件为

$$明条纹：\delta = 2ne + \lambda/2 = k\lambda \qquad (k = 1,2,\cdots) \qquad (10.8)$$

$$暗条纹：\delta = 2ne + \lambda/2 = (2k + 1)\lambda/2 \quad (k = 0,1,\cdots) \qquad (10.9)$$

式(10.8)和式(10.9)表明:每级明条纹或暗条纹都与一定的劈尖厚度相对应,因此这种干涉条纹是等厚条纹。由于劈尖的等厚线是一些平行棱边的直线,所以干涉条纹是一些与棱边平行的明暗相间的直条纹,如图 10.9(b)所示。

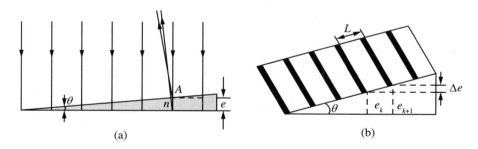

图 10.9　劈尖干涉

在棱边处 $e = 0$,只是由于有半波损失,两相干光相差为 π,因而形成暗条纹。以 L 表示相邻两条明条纹或暗条纹在表面上的距离,则由图 10.9(b)可求得

$$L = \Delta e/\sin\theta$$

式中,θ 为劈尖角,Δe 为相邻两条明条纹和暗条纹对应的厚度,由式(10.8)或式(10.9)可知

$$\Delta e = e_{k+1} - e_k = \lambda/(2n)$$

则

$$L = \lambda/(2n\sin\theta) \tag{10.10}$$

通常 θ 很小,所以 $\sin\theta \approx \theta$,上式又可写为

$$L = \lambda/(2n\theta) \tag{10.11}$$

式(10.10)和式(10.11)表明:劈尖干涉形成的干涉条纹是等间距的。条纹间距与劈尖角 θ 有关:θ 越大,条纹间距越小,条纹越密。当 θ 大到一定程度时,条纹就密得无法分开,所以干涉条纹只能在劈尖角度很小时才能观察到。

2. 牛顿环

在一块平滑的玻璃片 B 上,放置一个曲率半径 R 很大的平凸透镜 A,在 A 与 B 间形成一薄的劈形空气层,如图 10.10 所示。当用平行单色光垂直入射平凸透镜时,在空气层的上下表面发生反射,形成两束向上的相干光,这两束相干光在平凸透镜下表面处相遇而发生干涉,在透镜下表面上可以观察到一组以接触点 O 为中心的同心圆环,称为**牛顿环**(Newton ring)。这两束相干光的光程差为

$$\delta = 2e + \lambda/2$$

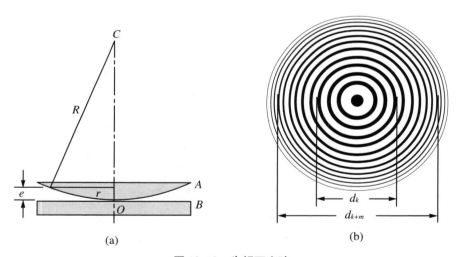

(a)　　　　　　　　　　　　(b)

图 10.10　牛顿环实验

式中,e 是空气层的厚度,$\lambda/2$ 是光在空气层下表面,即和玻璃的分界面上反射时产生的半波损失。由于这一光程差由空气薄层的厚度决定,所以牛顿环也是一种等厚干涉条纹。又由于空气层的等厚线是以 O 为中心的同心圆,所以干涉条纹成为明暗相间的圆环。形成明、暗条环的条件分别为

$$2e + \lambda/2 = k\lambda \qquad (k = 1,2,\cdots) \tag{10.12}$$
$$2e + \lambda/2 = (2k+1)\lambda/2 \quad (k = 0,1,\cdots) \tag{10.13}$$

在中心处 $e = 0$,因有半波损失,两相干光的光程差为 $\lambda/2$,所以形成一暗斑。

设牛顿环的半径为 r,由图 10.10 可以看出,r 与 R 的关系为

$$r^2 = R^2 - (R - e)^2$$

因为 $R \gg r$,上式中 e^2 可以略去,于是得

$$r^2 = 2Re$$

则明环半径为

$$r = \sqrt{(2k - 1)R\lambda/2} \quad (k = 1, 2, \cdots) \tag{10.14}$$

暗环半径为

$$r = \sqrt{kR\lambda} \quad (k = 0, 1, \cdots) \tag{10.15}$$

可见,半径 r 与环的级数的平方根成正比,所以从环心越向外,圆环的分布越密。

> 当日光(包含多种颜色成分)照在肥皂泡上时,由于肥皂泡上下厚度不同,泡两面对光的反射会形成薄膜干涉现象。不同颜色的光,干涉条纹的位置不同,最后看到的就是彩色条纹。

10.2 光的衍射

光波绕过障碍物传播的现象称为**光的衍射**(diffraction of light)(录像 10.2)。衍射后所形成的明暗相间的图样称为衍射图样。干涉和衍射现象都是波动所固有的特性。通常根据观察方式的不同,把光的衍射现象分为两类:一类是光源和观察屏(或二者之一)与障碍物之间的距离是有限的,这一类衍射称为**菲涅尔**[①]**衍射**(Fresnel diffraction);另一类是光源和观察屏与障碍物之间的距离都是无限远的,这一类衍

录像 10.2 狭缝红光的衍射

射称为**夫琅禾费**[②]**衍射**(Fraunhofer diffraction)。下面的讨论只限于夫琅禾费衍射。实验中观察光的夫琅禾费衍射时,是借助于两块会聚透镜来实现的:一块放在障碍物前,把点光源发出的光变成平行光;一块放在障碍物后,使经过障碍物后的衍射光在透镜的焦平面上成像。这样既可增加衍射图样的强度,又可保持衍射的性质不变,更便于观察。

---

① 菲涅尔(A. J. Fresnel),1788~1827,法国土木工程师兼物理学家。

② 夫琅禾费(J. V. Fraunhofer),1787~1826,德国物理学家。

10.2.1 惠更斯-菲涅尔原理

惠更斯原理仅仅从几何学的角度解释并确定了光波的传播方向,然而却不能圆满地解释光波的衍射问题,如各子波对新波阵面上任何一点所产生振动的振幅和相位如何,沿不同方向传播的振动的振幅如何等。菲涅尔基于光的叠加原理和干涉原理,认为不同次级子波之间可以产生干涉,对惠更斯原理做了补充,为衍射理论奠定了基础,称为**惠更斯**[①]**-菲涅尔原理**:从同一波阵面上各点发出的子波,经传播而在空间某点相遇时,也可相互叠加而产生干涉现象。

菲涅尔保留并发展了惠更斯原理中关于子波的概念。他认为,波动对空间某一点所起的作用是某时刻各子波对该点作用的合成。当然,在合成时,要考虑到各子波"扩张"到该点时振幅的大小与相互间的相位关系。这就是惠更斯-菲涅尔原理的精神实质。利用惠更斯-菲涅尔原理可以很好地解释并描述光束通过各种障碍物所产生的衍射现象,比如衍射的分布问题、条纹的强度问题等。

10.2.2 单缝衍射

单缝衍射(动画 10.3)的实验装置如图 10.11 所示。光源 S 放在透镜 L_1 的焦点上,观察屏 E 放在透镜 L_2 的焦平面上。当平行光垂直照射到狭缝 K 上时,在屏幕 E 上将出现明暗相间的衍射图样。

动画 10.3　单缝衍射

如果 S 是单色光源,其衍射图样是一组与狭缝平行的明暗相间的条纹,正对狭缝的是中央明纹,两侧对称分布着各级明暗条纹。条纹的分布是不均匀的,中央明纹亮度较大且较宽,其他明纹的光强迅速下降,如图 10.12 所示。图中的曲线表示光强的分布,光强的极大值、极小值与各级明暗条纹的中心对应。

单缝衍射可用**半波带法**(half wave zone method)加以说明。如图 10.13(a)所示,设单缝的宽度为 a,入射光的波长为 λ。根据惠更斯原理,当平行光垂直照射到狭缝上时,位于狭缝所在处的波阵面 AB 上的每一点都是一个新的波源,向各个方向发射子波,狭缝后面空间任意一点的光振动,都是这些子波传到该点的振动

---

① 惠更斯(C. Huygens),1629~1695,荷兰物理学家、天文学家、数学家,他是介于伽利略与牛顿之间的一位重要的物理学先驱,是历史上最著名的物理学家之一。

的相干叠加,其加强或减弱的情况取决于这些子波到达该点时的光程差。假设衍射角为任意角 θ 的一束平行光,经过透镜 L_2 聚集在屏幕 E 上的 P 点,从 A 点作 AC 垂直于 BC,由于平行光经过透镜会聚后不会产生附加的光程差,所以这束光线的两边缘之间的光程差为

$$BC = a\sin\theta$$

BC 亦是这束平行光的最大光程差,P 点的明暗程度完全取决于光程差 BC 的量值。

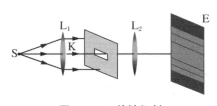

图 10.11　单缝衍射

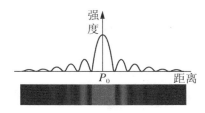

图 10.12　单缝衍射图样

如果这个光程差 BC 恰好等于入射光的半波长的整数倍,可作一些平行于 AC 的平面,使两相邻平面之间的距离都等于 $\lambda/2$,这些平面将把单缝处的波阵面 AB 分为整数个面积相等的部分,每一个部分称为一个**半波带**,如图 10.13(b)所示。由于各个半波带的面积相等,因而各个半波带发出的子波在 P 点所引起的光振幅接近相等,而相邻两半波带上任何两个对应点发出的子波在 P 点的光程差都是 $\lambda/2$,即相差为 π。因此相邻两半波带发出的子波在 P 点合成时将互相抵消。这样如果 BC 等于半波长的奇数倍,单缝处的波阵面 AB 可分为奇数个半波带,则一对对相邻的半波带发的光分别在 P 点相互抵消后,还剩一个半波带发的光到达 P 点合成,这时 P 点应为明条纹的中心。θ 角越大,半波带面积越小,明纹光强就越小。当 $\theta=0$ 时,各衍射光源沿原方向传播,光程差为零,通过透镜后聚集在屏幕的中心 P_0,这就是中央明纹的中心位置,该处光强最大。对于其他的任意衍射角 θ,BC 如果不能恰好等于半波长的整数倍,AB 亦不能分成整数个半波带,此时,衍射光束形成介于最明和最暗之间的中间区域。综上所述可知,当平行光垂直于单缝平面入射时,单缝衍射条纹的明暗条件为

$$暗纹中心:a\sin\theta = \pm 2k\lambda/2 \quad (k = 1,2,\cdots) \tag{10.16}$$

$$明纹中心:a\sin\theta = \pm (2k+1)\lambda/2 \quad (k = 1,2,\cdots) \tag{10.17}$$

$$中央明纹中心:\theta = 0 \tag{10.18}$$

式中,k 为衍射的级数,$k = 1,2\cdots$ 依次为第一级、第二级······暗纹或明纹。

两个第一级暗条纹中心间的距离即为中央明纹的宽度。考虑到一般 θ 角较小,中央明纹的半角宽度为

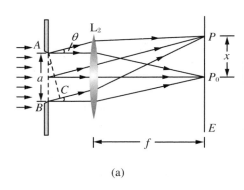
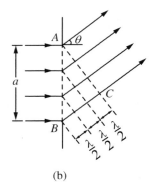

(a)   (b)

图 10.13　单缝衍射条纹的形成

$$\theta = \sin \theta = \lambda / a \tag{10.19}$$

以 f 表示透镜 L_2 的焦距,则屏上中央明纹的宽度为

$$\Delta x = 2f\tan \theta \approx 2f\sin \theta = 2f\lambda / a \tag{10.20}$$

屏上各级暗条纹的中心与中央明纹中心的距离为

$$x = \pm kf\lambda / a \tag{10.21}$$

如果把相邻暗条纹之间的宽度 $f\lambda / a$ 定义为一条明条纹的宽度,则中央明纹的宽度既是其他明纹宽度的两倍,也是第一级暗纹的中心与中央明纹的中心的距离的两倍。

式(10.20)表明:中央明纹的宽度正比于波长 λ,反比于缝宽 a。缝越窄,衍射越显著;缝越宽,衍射越不明显。当缝宽 $a \gg \lambda$ 时,各级衍射条纹向中央靠拢,密集得以致无法分辨,只能观察到一条明条纹,这就是透镜所形成的单缝的像,这个像相应于从单缝射出的光是直线传播的平行光束。由此可见,光的直线传播现象是光的波长较障碍物的线度小很多时衍射现象不显著的情形。

当缝宽 a 一定时,入射光的波长 λ 越大,衍射角也越大。因此若以白光照射,中央明纹将是白色的,而其两侧则呈现出一系列由紫到红的彩色条纹。

例 10.3　用波长为 500 nm 的单色光垂直照射到宽为 0.25 mm 的单缝上。在单缝后放置一透镜用以观察夫琅禾费衍射条纹,屏放在透镜的焦距 $f = 25$ cm 处。求:(1)屏上第一级暗条纹与中心的距离;(2)中央明条纹的宽度;(3)其他各级明条纹的宽度。

解　(1)第一级暗条纹与中心的距离为

$$x_1 = f\lambda / a = \frac{25 \text{ cm} \times 500 \times 10^{-7} \text{ cm}}{0.25 \times 10^{-1} \text{ cm}} = 0.05 \text{ cm}$$

(2)中央明条纹的宽度为

$$2\Delta x = 2f\lambda / a = 2 \times 0.05 \text{ cm} = 0.1 \text{ cm}$$

（3）其他各级明条纹的宽度为

$$\Delta x = f\lambda/a = 0.05 \text{ cm}$$

10.2.3　圆孔衍射

在图 10.11 所示的单缝衍射装置中，如果用一直径为 D 的小圆孔代替狭缝，那么在光屏上就可得到如图 10.14 所示的圆孔衍射的图样。图样的中央是一明亮的圆斑，周围是一组明暗相间的同心圆环，由第一暗环所包围的中央亮斑称为**艾里斑**（Airy disk）。理论计算证明，艾里斑的光强约占整个入射光强的 84%，其半角宽度为

$$\theta \approx \sin \theta = 1.22\lambda/D \qquad (10.22)$$

若以 f 表示透镜 L_2 的焦距，艾里斑的半径为

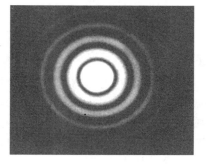

图 10.14　圆孔衍射图样

$$r = f\theta = 1.22f\lambda/D \qquad (10.23)$$

式中，λ 是入射光的波长，显然 D 越小或 λ 越大，衍射现象越明显。

圆孔衍射现象是许多光学仪器中不可避免发生的现象，它影响到成像的质量。

10.2.4　光栅衍射

光栅（grating）又称为**衍射光栅**，是一种利用衍射原理制成的光学元件。在一块光学玻璃片上，用精密刻线机刻出一系列等宽等间距的平行刻痕，刻痕处因漫反射而不太透光，相当于不透光的部分，未刻过的地方相当于透光的狭缝，这样就制成了光栅。实用的光栅每毫米内有几十条、上千条甚至几万条刻痕。原刻的光栅是非常贵重的，实验中通常使用的是复制的光栅。原刻光栅是由大量等宽等间距的狭缝组成的，缝的宽度 a 和两缝之间不透光的部分的宽度 b 之和，即 $d = a + b$ 称为**光栅常量**（grating constant），是光栅的重要指标之一。

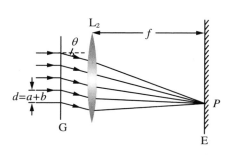

图 10.15　光栅衍射

图 10.15 是光栅衍射的原理示意图，当平行光垂直照射到光栅 G 上时，光栅上的每一条狭缝都将在屏幕 E 的同一位置上产生单缝衍射的图样。又由于各条狭缝都

处在同一波阵面上,所以各条狭缝的衍射光也将在屏幕 E 上相干叠加,结果在屏幕 E 上形成光栅衍射图样。光栅衍射图样是单缝衍射和多缝干涉的总效果。

在衍射角为任意角 θ 的方向上,从任意相邻两狭缝相对应点发出的光到达 P 点的光程差都是 $d\sin\theta$。由波的叠加规律可知,当 θ 满足下式时,所有的缝发出的光到达 P 点时都是同相的,它们将彼此加强,形成明条纹。

$$d\sin\theta = \pm k\lambda \quad (k = 0, 1, \cdots) \tag{10.24}$$

式(10.24)称为**光栅方程**(grating equation)。式中 k 表示明条纹的级数,$k = 0$ 的明条纹称为中央零级明条纹,又称为零级像,$k = 1, 2, \cdots$ 时分别称为第一级、第二级……明条纹(或像)。只有在满足光栅方程的那些特殊的方向上各缝发出的光才能彼此都加强,因此光栅各级明条纹细窄而明亮。

由光栅方程可以看出,光栅常量愈小,各级明条纹的衍射角就愈大,即各级明条纹分得愈开。对光栅常量一定的光栅,入射光波长愈大,各级明条纹的衍射角也愈大。如果是白光(或复色光)入射,则除中央零级明条纹外,其他各级明条纹都按波长不同各自分开,形成**光栅光谱**(grating spectrum)。通过光栅光谱既可以了解原子、分子的内部结构,还可以了解物质是由哪些元素组成的及每种元素所占的百分比,因此光栅已成为光谱分析仪器的核心部件。

如果满足光栅方程的 θ 角,同时又满足单缝衍射形成暗纹的条件 $a\sin\theta = \pm k'\lambda$,则在光栅衍射图样上缺少这一级明条纹,这一现象称为光栅的缺级现象。所缺的级数 k 为

$$k = \pm \frac{d}{a}k' \quad (k' = 1, 2, \cdots) \tag{10.25}$$

例如,当 $d/a = 4$ 时,则缺级的级数为 $\pm 4, \pm 8, \cdots$。

光栅谱线的最高级数 $K_m = d/\lambda$(与 $\sin\theta = 1$ 对应)。

10.3 光 的 偏 振

10.3.1 自然光和偏振光

光波是一种电磁波,电磁波是横波,其电场强度矢量 E 和磁感应强度矢量 B 的振动方向都垂直于波的传播方向,并且它们之间也互相垂直。在光波的矢量 E 和矢量 B 中,能引起感光作用和生理作用的主要是矢量 E,所以一般把矢量 E 称为**光矢量**(light vector),把矢量 E 的振动称为光振动,并以它的振动方向代表光的振动方向。由于原子、分子发光的独立性和间歇性,普通光源发出的光中包含各

个方向的光矢量,没有哪个方向的光比其他方向的更占优势。也就是说,在所有可能的方向上,矢量 **E** 的振幅都相等,这样的光称为**自然光**(natural light),如图10.16(a)所示。普通光源发出的光都是自然光。

如果在垂直于光波传播方向的平面内,光矢量只沿一个固定的方向振动,这样的光称为线偏振光,亦称为平面偏振光,简称为**偏振光**(polarized light),如图10.17(a)和(b)所示。偏振光的振动方向和光的传播方向构成的平面称为偏振光的**振动面**(plane of vibration),与振动面垂直而且包含传播方向的平面称为**偏振面**(plane of polarization)。由于任何一个方向的振动都可以分解为某两个相互垂直的方向的振动,因此任一自然光都可以分解为方向垂直、取向任意的两个偏振光,这两个偏振光振幅相等,其强度各等于自然光强度的一半。所以自然光也可以用图 10.16(b)和(c)所示的符号表示。值得注意的是,这两个分量是相互独立的,没有固定的相位关系,不能合成一个偏振光。

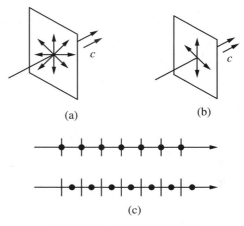

图 10.16　自然光的图示法

如果光波中,光矢量在某一个确定方向上最强,或者说有更多的光矢量取该方向,这样的光称为**部分偏振光**(partial polarized light),如图 10.17(c)和(d)所示。还有一种偏振光,它的光矢量随时间做有规律的改变:光矢量的末端在垂直于传播方向的平面上的轨迹呈现出椭圆或圆,这样的光称为**椭圆偏振光**(elliptically polarized light)或**圆偏振光**(circularly polarized light)。迎着光线看时,若光矢量顺时针旋转,则称为右旋椭圆(或圆)偏振光;若光矢量逆时针旋转,则称为左旋椭圆(或圆)偏振光。

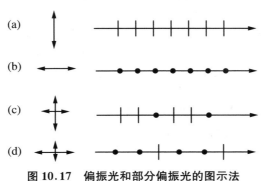

(a)

(b)

(c)

(d)

图 10.17　偏振光和部分偏振光的图示法

10.3.2 马吕斯定律

自然光通过某些装置后会变成偏振光(动画10.4),能够把自然光变成偏振光

动画10.4 光的偏振

的装置称为**起偏器**(polarizer)。起偏器像一个滤板,它只让光波中沿某一特定方向振动的光波通过,因此通过起偏器后的光波即成为在该特定方向振动的偏振光。人眼不能分辨光波的振动方向,因此无法辨别自然光和偏振光。用于检测光波是否偏振并确定其振动方向的装置称为**检偏**器(analyzer)。任何起偏器都可以作为检偏器。

在图10.18中,用两块圆片P和A分别表示起偏器和检偏器。假设光波在通过起偏器和检偏器时,只有那些在圆片的平行线方向上振动的成分才能通过,这个方向称为**透射轴**。在图10.18(a)中,自然光通过P后,成为在水平方向振动的偏振光,因为P和A的透射轴是一致的,所以能够通过P的振动成分也同样能通过A,在A的后面透射光强最强。如果把A绕光波旋转90°,如图10.18(b)所示,它就只能让垂直振动的光波通过,在通过P的偏

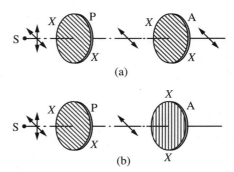

图10.18 起偏器和检偏器原理

振光中没有先前的振动强度了,因此在A的后面光强将为零,称为消光。

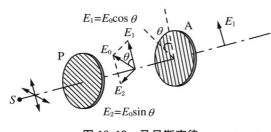

图10.19 马吕斯定律

如果检偏器A和起偏器P的透射轴既不互相平行,也不互相垂直,而是成一个角度 θ,如图10.19所示,那么只有部分光波可以通过A。假设在A和P之间的偏振光的振幅为 E_0,在不考虑反射和吸收的情况下,透射光的振幅则为 $E_1 = E_0\cos\theta$,因光的强度与光的振幅的平方成正比,故通过A的偏振光的强度 I 和通过前的强度 I_0 有如下的关系:

$$I/I_0 = E_1^2/E_0^2 = E_0^2\cos^2\theta/E_0^2 = \cos^2\theta$$

由此得

$$I = I_0\cos^2\theta \qquad (10.26)$$

这一公式称为**马吕斯**[①]**定律**(Malus law)。它指出,通过检偏器的偏振光的强度与检偏器的透射轴的方向有关,如果透射轴方向与入射光振动方向之间的角度为 θ,则通过它的光强与 $\cos^2\theta$ 成正比。

由式(10.26)可见,当 $\theta = 0$ 或 $180°$ 时,$I = I_0$,光强最大;当 $\theta = 90°$ 或 $270°$ 时,$I = 0$,没有光从检偏器射出,这就是两个消光的位置;当 θ 为其他值时,光强 I 介于 0 和 I_0 之间。

10.3.3　布儒斯特定律

自然光在两种各向同性介质的分界面发生反射和折射时,反射光和折射光一般都是部分偏振光。在反射光中垂直于入射面的光振动多于平行光振动,而在折射光中平行于入射面的光振动多于垂直光振动,如图 10.20 所示。

1812 年,布儒斯特[②](D. Brewster)发现,反射光的偏振化程度和入射角有关。当入射角 i_0 和折射角 γ 之和等于 $90°$,即反射光和折射光垂直时,反射光即为光振动垂直于入射面的偏振光,如图 10.21 所示。这时的入射角称为**布儒斯特角**(Brewster angle)或**起偏角**。根据折射定律有

$$n_1\sin i_0 = n_2\sin \gamma = n_2\cos i_0$$

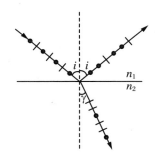

图 10.20　反射光和折射光的偏振

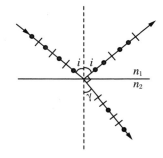

图 10.21　布儒斯特角

即

$$\tan i_0 = n_2/n_1 \qquad (10.27)$$

式(10.27)称为**布儒斯特定律**。当自然光以布儒斯特角入射时,反射光中只有垂直于入射面的光振动,入射光中平行于入射面的光振动全部发生折射,垂直于入

---

① 马吕斯(E. L. Malus),1775～1812,法国物理学家及军事工程师。1808 年,马吕斯发现了反射时光的偏振,确定了偏振光强度变化的规律(现称为马吕斯定律)。

② 布儒斯特(D. Brewster),1781～1868,苏格兰物理学家,英国光学家。

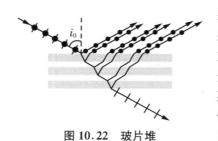

图 10.22　玻片堆

射面的光振动也大部分发生了折射,而发生反射的仅是其中的一部分。因此反射光虽然是完全偏振的,但光强较弱;而折射光虽然是部分偏振的,光强却很强,例如,当自然光以布儒斯特角从空气射向玻璃时,由玻璃反射获得的偏振光仅占入射自然光总能量的 7%。如果让自然光以布儒斯特角入射到如图 10.22 所示的玻片堆上,则入射光中垂直于入射面的光振动,在玻片堆的每一个分界面上都要被反射掉一部分,而与入射面平行的光振动在各分界面上都不被反射。当玻片数量足够多时,从玻片堆透射出的光就非常接近偏振光,其振动方向与入射面平行。因此玻片堆可以作为起偏器或检偏器。

10.3.4　光的双折射

当我们透过透明的方解石晶体(主要成分是 $CaCO_3$)观察书上的字迹时,可以看到字迹的双重像,如图 10.23 所示。这表明一束光射入晶体后,折射光分成了两束,这种现象称为**双折射**(birefringence)。在双折射产生的两束光中,一束折射光总是遵守折射定律,这束折射光称为**寻常光**(ordinary light),简称 o 光。另一束折射光则不遵守折射定律,它不一定在入射面内而且对不同的入射角 i,$\sin i/\sin \gamma$ 的量值也不是常量,这束折射光称为**非常光**(extraordinary light),简称 e 光。$i=0$ 时,o 光沿原方向传播,e 光一般不沿原方向传播。此时如果把晶体绕光的入射方向慢慢转动,o 光始终不动,e 光则随着晶体的转动而转动,如图 10.24 所示。

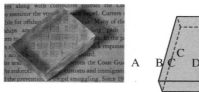
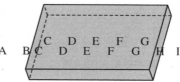

图 10.23　双折射现象

在方解石晶体内存在一个特殊方向,光沿着这个特殊方向传播时,不发生双折射,这个特殊方向称为晶体的**光轴**。光轴仅标志双折射晶体的一个特定方向,任何平行于这个方向的直线都是晶体的光轴。只有一个光轴的晶体称为**单轴晶体**(uniaxial crystal)。有两个光轴的晶体称为**双轴晶体**(biaxial crystal)。方解石、石英、红宝石、冰等是单轴晶体,云母、硫磺、蓝宝石等是双轴晶体。

在晶体中任一已知光线与光轴所组成的平面称为该光线的**主平面**(principal

plane)。o 光和 e 光都是偏振光,但是它们的振动方向不同。o 光的振动方向垂直于 o 光的主平面;e 光的振动方向在 e 光的主平面内。当晶体光轴在入射面内时,o 光和 e 光的主平面重合,o 光和 e 光的振动方向互相垂直。一般情况下,o 光的主平面与 e 光的主平面有一个不大的夹角,因而 o 光和 e 光的振动方向不完全垂直。

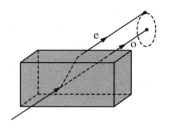

图 10.24　o 光和 e 光

在晶体内部,o 光在各个方向上的传播速度相等,折射率也相等;e 光在各个方向上的传播速度不同,折射率也就不同。因此在晶体中,子波源发出的 o 光的波阵面是球面,亦称 o 波面;e 光的波阵面是旋转椭球面,亦称 e 波面(图 10.25)。由于 o 光和 e 光沿光轴方向具有相同的传播速度,因此任何时刻 o 光和 e 光的波面在光轴上都是相切的。换言之,在光轴方向上,o 光和 e 光具有相同的传播速度和折射率。然而在垂直于光轴的方向上,o 光和 e 光的传播速度相差最大。若 o 光的传播速度用 u_o 表示,折射率用 n_o 表示,e 光在垂直于光轴方向上的传播速度用 u_e 表示,折射率用 n_e 表示,真空中的光速用 c 表示,则有 $n_o = c/u_o$,$n_e = c/u_e$,n_o 和 n_e 称为晶体的**主折射率**(principal refractive index)。在有些晶体中,$u_o > u_e$,即 $n_o < n_e$,这类晶体称为**正晶体**(positive crystal),如石英和冰等;在另一些晶体中,$u_o < u_e$,即 $n_o > n_e$,这类晶体称为**负晶体**(negative crystal),如方解石和红宝石等。

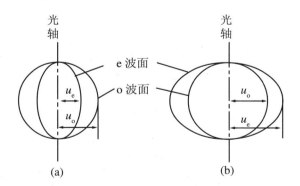

图 10.25　单轴晶体和负晶体中的子波波面

10.3.5　二向色性和偏振片

有些单轴晶体除了能产生双折射外,对 o 光和 e 光的吸收程度有很大的不同,如电气石晶体,它对 o 光有强烈的吸收作用,而对 e 光则吸收很少。一般 1 mm 厚的电气石晶体几乎就能把 o 光全部吸收掉,而 e 光只略微被吸收。自然光通过这样的晶体后,就变成了偏振光。晶体对互相垂直的两个光振动具有选择吸收的这种性质,称为晶体的**二向色性**(dichroism)。除电气石晶体外还有一些有机化合物晶体,如碘化硫酸奎宁等亦有二向色性。用具有二向色性的晶体可以制成起偏器和检偏器。

> 一种应用很广的新型起偏器是人造的**偏振片**(polaroid)。最常用的偏振片是 H 偏振片,它是先把聚乙烯醇薄膜加热,沿一定方向拉伸 3~4 倍,然后浸入含碘的溶液中,取出烘干后制成的。在制作过程中进行拉伸时,聚乙烯醇的长形碳氢化合物分子会沿拉伸方向规则地排列起来;浸入含碘的溶液后,碘原子就会附着在沿直线排列的长链分子上,形成一条条能导电的碘分子链。由于电子可以沿着碘分子链运动,因此偏振片将强烈地吸收碘分子链方向上的电场。所以,电振动矢量平行于拉伸方向的偏振光将被吸收,不能通过偏振片,只有电振动矢量垂直于拉伸方向的偏振光才能透过。此外,常用的偏振片还有 K 偏振片,它是将聚乙烯醇薄膜放在高温炉中,通以氯化氢作为催化剂,除去聚乙烯醇分子中若干个水分子,形成聚合乙烯的细长分子,再单方向拉伸而成的。

作为起偏器和检偏器,偏振片虽然还有一些缺点,如还不能使自然光 100% 的偏振化,对不同波长的光的能量有选择性吸收等。但是由于偏振片的制造工艺简单,而且面积可以制作得很大但重量轻、价格低廉,所以在实验技术及日常生活中应用很广。

> 看立体电影时所戴的眼镜就是偏振片,戴上这种特殊的眼镜能看到立体效果的原因就是利用了光的偏振现象。平时所见的自然光其实包含任意的偏振方向(就是光矢量的振动方向)的自然光,当自然光通过偏振片后偏振方向变成唯一的。为使问题简化,不妨设偏振光只有水平与垂直两个方向,这样自然光就能按矢量运算法则分解成水平与垂直两个方向的光。在拍摄立体电影时用两台摄影机,一台装水平偏振片,另一台装垂直偏振片,这样就记录下来了两组偏振光。而特殊眼镜的两镜片一块是水平偏振片,另一块是垂直偏振片。这样眼睛接收到的信息就是两种偏振光的叠加,呈现出事物的原来景象,因此立体感强。

10.3.6　物质的旋光性

当偏振光沿光轴方向通过石英晶体时,其振动面会发生旋转,这一现象是阿拉果(D. Arage)于 1811 年首先发现的。后来在许多其他晶体及某些液体中也发现了这种现象,如氯酸钠($NaClO_3$)、溴酸钠($NaBrO_3$)、松节油、糖的水溶液、酒石酸溶液等。偏振光通过物质时振动面发生旋转的现象称为**旋光现象**(rota-optical phenomena)。能使偏振光的振动面旋转的性质称为**旋光性**(optical activity)。具有旋光性的物质称为旋光物质。

实验表明,对于单色偏振光,旋光物质使振动面旋转的角度 θ 与偏振光通过的物质的长度 L 成正比,即

$$\theta = \alpha L \tag{10.28}$$

式中,α 称为**旋光率**(specific rotation),表示光通过单位长度的旋光物质时,振动面转过的角度。固体旋光率的单位为度·米$^{-1}$。

如果物质为溶液,振动面旋转的角度不仅与通过的长度 L 成正比,还与溶液浓度 c 成正比,即

$$\theta = \alpha c L \tag{10.29}$$

溶液的旋光率 α 在数值上等于单位长度的单位浓度的溶液所引起的偏振光的振动面旋转的角度。此式中 θ 的单位为($^\circ$),c 的单位为 $kg \cdot m^{-3}$,α 的单位为($^\circ$)·$kg^{-1} \cdot m^2$[实用单位($^\circ$)·$g^{-1} \cdot cm^3 \cdot dm^{-1}$]。旋光率一般用 $[\alpha]_\lambda^t$ 表示,t 指温度,λ 指偏振光的波长。不同物质的旋光率不同,对于同一种物质,α 的值与偏振光的波长以及温度有关,即对给定长度的旋光物质,不同波长的偏振光将旋转不同的角度,这种现象称为**旋光色散**(rotatory dispersion)。

偏振光的振动面的旋转具有方向性。迎面观察通过旋光物质的光,振动面按顺时针方向旋转的称为**右旋**(right-handed),按逆时针方向旋转的称为**左旋**(left-handed)。光的振动面究竟是左旋还是右旋,与旋光物质的结构有关。石英和许多有机物质都具有左右旋两种旋光异构体,天然的蔗糖($C_{12}H_{22}O_{11}$)和天然的葡萄糖都是右旋的,右旋葡萄糖是人体新陈代谢中的一种重要化合物;某些药物也有左右旋之分,且左旋和右旋药物疗效不同;一些生物物质,如不同的氨基酸和 DNA 等也有左右旋的不同,等等。令人费解的是,生物总是优先选择右旋糖消化吸收,而对左旋糖不择优选取。

当长度 L 一定时,一定波长的偏振光通过旋光物质(溶液)后,其旋转的角度 θ 与溶液的浓度 c 成正比。利用这个原理可以制成测定溶液浓度的旋光计。旋光计的原理如图 10.26 所示,图中 P 为起偏器,A 为检偏器,S 为单色光源,T 为盛放待测溶液的玻璃管,由单色光源发出的光线经起偏器 P 后变为偏振光,在放入待测溶液前先调整检偏器 A,使 A 与 P 的透射轴垂直,即视场

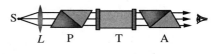

图 10.26　旋光计原理

最暗。当放入待测溶液后,由于旋光作用,视场由暗变亮。旋转检偏器 A,使视场重新变暗,所旋的角度就是旋转角 θ。这样,利用式(10.29)就可以求出溶液的浓度 c。这种测定旋光物质的方法既可靠又迅速,在药品检验及商品检验中被广泛应用。许多化合物,如樟脑、可卡因、尼古丁及各种糖类,都可用这种方法测定。专门为测定糖溶液浓度而设计的偏振计叫糖量计。

如果溶液中含有多种溶质,当各种溶质之间没有强烈的相互作用时,溶液的旋转角就是这些溶质各自产生的旋转角的代数和。

在外界的作用下,也可以使某些非旋光物质具有旋光性。1846 年,法拉第发现,在外磁场的作用下,振动面的旋转角度 θ 与磁感应强度 B 成正比,即

$$\theta = VlB$$

式中,l 为样品的长度,比例系数 V 为费尔德(Verdet)常量。一般物质的费尔德常量都很小。这种在外磁场作用下产生旋光的现象叫磁致旋光,通常称为法拉第旋转效应。需要说明的是,对于天然旋光物质来说,是左旋还是右旋由旋光物质本身的性质决定,与光的传播方向无关,但磁致旋光则不然,是左旋还是右旋与光的传播方向有关。

知识拓展

立体电影

光波是横波,立体电影就是利用了光的偏振现象。人的两只眼睛同时观察物体,不但能扩大视野,而且能判断物体的远近,产生立体感。这是由于人的两只眼睛同时观察物体时,在视网膜上形成的像并不完全相同,左眼看到物体的左侧面较多,右眼看到物体的右侧面较多,这两个像经过大脑综合以后就能区分物体的前后远近,从而产生立体视觉。

立体电影是用两个镜头,如人眼那样,从两个不同方向同时拍摄下景物的像,并制成电影胶片。在放映时,通过两架放映机,把用两台摄影机拍下的两组胶片同步放映,使略有差别的这两幅图像重叠在银幕上。这时如果用肉眼直接观看,看到的画面是模糊不清的,要看到立体电影,就要在每架放映机前装一个偏振片,它的作用相当于起偏器。从两架放映机射出的光,通过偏振片后,就成了偏振光。左右两架放映机前的偏振片的偏振化方向互相垂直,因而产生的两束偏振光的偏振方向也互相垂直。这两束偏振光投射到银幕上再反射到观众处,偏振光方向不改变。观众用上述的偏振眼镜观看,每只眼睛只看到相应的偏振光图像,即左眼只能看到左机映出的画面,右眼只能看到右机映出的画面,这样就会像实际看到的那样产生立体感觉。这就是立体电影的原理(图10.27)。

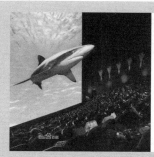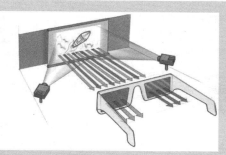

图 10.27　立体电影及其原理
（来自 baike.soso.com）

全息摄影技术

全息摄影是指一种记录被摄物体反射波的振幅和相位等全部信息的新型摄影技术。普通摄影只能记录物体面上的光强分布，不能记录物体反射光的位相信息，因而失去了立体感。全息摄影采用激光作为照明光源，并将光源发出的光分为两束：一束直接射向感光片，另一束经被摄物的反射后再射向感光片。两束光在感光片上叠加产生干涉，感光底片上各点的感光程度不仅随强度也随两束光的相位关系的不同而不同。所以全息摄影不仅记录了物体上的反光强度，也记录了位相信息。用肉眼看这种感光的底片，只能看到像指纹一样的干涉条纹，但如果用激光去照射它，人眼透过底片就能看到原来被拍摄物体完全相同的三维立体图像。一张全息摄影技术图片即使只剩下一小部分，依然可以重现全部景物。全息摄影可应用于工业中进行无损探伤、超声全息、全息显微镜、全息摄影存储器、全息电影和电视等许多方面。激光全息摄影技术是一门崭新的技术，它被人们誉为 20 世纪的一个奇迹。产生全息图的原理可以追溯到 300 年前，它的原理于 1947 年由匈牙利籍的英国物理学家加博尔发现，它和普通的摄影原理完全不同。直到 10 多年后，美国物理学家雷夫和于帕特倪克斯发明了激光后，全息摄影才得到实际应用。也有人用较差的相干光源做过实验，但直到 1960 年发明了激光器（这是当时最好的相干光源），全息摄影才得到较快的发展。可以说，全息摄影是信息储存和激光技术结合的产物。

激光全息摄影包括两步：记录和再现。

（1）全息记录过程。把激光束分成两束：一束激光直接投射在感光底片上，称为参考光束；另一束激光投射在物体上，经物体反射或者透射，就携带有物体的相关信息，称为物光束。物光束经过处理也投射在感光底片的同一区域上，于是在感光底片上，物光束与参考光束发生相干叠加，形成干涉条纹，这就完成了一张全息图（图 10.28）。

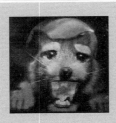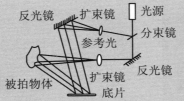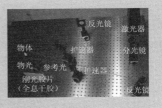

图 10.28 全息摄影照片及其光路图

（2）全息再现的方法。用一束激光照射全息图，只要这束激光的频率和传输方向与参考光束完全一样，就可以再现物体的立体图像。人可同时看到物体不同的侧面，就好像看到真实的物体一样，只是摸不到真实的物体。

全息成像是尖端科技，全息照相和常规照相不同，在底片上记录的不是三维物体的平面图像，而是光场本身；常规照相只记录反映被摄物体表面光强的变化，即只记录光的振幅，全息照相则记录光波的全部信息，除振幅外还记录了光波的相位，即把三维物体光波场的全部信息都贮存在记录介质中。

习 题 10

习题 10 解答

1. 在杨氏双缝实验中，两缝相距 2.2×10^{-4} m，屏与狭缝相距 0.94 m，第三级明纹间相距 1.5×10^{-2} m。求所用光波的波长。   （585 nm）

2. 在杨氏干涉实验中，双缝的间距为 0.30 mm，以波长为 600 nm 的单色光照射狭缝。求在离双缝 50 cm 远的屏幕上，从中央向一侧数第二级与第五级暗条纹之间的距离。（3 mm）

3. 一单色光波在真空中的波长为 λ，它射入折射率为 n 的介质中，由一点传播到另一点，相位改变了 $3\pi/2$。求此光波在这两点的光程改变和几何路程差。 $[3\lambda/4, 3\lambda/(4n)]$

4. 空气中有一水膜，折射率 $n = 4/3$，厚度 $d = 0.10$ mm，用波长 $\lambda = 500$ nm 的光垂直照射此水膜。问：
   （1）光波在水中的波长是多少？
   （2）在 $2d$ 距离内含有多少个完整的波？ $[(1)\ 375\ \text{nm}；(2)\ 533\ \text{个}]$

5. 在一平整的玻璃片（$n = 1.50$）上覆一层透明介质薄膜（$n = 1.25$），使波长为 600 nm 的光垂直投射在它上面而不反射。试求这层薄膜的最小厚度。   （120 nm）

6. 一玻璃劈尖,折射率 $n = 1.52$,波长 $\lambda = 589.3\ nm$ 的钠光垂直入射,测得相邻条纹间距 $L = 5.0\ mm$。求劈尖夹角。 (8″)

7. 用单色光观察牛顿环,测得某一明环的直径为 $3.00\ mm$,向外数第五个明环直径为 $4.60\ mm$,平凸透镜的曲率半径为 $1.03\ m$。求此单色光的波长。 (590 mm)

8. 波长为 $\lambda = 589.3\ nm$ 的钠光通过单缝后在距离缝 1 m 处产生衍射图样,若两个第一极小值之间的距离为 $2\ mm$,求单缝的宽度。 ($5.9 \times 10^{-4}\ m$)

9. 用波长为 $500\ nm$ 的单色光垂直照射到一宽度为 $0.5\ mm$ 的单缝上,在缝后置一焦距为 $0.8\ m$ 的凸透镜。试求屏上中央明纹和其他明纹的宽度。 ($1.6 \times 10^{-3}\ m$, $8.0 \times 10^{-4}\ m$)

10. 一束单色光垂直入射到每毫米 500 条缝的光栅上,所成二级像与原入射方向成 30° 角。求光波的波长。 (500 nm)

11. 自然光入射到放在一起的两个偏振片上,问:
    (1) 如果透射光的强度为最大透射光强的 1/3,这两块偏振片的透射轴夹角是多少度?
    (2) 如果透射光的强度是入射光强度的 1/3,则它们的透射轴夹角又是多少度?
    [(1) 54°44′;(2) 35°16′]

12. 两块偏振片的透射轴互相垂直,在它们之间插入两块偏振片,使相邻两片偏振片透射轴的夹角都是 30°。如果自然光的强度为 I_0,求通过所有偏振片后光的强度。 ($0.21 I_0$)

13. 将 50 g 含杂质的糖溶解于纯水中,制成 $100\ cm^3$ 的糖溶液,然后将此溶液装入长 10 cm 的玻璃管中,当线偏振光垂直于管的端面并沿管轴通过时,测得偏振面旋转了 25°4′。已知这种纯糖的旋光率为 $54.4°cm^2 \cdot g^{-1}$,试计算这种糖的纯度(含有纯糖的百分比)。
    (9.2%)

231

第 11 章

几何光学

引例

1. 正常人在水中看物体,眼前会一片模糊,普通照相机在水下也不能拍照,为什么? 怎么才能看清水中物体?

2. 近视眼患者配戴的眼镜是凸透镜还是凹透镜? 度数指的是什么?

3. 同样放大倍数的光学显微镜为什么有的可以很清楚地看到细胞的细节,有的却看不清? 体现显微镜性能的指标是什么?

几何光学研究的是波动光学的极限问题,不考虑波长、相位、振幅等问题。其理论基础是几何定律和一些基本的光学实验定律,如:① 光在均匀介质中的直线传播定律;② 光通过两种介质界面时的反射定律和折射定律(图 11.1);③ 光的独立传播定律和光路可逆定律。本章主要讨论光通过单球面、透镜的折射成像规律。

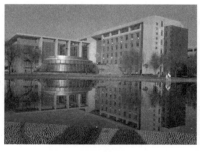
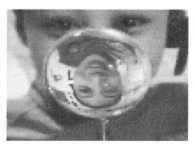

(a) 光的反射现象   (b) 水球的折射现象

图 11.1　光的反射及折射现象

(魏杰拍摄)

11.1 球面折射

11.1.1 单球面折射

当两种折射率不同的透明介质的分界面为球面的一部分时,光所产生的折射现象称为**单球面折射**。单球面折射成像规律是了解各种透镜以及眼睛成像规律的基础。

图 11.2 为两种均匀透明介质,折射率分别为 n_1 和 n_2(设 $n_1 < n_2$),其分界面 **MN** 为**单球面**(又称**折射面**),曲率中心为 C,曲率半径为 r,球面与主光轴的交点为单球面的顶点 P,通过曲率中心 C 的直线 PI 为**单球面的主光轴**。

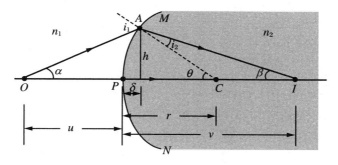

图 11.2 单球面折射

光线 OA 如果与主光轴的夹角 α 很小,如图 11.2 所示,$\alpha \approx \sin \alpha \approx \tan \alpha$,则此光线称为**近轴光线**(paraxial rays),否则称为**远轴光线**,下面的讨论仅限于**近轴光线**。

主光轴上自 O 点发出的光线经单球面折射后与主光轴交于 I 点,I 点称为物点 O 的像。物点 O 到顶点 P 的距离 OP 称为**物距**,用 u 表示,像点 I 到顶点 P 的距离 PI 称为**像距**,用 v 表示。u 与 v 的关系,可以由折射定律 $n_1 \sin i_1 = n_2 \sin i_2$ 给出。下面予以讨论。

由于 OA 是近轴光线,i_1,i_2 很小,因此 $\sin i_1 \approx i_1$,$\sin i_2 \approx i_2$。折射定律可以写为

$$n_1 i_1 = n_2 i_2$$

由图 11.2 知,$i_1 = \alpha + \theta$,$\theta = i_2 + \beta$,即 $i_2 = \theta - \beta$,将 i_1,i_2 的表达式代入上式,整理得

$$n_1\alpha + n_2\beta = (n_2 - n_1)\theta$$

α, β, θ 均很小,它们的正切值可以用其角度的弧度值代替,即

$$\alpha = h/(u + \delta) \approx h/u, \quad \beta \approx h/v, \quad \theta \approx h/r$$

代入式 $n_1\alpha + n_2\beta = (n_2 - n_1)\theta$ 中,并消去 h,有

$$n_1/u + n_2/v = (n_2 - n_1)/r \tag{11.1}$$

式(11.1)给出了 u, v 之间的关系,称它为**单球面折射成像公式**,它适用于一切凸、凹球面,但应用时,u, v, r 须遵守如下符号规则:

(1) 实物、实像时,物距 u、像距 v 均取正值;

(2) 虚物、虚像时,物距 u、像距 v 均取负值;

(3) 凸球面对着入射光线时,单球面的曲率半径 r 取正,反之取负。

在图 11.3(a)中,O_1 为**实物**(发散入射光束的顶点),u_1 取正值;I_1 为**虚像**(发散折射光束的顶点),v_1 取负值;r_1 取负值(凸球面顺着入射光线)。

在图 11.3(b)中,O_2 为**虚物**(会聚入射光束的顶点),u_2 取负值;I_2 为**实像**(会聚折射光束的顶点),v_2 取正值;r_2 取正值(凸球面对着入射光线)。

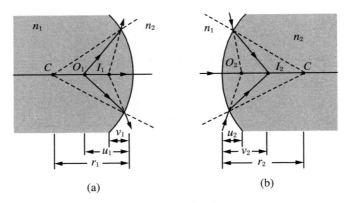

(a)   (b)

图 11.3 物和像

对于给定的物距 u,不同的折射球面(n_1, n_2, r 不同)有不同的像距 v 与之对应,因此可以用式(11.1)右端的 $(n_2 - n_1)/r$ 表示球面的折射本领,故 $(n_2 - n_1)/r$ 称为折射面的**焦度**(dioptric strength),用 Φ 表示。

$$\Phi = (n_2 - n_1)/r \tag{11.2}$$

若 r 以米(m)为单位,Φ 的单位为 m^{-1},符号为 D。Φ 可以为正值或负值,如 $n_2 = 1.5, n_1 = 1.0, r = -10\,\text{cm}$ 的单球面,其焦度等于 $-5\,\text{m}^{-1}$,记为 -5 D。

当点光源位于主光轴某点 F_1 时,由该点发出的光线经单球面折射后成为平行光线,即 $v = \infty$,则称点 F_1 为该**折射面的第一焦点**,从第一焦点 F_1 到折射面顶点 P 的距离称为**第一焦距**,以 f_1 表示。将 $v = \infty$ 代入式(11.1)可以求得第一焦

距,即

$$f_1 = \frac{n_1}{n_2 - n_1}r \tag{11.3}$$

如果平行于主光轴的近轴光线经单球面折射后成像于主光轴点 F_2,则称点 F_2 为**折射面的第二焦点**,从 F_2 到 P 的距离称为**第二焦距**,以 f_2 表示。将 $u = \infty$ 代入式(11.1)可以求出第二焦距,即

$$f_2 = \frac{n_2}{n_2 - n_1}r \tag{11.4}$$

当 f_1, f_2 为正时, F_1, F_2 是实焦点,折射面有会聚光线的作用;当 f_1, f_2 为负时, F_1, F_2 是虚焦点,折射面有发散光线的作用。

由式(11.3)和式(11.4)知,折射面的两个焦距之比等于折射面两侧介质的折射率之比,即

$$\frac{f_1}{f_2} = \frac{n_1}{n_2} \tag{11.5}$$

由式(11.2)和式(11.5)可得

$$\Phi = \frac{n_1}{f_1} = \frac{n_2}{f_2} \tag{11.6}$$

可见,对于同一折射面,尽管其两侧的焦距不相等,但是 n 与 f 的比值是相等的,此比值即为焦度 Φ 的定义式(即通用式),式(11.2)仅是焦度 Φ 符合单球面折射成像的关系式。

例 11.1 圆柱形玻璃棒($n = 1.5$)的一端是半径为 2 cm 的凸球面(图 11.4)。(1)求棒置于空气中时,在棒的轴线上距离棒端外 8 cm 的物点成像的位置并判断像的虚实。(2)计算此凸球面的焦距和焦度。(3)若棒置于水中($n_{水} = 1.33$),则棒端外 8 cm 的物点成像的位置在何处?像的虚实如何?

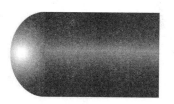

图 11.4 例 11.1 图

解 (1)当棒置于空气中时, $n_1 = 1.0, n_2 = 1.5, r = 2$ cm, $u = 8$ cm,代入式(11.1),得

$$\frac{1}{8} + \frac{1.5}{v} = \frac{1.5 - 1.0}{2}$$

解得 $v = 12$ cm。因此所成像在玻璃棒内轴线上离棒顶点 12 cm 处,为实像。

(2)根据 $v = \infty$ 得

$$f_1 = \frac{n_1}{n_2 - n_1}r = \frac{1.0 \times 2}{1.5 - 1.0} \text{ cm} = 4 \text{ cm}$$

根据 $u = \infty$ 得

$$f_2 = \frac{n_2}{n_2 - n_1} r = \frac{1.5 \times 2}{1.5 - 1.0} \text{ cm} = 6 \text{ cm}$$

由 $\Phi = (n_2 - n_1)/r$ 或 $\Phi = n_1/f_1 = n_2/f_2$ 得 $\Phi = 25$ D。

(3) 当棒置于水中时,$n_1 = 1.33$,$n_2 = 1.5$,$r = 2$ cm,$u = 8$ cm,代入式 (11.1)得

$$\frac{1.33}{8} + \frac{1.5}{v} = \frac{1.5 - 1.33}{2}$$

解得 $v = -18.5$ cm。所成像在玻璃棒外轴线上离棒顶点 18.5 cm 处(与物体同侧),为虚像。可见,当空气变为水后,折射率改变,单球面的成像差别很大。

> 通过此例可以说明正常人看不清水中物体的原因就是水的折射率和空气的不同。同样,普通照相机在水下也不能拍照。
>
> 正常人在水中看物体会一片模糊,但高度近视的人在水中裸眼却可以看清水中的物体,且正常人戴上高度老花镜也可以看清水中物体。

11.1.2 共轴球面系统

如果两个或两个以上折射球面的曲率中心在同一直线上,它们便组成**共轴球面系统**(coaxial spherical system),各球心所在的直线称为**共轴系统的主光轴**。

光通过共轴球面系统后的成像,取决于入射光依次在每一个折射面上折射的结果。在成像过程中,把前一个折射面所成的像看作相邻的后一个折射面的物,应用单球面折射公式,采用**逐次成像法**,即可求出最后一个折射面的像,此像即为光线通过共轴球面系统后所成的像。

例 11.2 玻璃球($n = 1.5$)半径为 10 cm,一点光源放在球前 40 cm 处。求近轴光线通过玻璃球后成像的位置。

解 对于第一折射面而言,$n_1 = 1.0$,$n_2 = 1.5$,$r = 10$ cm,$u_1 = u = 40$ cm,代入式(11.1)得

$$\frac{1.0}{40} + \frac{1.5}{v_1} = \frac{1.5 - 1.0}{10}$$

解得 $v_1 = 60$ cm。如果没有第二个折射面,I_1 应在 P_1 后面 60 cm 处,由于第二折射面的折射,实际的像位于 v_2 即 v 处。I_1 相对第二折射面是虚物,故 $u_2 = 20$ cm -60 cm $= -40$ cm,$n_1 = 1.5$,$n_2 = 1.0$,$r = -10$ cm,代入式(11.1)得

$$-\frac{1.5}{40} + \frac{1}{v_2} = \frac{1.0 - 1.5}{-10}$$

解得 $v_2 = 11.4$ cm。因此最后所成像位于玻璃球后,距球后表面 11.4 cm 处,整个

系统成像过程如图 11.5 所示。

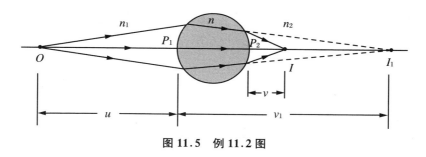

图 11.5　例 11.2 图

11.2　透　镜　成　像

透镜（lens）是具有两个折射面的共轴系统，两折射面之间是均匀的透明介质（通常是玻璃）（狭义上讲，下述球面透镜也简称为透镜）。中间厚边缘薄的为**凸透镜**，中间薄边缘厚的为**凹透镜**。根据透镜的厚度不同，可将透镜分为**薄透镜**、**厚透镜**；根据透镜折射面的形状不同可将透镜分为**球面透镜**、**柱面透镜**等。透镜成像被广泛应用于照相机、摄影机、放映机、望远镜、放大镜、显微镜等。

11.2.1　薄透镜成像公式

所谓**薄透镜**（thin lens），是指组成透镜的两个球面顶点之间的距离 P_1P_2 很小，远小于透镜的两个球面的曲率半径的透镜。P_1 和 P_2 几乎重合于一点，此点即称为透镜的**光心**，用 P 代替。球面薄透镜的类型有六种，如图 11.6 所示。下面以弯凸薄透镜 11.6(c)为例进行讨论。

如图 11.7 所示，设折射率为 n 的弯凸薄透镜置于折射率为 n_0 的某种介质（如水、空气）中，从主光轴物点 O 发出的光线经透镜折射后成像于 I 处，以 u_1，v_1，r_1 和 u_2，v_2，r_2 分别表示第一折射面和第二折射面的物距、像距和曲率半径。以 u 和 v（以光心 P 算起）分别表示透镜的物距和像距。因此有 $u_1 \approx u$，$v_1 \approx -u_2$，$v_2 \approx v$。将它们分别代入式(11.1)得

$$\frac{n_0}{u} + \frac{n}{v_1} = \frac{n - n_0}{r_1}$$

$$-\frac{n}{v_1} + \frac{n_0}{v} = \frac{n_0 - n}{r_2}$$

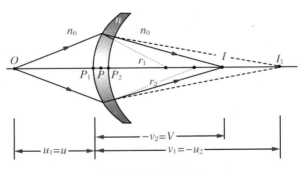

图 11.6 各种形状的薄透镜

(a) 双凸薄透镜   (b) 平凸薄透镜   (c) 弯凸薄透镜或凹凸薄透镜

(d) 双凹薄透镜   (e) 平凹薄透镜   (f) 弯凹薄透镜或凸凹薄透镜

图 11.7 薄透镜成像

将上述两式相加,整理后得

$$\frac{n_0}{u} + \frac{n_0}{v} = \frac{n - n_0}{r_1} - \frac{n - n_0}{r_2}$$

即

$$\frac{1}{u} + \frac{1}{v} = \frac{(n - n_0)}{n_0}\left(\frac{1}{r_1} - \frac{1}{r_2}\right) \tag{11.7}$$

式(11.7)称为**薄透镜成像公式**。公式中 u,v,r_1,r_2 的正负号仍然遵守前面叙述的符号规则。遵守符号规则后,式(11.7)适用于各种凸、凹球面的薄透镜在各种情形的介质中放置(可推出 18 种成像公式)的情形,并由此可以求出其对应的第一焦距 f_1 和第二焦距 f_2,因为 f_1 和 f_2 相等,可以用 f 表示,即

$$f = f_1 = f_2 = \left[\frac{n - n_0}{n_0} \left(\frac{1}{r_1} - \frac{1}{r_2} \right) \right]^{-1}$$

由此还可以求出此薄透镜所对应的焦度为

$$\Phi = n_0/f_1 = (n - n_0)(1/r_1 - 1/r_2)$$

大多数情况下,薄透镜都放置在空气中,即 $n_0 = 1$,所以式(11.7)写为

$$1/u + 1/v = (n - 1)(1/r_1 - 1/r_2) \tag{11.8}$$

即置于空气中的薄透镜的焦度为

$$\Phi = (n - 1)(1/r_1 - 1/r_2)$$

其第一焦距与第二焦距也相等,即

$$f = f_1 = f_2 = \left[(n - 1)(1/r_1 - 1/r_2) \right]^{-1} \tag{11.9}$$

将 f 代入式(11.8)得

$$1/u + 1/v = 1/f \tag{11.10}$$

此式是薄透镜成像的常用公式,称为高斯形式。

在空气中放置的薄透镜,因为 $n = 1$,所以其焦度为 $\Phi = 1/f$。焦度和焦距一样有正负之分:**凸透镜的焦度为正值,凹透镜的焦度为负值**。所以远视眼镜的焦度皆为正值,近视眼镜的焦度皆为负值。

当焦距以"米"为单位时,焦度单位为"屈光度",用 D 表示,其常用单位为"度",换算关系为:1 屈光度 = 100 度。

11.2.2　薄透镜组合

两个或两个以上薄透镜组成的共轴系统,称为**薄透镜组合**,简称**透镜组**。物体通过透镜组后所成的像,可以利用薄透镜成像公式(11.10)采用**逐次透镜成像法**求出,即:先求第一个透镜所成的像,将此像作为第二个透镜的物,求出第二个透镜所成像,以此类推,直至求出最后一个透镜所成的像,此像便是物体经过透镜组后所成的像。

最简单的透镜组是由两个薄透镜紧密贴合在一起组成的,如图 11.8 所示。设两个透镜焦距分别为 f_1 与 f_2(皆放置在空气中),透镜组物距为 u,像距为 v,物体经透镜 L_1 成像在 I_1 处,相应的物距和像距为 u_1 与 v_1,并且 $u_1 = u$,由透镜公式(11.10)得

$$1/u + 1/v_1 = 1/f_1$$

对于 L_2,$u_2 = -v_1$,$v_2 = v$,则

$$-1/v_1 + 1/v = 1/f_2$$

两式相加得

$$1/u + 1/v = 1/f_1 + 1/f_2$$

即透镜组的焦距 f 为

$$1/f = 1/f_1 + 1/f_2 \tag{11.11}$$

可见,紧密接触的透镜组的等效焦距的倒数等于组成它的各透镜焦距的倒数之和。

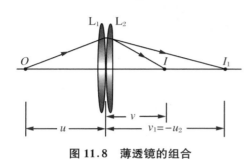

图 11.8　薄透镜的组合

如果以 Φ_1,Φ_2,Φ 分别表示第一透镜、第二透镜和透镜组的焦度,则它们之间的关系为

$$\Phi = \Phi_1 + \Phi_2 \tag{11.12}$$

这一关系常被用来测量透镜的焦度,如测定某近视眼镜片(凹透镜)的焦度:即用已知焦度的凸透镜与待测镜片紧密接触,使组合后的焦度为零,即光线通过透镜组后既不发散也不会聚,光线的方向不改变,此时 $\Phi_1 + \Phi_2 = 0$ 或 $\Phi_1 = -\Phi_2$,即两透镜的焦度数值相等,符号相反。

例 11.3　凸透镜 L_1 和凹透镜 L_2 的焦距分别为 20 cm 和 40 cm,L_2 在 L_1 右边 40 cm 处。在透镜 L_1 左边 30 cm 处放置某物体,求经透镜组后物体所成的像。

解　由透镜 L_1 的成像公式得

$$1/30 + 1/v_1 = 1/20$$

解得 $v_1 = 60$ cm,为实像。

透镜 L_2 的成像。由两透镜的位置关系可知,$u_2 = 40\ \text{cm} - 60\ \text{cm} = -20\ \text{cm}$ 且为虚像,$f_2 = -40\ \text{cm}$,$v_2 = v$,将这些数据代入公式得

$$-1/20 + 1/v = -1/40$$

解得 $v = 40$ cm,为实像。

11.2.3　厚透镜

厚透镜(thick lens)和薄透镜一样,也是包含两个折射球面的共轴系统,不同的是两折射面顶点 P_1 和 P_2 之间的距离较大,不能忽略。厚透镜成像可以利用逐次成像法,也可以利用三对基点(cardinal points),利用三对基点不仅可以简化厚透镜的成像过程,还可以简化任何复杂的共轴球面系统的成像过程,并有助于了解整个共轴系统的特点。三对基点包括两焦点、两主点和两节点。

1．两焦点

将点光源放在主光轴上某点，若发出的光线经厚透镜后成为平行光线，如图 11.9 中的光线 1，则该点称为厚透镜的**第一主焦点** F_1。若平行于主光轴的光线经厚透镜交于主光轴 F_2，则 F_2 点称为厚透镜的**第二主焦点**，如图 11.9 中的光线 2。

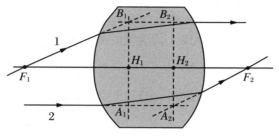

图 11.9　两焦点和两主点

2．两主点

在图 11.9 中，通过 F_1 的入射光线 1 的延长线与经过整个系统折射后的出射光线的反向延长线相交于 B_1 点。过 B_1 点作垂直于主光轴的平面且交于主光轴 H_1 点，H_1 点称为折射系统的**第一主点**，$B_1 H_1 A_1$ 平面称为**第一主平面**。同样，平行于主光轴的入射光线 2 的延长线与经过整个系统折射后的出射光线的反向延长线交于 A_2 点，过 A_2 点作垂直于主光轴的平面交于主光轴 H_2 点，H_2 点称为折射系统的**第二主点**，$B_2 H_2 A_2$ 平面称为**第二主平面**。

在图 11.9 中，无论光线在折射系统中经过怎样的曲折路径，在效果上只相当于在相应的主平面上发生一次折射。通常将第一焦点 F_1 到第一主点 H_1 的距离称为**第一焦距** f_1，物点到第一主平面的距离称为**物距**。第二焦点 F_2 到第二主点 H_2 的距离称为**第二焦距** f_2，像到第二主平面的距离称为**像距**。

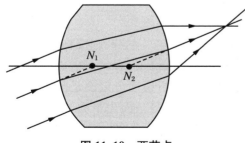

图 11.10　两节点

3．两节点

在厚透镜的主光轴上可以找到两点 N_1 和 N_2，如图 11.10 所示，光线通过它们时不改变方向，仅发生平移，即以任何角度向 N_1 点入射的光线都以相同的角度从 N_2 点射出。N_1，N_2 分别称为厚透镜的**第一节点**和**第二节点**。N_1 和 N_2 的性质类似于薄透镜的光心。

只要知道厚透镜三对基点在折射系统中的位置，就可像薄透镜那样利用三条光线中的任意两条求出经系统折射后所成的像。厚透镜的三条光线如图 11.11 所示:① 平行于主光轴的光线 1 在第二主平面折射后通过第二主焦点 F_2;② 通过第一主焦点 F_1 的光线 2 在第一主平面折射后平行于主光轴射出;③ 通过第一节点 N_1 的光线 3 从第二节点 N_2 平行于入射方向射出。

各基点的位置取决于折射系统的具体条件。如果折射系统前后介质的折射率相同(即折射系统置于空气中),则 $f = f_1 = f_2$,在这种情况下,物距 u、像距 v、焦距 f 之间的关系等同于薄透镜成像公式,即

$$\frac{1}{u} + \frac{1}{v} = \frac{1}{f}$$

式中,u,v,f 皆以相应的主平面为起点计算。

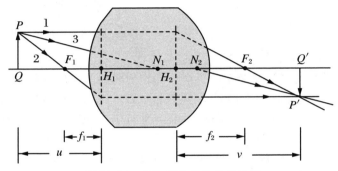

图 11.11　用作图法求物体的成像

相比较而言,单球面和薄透镜也有三对基点:单球面的两主点重合在单球面顶点 P 上,其两节点重合在单球面的曲率中心 C 点上;而薄透镜的两主点及两节点都重合在薄透镜的光心上。

11.2.4　柱面透镜

薄透镜的两个折射面如果不是球面,而是圆柱面的一部分,则这种透镜称为**柱面透镜**(cylindrical lens),如图 11.12 所示。柱面透镜的两个折射面可以都是圆柱面,也可以一面为圆柱面,另一面为平面。它与透镜一样,有凸和凹两种形式,即凸柱面透镜和凹柱面透镜。

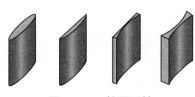

图 11.12　柱面透镜

通常将包含主光轴的各个方向的平面称为**子午面**,子午面与折射面之间的交线称为**子午线**。

如果折射面在各个方向上的子午线曲率半径相同,这种折射面为对称性折射面,球面透镜都是对称性折射面,如图 11.13(a)所示;如果折射面在各个方向上的

子午线曲率半径不相同,则为**非对称折射面**,由这种折射面组成的共轴系统称为**非对称折射系统**。非对称折射系统对通过各子午面的光线的折射本领不同,因此点光源发出的光束经此系统折射后不能形成一个清晰的点像,柱面透镜的成像就是如此。如图 11.13(b)所示的柱面透镜在水平方向焦度最大且为正值,对光线起会聚作用;在竖直方向的焦度为零,折射光线不改变方向。所以在图 11.13 所示的情况下,点状物体经柱面透镜后形成的像为一条竖直线 $I_1 I_2 I_3$。

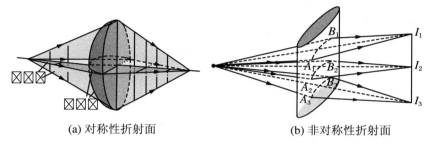

(a) 对称性折射面   (b) 非对称性折射面

图 11.13　柱面透镜成像

11.2.5　透镜的像差

由于各种原因,由物体发出的光线经透镜折射后所成的像与原物体有偏差,这种现象称为透镜的**像差**(aberration)。产生像差的原因较多,此处仅简单介绍球面像差(spherical aberration)和色像差(chromatic aberration)。

1. 球面像差

主光轴上点状物体发出的远轴光线和近轴光线经透镜折射后不能会聚于主光轴上某一点,如图 11.14(a)所示,这种现象称为**球面像差**,简称球差。产生球差的原因是通过透镜边缘部分的远轴光线比通过透镜中央部分的近轴光线偏折得多一些,于是,通过透镜的远、近轴光线不能会聚于同一点,点状物体或点光源不能形成点像,而是形成圆斑。

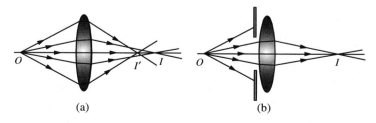

(a)   (b)

图 11.14　球面像差及其矫正

减小球面像差最简单的方法是在透镜前放置一个光阑,如图 11.14(b)所示。光阑只让近轴光线通过,因此可以形成一个清晰的点像。减小球差的另一办法是在会聚透镜之后放置发散透镜,这是因为发散透镜对远轴光线的发散作用强于近轴光线。这样组成的透镜组虽然降低了焦度,但减小了球差。

2. 色像差

波长不同的光在同一种光学材料中(如玻璃)的折射率略有差异,波长越短,其折射率越大,所以白色光通过透镜后,短波的光偏折较多,如图 11.15(a)所示,在不同位置得到的像都是圆斑,但圆斑的色彩会随之变化。不同波长的光通过透镜后不能在同一点成像,我们把这种现象称为**色像差**。透镜越厚,色像差越明显。

减小色像差的方法是将具有不同折射率的凸透镜和凹透镜适当配合,如图 11.15(b)所示,使一个透镜的色像差能被另一透镜抵消,如冕牌玻璃的色散能力较火石玻璃弱,因此在冕牌玻璃的凸透镜上胶粘一块火石玻璃做的凹透镜,则通过凸透镜所产生的色散大部分被凹透镜抵消,达到减小色像差的目的。

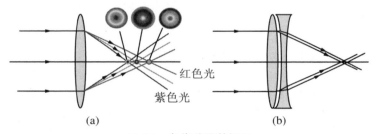

红色光

紫色光

(a)   (b)

11.15   色像差及其矫正

11.3 眼　　睛

11.3.1 眼的光学结构

从几何光学的角度来看,人眼是由多种介质组成的较复杂的共轴球面系统,这个系统的像只能成在视网膜上。图 11.16 是右眼和右眼的水平剖面图。眼球的前表面是一层透明的膜,称为**角膜**,外界的光线由此进入眼内。角膜后面是虹膜,虹膜中央有一圆孔称为**瞳孔**,瞳孔大小通过肌肉收缩而改变,以此调节进入眼内的光量,瞳孔具有光阑的作用。虹膜之后是晶状体,它是透明而富有弹性的组织,形如双凸透镜,其表面的曲率半径随睫状肌的缩张而变化。眼球的内层称为**视网膜**,其上布满了视觉神经,是光线成像的地方。视网膜正对瞳孔处的小块黄色区域称为**黄斑**,黄斑中央的凹陷称为**中央凹**,对光线最敏感。

在角膜、虹膜与晶状体之间充满透明液体——房水。晶状体与视网膜之间充满了另一透明液体——玻璃体。眼内各种折射介质的折射率与界面的曲率半径见表 11.1。

根据古氏(Gullstrand)对眼睛三对基点的计算,如图 11.17 所示,H_1 和 H_2 靠得很近,N_1 和 N_2 靠得也很近,其三基点的位置和单球面成像系统非常接近,因此常常把眼睛进一步简化为单球面折射系统,称为**简约眼**(reduced eye),如图 11.18 所示。简约眼的单球面接近角膜,但不是角膜,它的曲率半径在眼睛处于完全放松状态时为 5 mm,介质折射率取相同的值 1.33,由此对应的焦距 $f_1 = 15$ mm,$f_2 = 20$ mm。因为眼睛看近处或远处物体时像距不变,所以简约眼的 r 值必须改变,并满足下式:

$$\frac{1}{u} + \frac{1.33}{v} = \frac{1.33 - 1}{r}$$

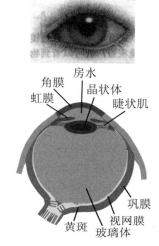

图 11.16　右眼和右眼的水平剖面

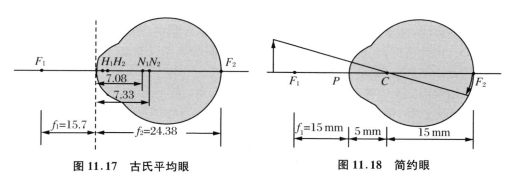

图 11.17　古氏平均眼　　　　**图 11.18　简约眼**

表 11.1　古氏平均眼常量

		折射率	在主光轴上位置(mm)	曲率半径(mm)
角膜	前面	1.376	0.000	7.7
	后面		0.500	6.8
房水		1.336		
玻璃体		1.336		

续表

			折射率	在主光轴上位置(mm)	曲率半径(mm)
晶状体	皮质	前面	1.386	3.600	10.0
		后面		7.200	− 6.0
	体核	前面	1.406	4.150	7.9
		后面		6.570	− 5.8
三对基点	第一主点(H_1)			1.348	
	第二主点(H_2)			1.602	
	第一节点(N_1)			7.080	
	第二节点(N_2)			7.330	
	第一焦点(F_1)			− 15.700	
	第二焦点(F_2)			24.380	

11.3.2　眼的调节

眼睛的焦度能在一定范围内改变,使远近不同物体在视网膜上成像,眼睛这种改变自身焦度的本领称为**眼的调节**(accommodation)。眼的调节主要通过睫状肌收缩改变晶状体的曲率半径。但这种调节有一定的限度,当被观察物体在无穷远处时,睫状肌完全放松,此时晶状体曲率半径最大,焦度最小,大约为58.6 D。观察近处的物体时,晶状体曲率半径变小(睫状肌收缩),眼的焦度变大,最大可达到70.6 D。由此可见,在观察不同距离的物体时,眼的光学常量各不相同。表11.1给出的是眼不调节、完全放松时的数据。

眼睛肌肉完全松弛时能看清的最远点称为**远点**(far point),正常视力的人,其远点在无穷远处,即平行光刚好会聚在视网膜上。当物体距离眼睛太近,如小于10 cm时,眼睛可能处于最大调节状态(晶状体曲率半径最小),也无法看清物体。眼睛处于最大调节状态能看清的点称为**近点**(near point)。视力正常的人,近点距离为10~12 cm。

观察近距离物体时,眼睛因为需要高度调节而容易产生疲劳。在日常工作中,不易引起眼睛过度疲劳的最适宜距离约为25 cm,这个距离称为视力正常人的**明视距离**(comfortable visual distance)。

11.3.3　眼的分辨本领及视力

从物体两端射入到眼节点的光线所夹的角度称为**视角**(visual angle),如图

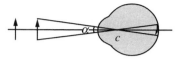

11.19 所示。视角决定了物体在视网膜成像的大小,视角越大,成像越大,眼睛越能看清物体细节。视角的值与物体的大小、物体与眼睛间的距离有关。实验证明,视力正常的眼睛能分辨两物点的最小视角约为 1′,与之对应的在明视距离处,眼睛能分辨两物点之间的最短距离约为 0.1 mm。通常用眼睛分辨的最小视角 α 的倒数表示眼睛的分辨本领,称为**视力**(visual acuity)。

图 11.19 视角

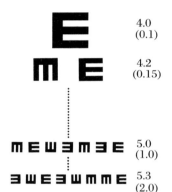

$$视力 = 1/\alpha$$

应用上式计算视力时,最小视角以分(′)为单位,例如,若最小视角为 10′,相应的视力为 0.1;若最小视角为 0.5′,相应的视力为 2.0。由这种视力记录法所绘的视力表称为**国际标准视力表**。另一常用视力表为国家标准对数视力表,即五分法视力表,五分法视力用 L 表示,L 与最小视角的关系为

$$L = 5 - \lg \alpha$$

若最小视角为 10′,相应的对数视力为 4.0;若最小视角为 0.5′,相应的对数视力为 5.3,如图 11.20所示。

图 11.20 对数视力表

11.3.4 眼的屈光不正及其矫正

眼睛未经调节时,若平行光进入人眼内刚好在视网膜上形成一个清晰的像,如图 11.21 所示,则这种眼睛称为**正视眼**,否则称为**非正视眼**或**屈光不正眼**。屈光不正包括近视眼(near sight)、远视眼(far sight)和散光眼(astigmatism)三种。

1. 近视眼

若眼睛未经调节,平行光进入眼内会聚于视网膜前面,则称此类眼睛为近视眼,如图 11.22(a)所示。近视眼看不清远处的物体,需将物体移近到眼前某一位置才能看清。可见,近视眼的远点在有限距离处。近视产生的原因可能是角膜或晶状体的曲率半径太小,对光线偏折太强,或者眼球的前后径太长。如动画 11.1 所示。

近视眼的矫正方法是配戴一副适当焦度的凹透镜,

动画 11.1 屈光不正及其矫正

使光线进入眼睛之前经凹透镜适当发散,再经眼睛折射后在视网膜上形成清晰的像,如图 11.22(b)所示。近视眼所配戴的凹透镜应能使平行光线在近视眼患者的远点处成虚像,这样近视眼在不进行调节的情况下即可看清无穷远处的物体。

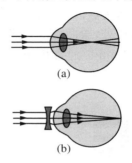

(a)

(b)

图 11.22 近视眼及其矫正

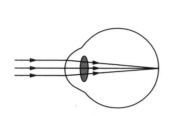

图 11.21 正视眼

近视眼患者所配戴的眼镜是凹透镜,如某人配戴 −300 度的近视眼镜;远视眼患者所配戴的眼镜是凸透镜,眼镜的度数指的是焦度的大小。

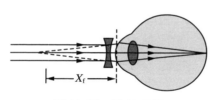

图 11.23 例 11.5 图

例 11.4 某近视眼患者的远点 X_f 在眼前 50 cm 处,今欲使其看清无限远的物体,则应配戴多少度的眼镜?

解 配戴的眼镜必须能使远处的物体在眼前 50 cm 处成虚像,如图 11.23 所示。设眼镜的焦距为 f, $u = \infty$, $v = -X_f = -0.5$ m。代入薄透镜成像公式,得

$$1/\infty + 1/v = 1/f$$

解得

$$\Phi = \frac{1}{f} = -\frac{1}{X_f} = -\frac{1}{0.5}\,\text{D} = -2\,\text{D} = -200\,\text{度}$$

此近视眼患者应配戴焦度为 200 度的凹透镜。

由此可见,在已知患者远点 X_f 时,直接利用下式就可以方便地求出其应配戴眼镜的度数:

$$\Phi = -1/X_f \tag{11.13}$$

2. 远视眼

若眼睛未经调节,平行光射入眼内的光线会聚在视网膜之后,如图 11.24(a)所示,此类眼睛称为**远视眼**,远视眼的近点距离大于正视眼。远视眼在未经调节

时,远处和近处物体都看不清,通过调节可以看清远处的物体,但仍然看不清近处的物体。

远视眼产生的原因可能是角膜或晶状体折射面的曲率半径太大,焦度太小,或者是眼球前后径太短,从而使物体的像成在了视网膜之后。

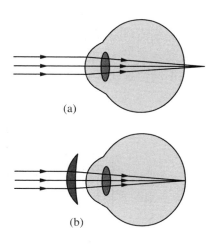

远视眼矫正的方法是配戴凸透镜,让平行光线先经凸透镜会聚,再经眼睛折射后会聚于视网膜上,如图 11.24(b)所示。由于远视眼的近点较正视眼的远,因此远视眼若要和正常人一样看清近处物体,所选择的凸透镜必须将此物体的虚像成在接近远视眼的近点处。

图 11.24 远视眼及其矫正

例 11.5 某远视眼患者的近点距离 X_n 为 1.2 m,要看清眼前 12 cm 处的物体,问应配戴怎样的眼镜?

解 所配戴的眼镜应能使 12 cm 处的物体在眼前 1.2 m 处成虚像,如图 11.25 所示。对透镜而言:$u = 0.12$ m,$v = -X_n = -1.2$ m,代入薄透镜成像公式得

$$\Phi = \frac{1}{f} = \frac{1}{u} - \frac{1}{X_n} = \frac{1}{0.12}\,\text{D} - \frac{1}{1.2}\,\text{D}$$
$$= 7.5\,\text{D} = 750\,\text{度}$$

即此远视眼患者应配戴焦度为 750 度的凸透镜。

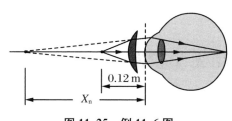

图 11.25 例 11.6 图

同样在已知患者的近点为 X_n 时,利用下式就可以方便地求出其应戴眼镜的度数:

$$\Phi = \frac{1}{f} = \frac{1}{0.12} - \frac{1}{X_n} \tag{11.14}$$

若要和正常人一样看到 25 cm 处的物体,则

$$\Phi = \frac{1}{D} - \frac{1}{X_n} \tag{11.15}$$

3. 散光眼

近视眼和远视眼都属于球面屈光不正,其角膜是球面,在各个方向子午线的曲率半径皆相等,属于对称折射系统;而散光眼属于非对称折射系统,其角膜在各个

方向子午线的曲率半径都不相等,点物发出的光线经角膜折射后不能形成清晰的点像。图 11.26 所示为散光眼的角膜及其成像,此散光眼的眼球纵向子午线半径最短,横向子午线半径最长,其他方向子午线半径介于二者之间。当来自远处物体的平行光线经角膜折射后,通过纵向子午面内的光线会聚于 I_V 处,通过横向子午面内光线会聚于 I_H 处,其他方向子午面内光线会聚于 I_V 和 I_H 之间,在 I_V 和 I_H 之间的不同位置处形成的像各有不同。

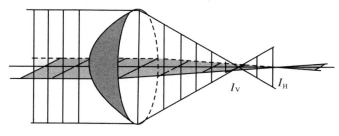

图 11.26　散光眼成像

散光眼的矫正方法是配戴适当焦度的柱面透镜,以矫正屈光不正子午线的焦度。散光有近视散光和远视散光之分,配戴的眼镜对应为凹柱面透镜和凸柱面透镜。

11.4　几种医用光学仪器

11.4.1　放大镜

为了看清楚微小物体或物体的细节,需要把物体移近眼睛,以增大物体对人眼的视角,使物体在视网膜上产生一较大的像。但是,眼睛的调节是有限的,要看清微小物体的细节,既要使物体对眼睛有足够大的视角,又要大于近点距离,这两个要求是相互矛盾的。解决此矛盾的办法是在眼前放置一个会聚透镜,以增大物体对人眼的视角。用于这一目的的会聚透镜,称为**放大镜**(magnifier)。

使用放大镜时,需将物体放在放大镜焦点内并靠近焦点,使物体经放大镜折射后形成正立放大虚像。

在图 11.27(a)中,物体放在明视距离处,对眼睛产生的视角为 β,利用放大镜观察同一物体时视角增为 γ,如图 11.27(b)所示。通常用这两个视角的比值 γ/β 衡量放大镜放大视角的能力,称为**角放大率**(angular magnification),用 α 表示,即

$$\alpha = \gamma/\beta \qquad (11.16)$$

由于物体线度 y 很小,故视角 β,γ 很小,则

$$\tan\beta \approx \beta = y/25$$

$$\tan\gamma \approx \gamma \approx y/f$$

将上述两式代入式(11.15)中,得

$$\alpha = \frac{y}{f}\frac{25}{y} = \frac{25}{f} \qquad (11.17)$$

式中,f 为放大镜的焦距。此式表明,放大镜的角放大率与它的焦距 f 成反比,即放大镜焦距越小,角放大率越大。但如果 f 太小,透镜会很凸、很厚,易出现色像差,所以单一透镜放大镜的放大率一般都不超过 3 倍(写成 3×),若是组合透镜,放大率可以达到 20×且像差小。

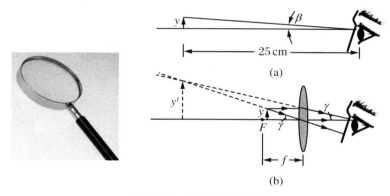

图 11.27　放大镜及其原理

11.4.2　光学显微镜

1. 显微镜的光学原理

显微镜是人类最伟大的发明物之一。在它被发明之前,人类关于周围世界的观念局限在用肉眼或者靠手持透镜帮助肉眼观察物体。显微镜把一个全新的微观世界展现在人类的视野里,它使人们第一次看到了数以百计的"新的"微小动物和植物以及从人体到植物纤维等各种东西的内部构造。显微镜有助于科学家发现新物种,有助于医生治疗疾病,是生物学和医学中广泛使用的仪器,是我们了解微观世界的工具。

普通光学显微镜由两组会聚透镜组成,其光路图如图 11.28 所示。L_1 称为**物镜**(objective),L_2 称为**目镜**(eyepiece)。物镜和目镜一般都由薄透镜组组成,其目

的在于减小各种像差以使成像清晰。将被观察的物体(物体的长度为 y)倒置在靠近物镜的第一焦点外,经 L_1 折射后物体在目镜的第一焦点内形成一个放大的实像(实像的长度用 y' 表示),实像再经目镜放大后成正立虚像(虚像的长度用 y'' 表示),虚像相对人眼张开的视角为 γ。

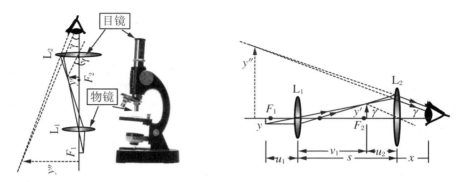

图 11.28　光学显微镜及其光路图

根据光学仪器放大率的定义,显微镜的放大率 M 为

$$M = \frac{\tan \gamma}{\tan \beta}$$

由图 11.28 知,$\tan \gamma = y''/(v_2 + x) \approx y''/v_2 = y'/u_2$,一般情况下 x 取零,$\tan \beta = y/25$,代入上式得

$$M = \frac{y'}{u_2} \frac{25}{y} = \frac{y'}{y} \frac{25}{u_2} = \frac{v_1}{u_1} \frac{25}{u_2}$$

式中,$y'/y = v_1/u_1$ 称为**物镜的线放大率**(用 m 表示);$25/u_2 \approx 25/f_2$(f_2 为目镜焦距),是目镜的角放大率(用 α 表示),代入上式得

$$M = \frac{v_1}{u_1} \frac{25}{f_2} = m\alpha \tag{11.18}$$

即显微镜的放大率等于物镜的线放大率与目镜的角放大率的乘积。实际使用的显微镜配有各种放大率的物镜和目镜,适当组合可以获得所需的放大率。

由于被观察物体靠近物镜第一焦点,即 $u_1 \approx f_1$,且物镜和目镜的焦距都很小,所以物镜的线放大率 $v_1/u_1 \approx s/f_1$,s 是显微镜镜筒的长度($s \approx v_1 + f_2 \approx v_1$),因此显微镜的放大率又可写成

$$M \approx \frac{s}{f_1} \frac{25}{f_2} = \frac{25s}{f_1 f_2} \tag{11.19}$$

可见,显微镜放大率与所用物镜和目镜的焦距成反比,与镜筒长成正比。

2. 光学系统的分辨本领

利用光学系统观察较为复杂的物体,其画面可以看成是由许多不同亮度、不同

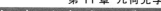

位置物点的像组成的。每个物点所成的像实际上具有一定大小的艾里斑,物点靠得太近,艾里斑彼此重叠太多,物体的细节将变得模糊不清。因此衍射现象限制了光学系统分辨物体细节的能力。光学系统能分辨的两物点间最短距离的倒数称为光学系统的**分辨本领**(resolving power)。

当物点 A_1 和 A_2 发出的光线经光学系统成像后在光屏上呈现相应的衍射图样 A_1' 和 A_2'。若 A_1 和 A_2 相距较远,两衍射图样 A_1' 和 A_2' 亦相距较远,光强度的合成曲线 A 表明,两最大光强度之间有一最小光强度,很容易分辨出是两物点所成的像,如图 11.29(a)所示。随着 A_1 和 A_2 逐渐靠近,光屏上两衍射图样 A_1' 和 A_2' 也随之靠近至开始重叠,当衍射图样 A_1' 的中央最大光强处与衍射图样 A_2' 的第一最小光强处重合时,它们合成后的光强度曲线 A 中两最大光强度之间的极小光强度为最大光强度的 80%,人眼正好能够从合成的衍射图样中判别出两个物点所成的像。简单地说:当一物点的衍射亮斑中心恰好与另一物点的衍射图样中的第一暗环重合时,两物点之间的距离恰好是可以分辨的极限距离,此即瑞利①分辨判据(Rayleigh criterion),如图 11.29(b)所示。A_1 和 A_2 靠得更近时,对应的两衍射图样重叠部分增多,两个物点将无法被分辨,如图 11.29(c)所示。

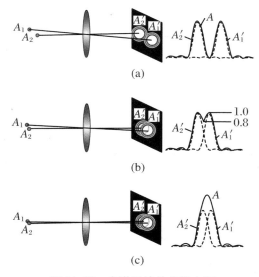

图 11.29 光学系统的分辨本领

---

① 瑞利,1842~1919,英国物理学家和化学家。1904 年成为诺贝尔物理学奖获得者,由于他在研究最重要的一些气体的密度时发现了氩。瑞利与金斯(J. H. Jeans)一起,用经典的电磁理论及能量按自由度均分定理解决了黑体辐射问题,提出了著名的瑞利-金斯定律。

3. 显微镜的分辨本领

显微镜能分辨两点之间的最短距离称为**最小分辨距离**,最小分辨距离的倒数称为显微镜的**分辨本领**或分辨率。

根据显微镜的具体使用情况,阿贝[①]指出:物镜所能分辨两点之间的最短距离为

$$Z = \frac{1.22\lambda}{2n\sin u} \tag{11.20}$$

式中,λ 是光波的波长;n 是物镜与标本之间介质的折射率;u 称为**镜口角**,是物点发出的光线与物镜边缘所夹成的锥角的一半;$n\sin u$ 称为物镜的**数值孔径**(numerical aperture),用 $N \cdot A$ 表示,因此上式可写成

$$Z = \frac{0.61}{N \cdot A}\lambda \tag{11.21}$$

可见,物镜的孔径数越大,照射光的波长越短,显微镜能分辨的最短距离越小,越能看清物体的细节,显微镜的分辨本领也越强。

提高显微镜分辨本领的方法之一是增大物镜的孔径数,如利用油浸物镜增大 n 和 u 值。通常情况下,显微镜物镜和标本之间的介质是空气(称为**干物镜**),如图 11.30(左)所示。显微镜物镜的孔径数 $n\sin u$ 值最大只能达到 0.95,这是因为自 P 点发出的光束到达盖玻片与空气界面时,部分光线因为折射、全反射不能进入物镜,进入物镜的光束锥角较小。如果在物镜与盖玻片之间滴入折射率较大的透明液体,如香柏油($n \approx 1.52$),可将物镜的孔径数 $n\sin u$ 增大到 1.5,此即**油浸物镜**,如图 11.30(右)所示。油浸物镜不仅提高了显微镜的分辨本领,还避免了全反射的产生,增强了像的亮度。

提高显微镜分辨本领的另一种方法是减小照射光波的波长,如用 $N \cdot A$ 为 1.5 的高级油油浸物镜,用可见光照明(平均波长为 550 nm),显微镜能分辨的最短距离为

$$Z = \frac{1.22 \times 550}{2 \times 1.5}\,\text{nm} = 223.7\,\text{nm}$$

比 223.7 nm 再小的细节就看不清楚了。但若改用波长为 275 nm 的紫外光照明,可使分辨本领提高约 1 倍,能看清楚 112 nm 的细节。最好的光学显微镜可把物体放大 1 600 倍,分辨的最小极限达 0.1 μm(1×10^{-7} m)。但比 0.1 μm 更小的物体就需要借助其他种类的显微镜才能观察了。

———————————

① 阿贝(E. Abbe),1840~1905,德国物理学家,21 岁时在耶拿大学获得博士学位。

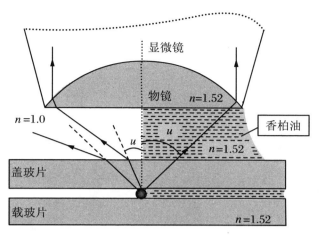

图 11.30　干物镜(左)和油浸物镜(右)

> 同样放大倍数的光学显微镜有的可以很清楚地看到细胞的细节,而有的却看不清,原因是显微镜的分辨本领不同,所以体现显微镜性能的指标有两个:**放大率**和**分辨本领**。

11.4.3　纤镜

> 胃镜检查是目前诊断食管、胃和十二指肠疾病最可靠的方法,其他任何检查方法,包括上消化道钡剂造影、胃电图和胃肠道彩色 B 超等都不能替代它。那么胃镜的工作原理是什么?

　　纤镜(fiber scope)又称**纤维内镜**,由大量纤维细丝组成,这些纤维细丝都是由透明度高的材料(如玻璃)拉制而成的。每根细纤维丝外表面均涂有一层折射率比纤维丝折射率还小的物质,当光束以入射角大于可以产生全反射的临界角入射到纤维的侧壁时,光束在侧壁处产生全反射,全反射在纤维内反复产生,光束沿着纤维向前传播而不向外泄漏。这就要求从纤镜表面入射的光线,其入射角不能超过某 i 值,如图 11.31 所示。设纤维的折射率为 n_1,涂层物质的折射率为 n_2,纤维外介质的折射率为 n_0,则光束从纤镜外入射到纤镜端面,光线不会向纤维侧面泄漏,光的 i 角由下式确定:

$$\sin i = \frac{\sqrt{n_1^2 - n_2^2}}{n_0}$$

$n_0 \sin i$ 称为**光学纤维的数值孔径**,简写为 $N \cdot A$。

医学所用纤镜有两个作用:一是将外部强光导入人体器官内;二是把器官内壁图像导出体外。光学纤维既可以导出黑白图像,也可以导出彩色图像。纤维束的两端必须粘结牢固,两端的纤维丝排列必须完全对应,以免图像错乱、不清晰,如图 11.32 所示。纤维束两端粘结牢固后,中间部分并不粘结,这样整个纤维束很柔软,可弯曲,并具有一定的机械强度,使用时非常方便。

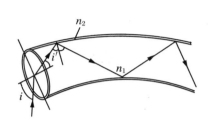
图 11.31 光学纤维导光原理

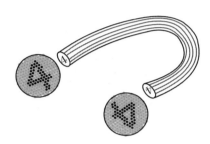
图 11.32 光学纤维导像示意图

11.4.4 特殊显微镜

显微镜的种类有很多,除了前面介绍的光学显微镜外,常用的还有荧光显微镜、偏光显微镜、相差显微镜、暗视野显微镜、立体显微镜、超声波显微镜、电子显微镜、激光扫描共焦显微镜等,适用的对象不同,放大倍数也有很大差别。下面简单介绍其中的几种。

1. 荧光显微镜

荧光显微镜(fluorescence microscope)与普通显微镜的主要区别是所用的光源不同:荧光显微镜以紫外线作为光源,激发标本中的荧光物质产生荧光,以进行观察,荧光显微镜得到的是物体的荧光图像。很多物质在紫外线照射下可以发出荧光,但有些物质仍然不发荧光,如细菌。紫外线照射下不发荧光的物质用荧光物质染色后,在紫外线照射下也可以发荧光。

荧光显微镜的最大特点是灵敏度高,用浓度很低的荧光物质对标本染色后,其对比度约为可见光显微镜的 100 倍。标本的细节在暗视野中显得很明亮,就像标本本身可发光一样。荧光显微镜是生物学和医学中的重要工具,它使荧光分析的敏感性与光学显微技术的精细性有机地结合起来,借此可研究生物的某些结构、形态和物性等。

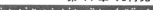

2. 偏光显微镜

偏光显微镜(polarized light microscope)主要用来观察某些具有双折射现象的物质和旋光物质,如生物体的某些组织:骨骼、牙齿、蛋白质、核酸等。

在使用偏光显微镜前,常常使起偏器和检偏器的透射轴互相垂直,此时显微镜中的视场变黑暗(光强度为零)。若将具有双折射现象的标本置于载物台的圆孔处,视野将变亮,旋转载物台上的物体,每旋转 45°,标本的像将由最亮到最暗变化一次,当夹角为 45°时,像最亮,载物台每转动一周就会出现四明四暗的变化。

如果设法增加标本中各向同性细节和各向异性细节之间的对比度,则更能突出标本的特性,如在研究神经纤维的变性时,偏振光则能显示出在自然光下观察不到的神经纤维结构;若神经纤维组织被切断,1.5 h 的时间后,用偏光显微镜就能观察到变性过程;但用自然光则需要 3 天,在如此长的时间内神经纤维已完全变性。偏光显微镜还可以显示出在不同介质中活细胞的内含物和结构细节,而这些用自然光显微镜却无法观察到,或因染色等而受到破坏。偏振光还可用来研究随意肌、神经纤维、横纹肌、头发、指甲、淀粉粒和胆固醇等的双折射性质以及细胞的分裂机制。对于齿和肾的磨片,在普通光学显微镜下观察不到它们的区别,但在偏光显微镜下观察则可见强烈的颜色对比。偏振光还可以将正常细胞和肿瘤细胞分辨开。

3. 相差显微镜

用普通显微镜观察标本时可看到颜色和亮度不同的图像,这是因为标本经过染色固定后各部分对光波的吸收不同。对于一个完全透明而未经染色的标本,如细胞,来说,由于各部分对光波的吸收大致相同,所以在普通显微镜下将看不到图像。实际上,由于标本不同,组织的折射率也不同,光波通过时的光程会有差别,因此通过标本不同部位的光波其相位不一样。肉眼可以察觉到振幅存在差别的光波,但不能察觉到相位存在差别的光波。相差显微镜(phase contrast microscope)能把相位的差别转变为振幅的差别。

4. 电子显微镜

光学显微镜的分辨本领受到照射光波长的限制,波长越短其分辨本领越高。但即使使用了紫外线的显微镜,其分辨的最短距离也仅为 112 nm,仍不能看清病毒和细胞内部的细节。若用电子束代替光波,电子束在 10 kV 的加速电压下,其物质波波长约为 0.12 nm,远小于光波波长,尽管电子显微镜的孔径数只有 0.02,但实际分辨距离仍可小至 0.1 nm 左右,使电子显微镜的分辨本领达到数百万倍。

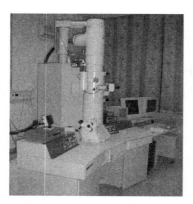

图 11.33　投射式电子显微镜

电子显微镜（electron microscope）（图 11.33）与光学显微镜类似，也具有会聚镜、物镜和目镜，但它们不是光学透镜，而是静电透镜或电磁透镜。静电透镜的原理是利用静电场偏转电子的行径改变，从而调节电子束的会聚或发散，其原理与电子示波管中的静电透镜类似。电磁透镜的原理是利用磁场对运动电子施加的洛伦兹力，使得电子束会聚或发散。

电子显微镜在科学技术方面应用比较广泛，尤其对医学、生物学的发展起着极其重大的推动作用，电镜技术促使基础医学研究从细胞水平进入到了分子水平，如脱氧核糖核酸（DNA）的详细结构，过滤性病毒、细菌的内部结构等均可利用电镜进行观察。

5. 激光扫描共焦显微镜

激光扫描共焦显微镜（laser scanning confocal microscope，简写为 LSCM）是 20 世纪 80 年代发展起来的显微细胞仪，它利用共焦光路，以激光作为扫描光源，逐点、逐行、逐面快速实时扫描样品并获得不同层面的实时图像。激光扫描共焦显微镜系列仪器已成为生物医学研究领域中不可缺少的有力助手。

激光扫描共焦显微镜一次调焦后将扫描限制在样品的一个平面内，调焦深度不一样，可以获得不同深度层次的图像。这些图像信息再经计算机处理系统进行三维重新组合，就能显示出细胞样品的三维立体结构图像，从而使我们获得细胞内各部分之间的定量关系以及各种结构的线度。

激光扫描共焦显微镜能拍摄到细胞内瞬间变化的真实彩色图像并具有众多的图像分析功能，这些功能均通过计算机进行控制。其功能包括数据档案库的文字储存、复制、删除和转移；图像尺寸、形态、数量、面积的测量和分析；图像中荧光含量的分布等。

由于激光扫描共焦显微镜的扫描速度可达每秒 120 幅画面，因而能拍摄到细胞瞬间变化的图像。还可设定参数，按任意的时间间隔在任意区间内扫描，并且在扫描过程中进行调整和记录时间标记，得到实时动态数据图像。显微图像也可用目镜直接观察或者用 ZEISS，NIKON，OLYMPUS 显微镜观察。激光扫描共焦显微镜可直接观察活细胞，对其每一断层或一系列某瞬间细胞的形态结构的变化进行实时拍摄，获得动态变化的实时彩色图像，再用计算机系统快速记录和分析，并进行三维重组等，使对细胞的超微结构及其功能的研究达到更理想的境界。

激光扫描共焦显微镜广泛应用于细胞生物学、分子生物学、免疫学、遗传学、医学和神经生理学等各个研究领域。

习 题 11

习题 11 解答

1. 单球面折射成像公式是_____,其成立所需要的条件是_____。

2. 利用三对基点可以简化厚透镜和复杂共轴球面系统的成像过程,三对基点指_____、_____、_____。

3. 单球面折射成像系统的两主点在_____位置处,两节点在_____位置处。

4. 薄透镜的两主点在_____位置处,两节点在_____位置处。

5. 眼睛可以简化成一个比较理想的单球面成像系统,其原因是_____。

6. 把书放在眼前_____处,可以长时间看书不会太疲劳。

7. 某人视力为 0.8,其能分辨的最小视角为_____。

8. 任一子午线曲率半径都不相同的眼睛称为_____,其角膜是_____折射面,散光眼的矫正:用_____透镜。

9. 提高显微镜分辨率的方法是_____、_____。

10. 一半径为 R 的圆球形透明体能将无穷远处射来的近轴平行光线会聚于第二折射面的顶点,此透明体的折射率为_____。

11. 折射率为 1.5 的平凹薄透镜,凹面的曲率半径为 0.2 m,其在空气中的焦度为_____。

12. 两个薄透镜的焦距分别为 10 cm 和 20 cm,其紧密结合后的焦距为_____。

13. 直径为 2 cm 的玻璃球,折射率为 1.5,球内有一小气泡,从球外最近处看小气泡好像在球表面与球心的中间位置处。求此气泡实际所在位置。　　　　　　　　(0.6 cm)

14. 玻璃球($n = 1.5$)半径为 10 cm,一点光源放在球前 20 cm 处。求近轴光线通过玻璃球后成像的位置。　　　　　　　　(50 cm)

15. 一玻璃棒($n = 1.5$)长 20 cm,两端是半径为 4 cm 的半球面。若一束近轴平行光线沿棒轴方向入射,求像的位置。　　　　　　　　(-16 cm)

16. 如果某简约眼的眼轴长 24 cm(即像距),当要看清 30 cm 处的物体时,简约眼单球面的曲率半径应为多少? 与眼睛完全处于放松状态时的曲率半径 5 mm 相比有什么变化?

(3.72 cm,变小)

17. 某人的眼镜是折射率为 1.52 的凹凸薄透镜,曲率半径分别为 0.08 m 和 0.13 m,求其在空气的焦距和焦度。 (0.4 m,2.5 D)

18. 折射率为 1.5 的双凸薄透镜,其曲率半径皆为 0.5 m,求其在空气中、水中的焦距和焦度。 (0.5 m,2 D;2 m,0.67 D)

19. 折射率为 1.5 的平凸透镜,在空气中的焦距为 50 cm,求凸面的曲率半径。 ($r_1 = 25$ cm)

20. 把焦距为 20 cm 的凸透镜与焦距为 40 cm 的凹透镜紧密贴合,求贴合后的焦度。

(40 cm)

21. 两个焦距分别为 $f_1 = 4$ cm,$f_2 = 6$ cm 的正薄透镜在水平方向先后放置,某物体放在焦距为 4 cm 的透镜外侧 8 cm 处,求其在下列两种情况下最终所成的像在何处。
    (1) 两透镜相距 10 cm;
    (2) 两透镜相距 1 cm。 [(1) -3 cm;(2) 3.2 cm]

22. 某近视眼患者的远点 X_f 在眼前 50 cm 处,今欲使其看清无限远的物体,则应配戴多少度的眼镜? (-200 度)

23. 某远视眼患者的近点距离 X_n 为 1.2 m,要看清眼前 12 cm 处的物体,问应配戴多少度的眼镜? (750 度)

24. 远视眼患者戴 2 D 的眼镜看书时须把书拿到眼前 40 cm 处,此人应配戴多少度的眼镜才适合? (350 度)

25. 显微镜目镜的焦距为 2.5 cm,物镜的焦距为 1.6 cm,物镜和目镜相距 22.1 cm,最后成像于无穷远处。问:
    (1) 标本放在物镜前什么地方?
    (2) 物镜的线放大率是多少?
    (3) 显微镜的总放大倍数是多少? [(1) 17.4 cm;(2) 11 倍;(3) 110 倍]

26. 孔径数为 0.75 的显微镜去观察 0.3 μm 的细节能否看清? 若改用孔径数为 1.3 的物镜去观察又如何? 设所用光波波长为 600 nm。

($Z_1 = 0.488$ μm>0.3 μm,看不清,$Z_2 = 0.282$ μm<0.3 μm)

27. 明视距离处人眼可分辨的最短距离为 0.1 mm,欲观察 0.25 μm 的细胞细节,显微镜的总放大倍数及 $N \cdot A$ 应为多少?(所用光波波长为 600 nm)? (400 倍,1.46)

第 12 章

激光及其医学应用

引例

1. 大型晚会或活动,舞台上有时会打出绚丽多彩的直线传播的光线,有时会出现多束交叉的光束,在交织过程中光的颜色可切换变化,如明亮多彩的"光网"一般。你知道这种光是从何种光源发出来的吗?

2. 条形码(barcode)在日常生活中可经常见到。它是将宽度不等的多个黑条和空白,按照一定的编码规则排列成的平行线图案,用以表示物品的多种信息,在商品流通、图书管理、邮政管理、银行系统等许多领域都得到了广泛的应用。大型超市购物结账的时候,我们都有过这样的经历:超市工作人员使用读码器将所购物品的条形码信息读入电脑,你知道读码器使用的是何种性质的光源吗,其道理何在?

3. 2010 年 1 月 3 日《成都日报》报道:据中国、美国、澳大利亚合作开展的防治儿童近视研究项目调查显示,中国人口近视发病率为 33%,为世界平均水平的 1.5 倍。青少年为近视高发群体,近视发病率高达 50%～60%。我国是世界上近视发病率最高的国家之一,近视眼人数居世界第一。现代大型综合医院里的眼科有专业的治疗近视的手术,你知道它的基本原理吗?

激光的英文名称是 laser,是**受激辐射光放大**(light of amplification by stimulated emission of radiation)的简称。1964 年按照我国著名科学家钱学森①建议将"受激辐射光放大"改称为"激光"。激光是 20 世纪最重大的科技成就之一,同时也是继原子能、计算机、半导体之后,人类的又一重大发明。早

---

① 钱学森,1911～2009,浙江杭州人,享誉海内外的杰出科学家,中国航天事业的奠基人,中国"两弹一星"功勋奖章获得者,被誉为"中国航天之父""中国导弹之父""中国自动化控制之父""火箭之王"。

在 1917 年,爱因斯坦①就提出了激光产生的基本原理,预言受激辐射的存在和光放大的可能。1954 年,汤斯②在量子电子学研究中实现了氨分子的粒子数反转,研制成了受激辐射微波放大器。1960 年,梅曼③制成了世界上第一台激光器——红宝石激光器。

我国第一台红宝石激光器于 1961 年 8 月在中国科学院长春光学精密机械研究所研制成功。之后的 1987 年 6 月,10^{12} W 的大功率脉冲激光系统——神光装置在中国科学院上海光学精密机械研究所研制成功,相继有神光Ⅰ、神光Ⅱ、神光Ⅲ研制成功。

激光光源的出现,可以说是在人工制造光源历史上又一次伟大的革命性的变化。激光以其优异的特性,在短短的 50 年里得到了迅速发展。激光技术已成为硕果累累的一门新兴科学技术。它以高、精、尖的技术特点,不仅在人类生活、工农业生产、军事、科学研究及医学等各个领域得到了广泛的应用,还带动了一些新兴学科,比如全息光学、光化学、光存储和光信息处理等的发展。尤其在当今信息技术领域中,激光作为一种独特的信息载体,起着举足轻重的作用,它已成为科学界一颗光彩夺目的"明珠"。

12.1 激光的基本原理与激光器

12.1.1 光与物质的相互作用

任何物质都是由原子(或分子、离子)组成的,原子具有分立的能级,其中最低能级状态称为**基态**(ground state),其他能级状态称为**高能态**或**激发态**。根据玻尔兹曼能量分布定律,绝大多数原子处于能量较低的基态上。

1917 年,爱因斯坦已对光与物质的相互作用进行过深入的研究。他指出当光与物质相互作用时,原子无论是辐射光子,还是吸收光子,都与原子能级间的跃迁有联系。一般而言,光与物质相互作用有三种不同的基本过程,即**自发辐射**(spontaneous emission)、**受激吸收**(stimulated absorption)和**受激辐射**(stimulated

---

① 爱因斯坦(A. Einstein),1879~1955,美籍德裔犹太人,因对理论物理的贡献,特别是发现了光电效应而获得 1921 年诺贝尔物理学奖,现代物理学的开创者、奠基人,相对论的创立者,被公认为是自伽利略、牛顿以来最伟大的科学家、物理学家。1999 年 12 月 26 日,爱因斯坦被美国《时代周刊》评选为"世纪伟人"。

② 汤斯(C. H. Townes),美国物理学家,荣获了 1964 年诺贝尔物理学奖。

③ 梅曼(T. H. Maiman),1927~2007,美国物理学家,美国国家科学院和美国国家工程学院的院士,曾两度被诺贝尔奖提名,1984 年入选美国国家发明家名人堂。

radiation)。为了便于讨论光与物质相互作用的三种基本过程的特点和规律,在此只考虑与产生激光有关的原子的两个能级 E_1 和 E_2,并且假定 $E_2 > E_1$。

1. 自发辐射

当原子处于高能级 E_2 时,由于能量较高并不稳定,原子会自发地跃迁到低能级 E_1 上,并放出一个能量为 $h\nu = E_2 - E_1$ 的光子,这个过程称为**自发辐射**(spontaneous emission),如图 12.1 所示。自发辐射的特点是,每个跃迁都是自发地、独立地进行。因此它所发出光的相位、传播方向和偏振方向没有确定的关系,是非相干光。

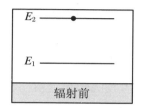 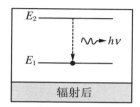

图 12.1　自发辐射

2. 受激吸收

当原子处于低能级 E_1 时,如果受到光的照射,且光的频率满足 $h\nu = E_2 - E_1$,则原子就可能吸收这个光子的能量,并跃迁到较高能级 E_2 上。这个过程称为**受激吸收**(stimulated absorption),如图 12.2 所示。

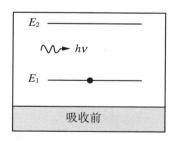 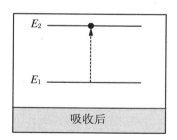

图 12.2　受激吸收

3. 受激辐射

当原子处于较高能级 E_2 时,如果在自发辐射之前,受到频率满足 $h\nu = E_2 - E_1$ 的外来光子的诱发作用,就可能从高能级 E_2 向低能级 E_1 跃迁,同时向外发射一个与入射光子性质完全相同的光子,即和诱发它的光子的频率、相

动画 12.1　激发和辐射

位、偏振状态、传播方向等都相同的光子。这个过程称为**受激辐射**（stimulated radiation）（动画 12.1，图 12.3）。

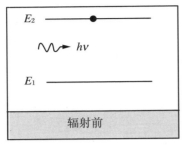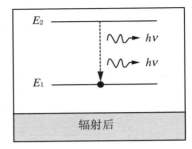

图 12.3 受激辐射

在光与物质相互作用中，存在着自发辐射、受激吸收及受激辐射这三种过程，在实际系统中，此三种过程可以同时存在，只是所占的比例不同。

12.1.2 激光产生条件

由受激吸收与受激辐射过程的特点可以看出，当相同的光作用在同一原子体系时，受激吸收与受激辐射同时存在并且相互竞争：受激吸收使得原来的光有所减弱，受激辐射使得原来的光辐射有所增强。如果原子体系的受激辐射占主导地位，则当一个入射光子作用时将得到两个状态完全相同的光子，如果这两个光子再引起其他原子产生受激辐射，这样持续下去，就可以得到大量特征完全相同的光子，这就实现了**光放大**。因此受激辐射是产生激光的最重要原因之一。总之，为了获得强大的相干光（激光），应抑制光的自发辐射和受激吸收，尽可能加强受激辐射，为此必须满足以下两个条件。

1. 实现粒子数反转分布

在通常情况下，根据玻尔兹曼能量分布律，物质中的原子处于低能级的数量较多，因此受激吸收的概率大于受激辐射的概率。如前所述，要想获得光放大，必须使受激辐射占主导优势，即处于高能级的原子数目要多于处于低能级的原子数目，这种状态称为**粒子数反转分布**（population inversion distribution）（动画 12.2，图 12.4）。

动画 12.2 粒子数反转

为了实现粒子数反转分布，就需要寻找满足下列两个必要条件的工作物质：第一，要看这种物质是否具有合适的能级结构；第二，要看是否具备必要的能量输入系统,以便不断地从外界吸收能量,使物质中尽可能多的原子吸收能量后,从低能级跃迁到高能级。这一能量输入过程称为"**激励**"或者"**抽运**"。一般情况下第二个条件总能得到满足,所以主要解决的问题是原子具有什么样的能级结构才能实现粒子数反转。

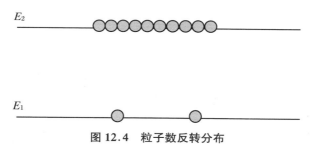

图 12.4 粒子数反转分布

大多数物质的激发态是不稳定的,寿命很短,只有 10^{-8} s 左右,往往在发生受激辐射之前,原子就已经自发地辐射光子回到基态了。但也有些物质的原子从高能级回到低能级之前,先过渡到一个中间能态,原子在这个能态上停留的时间比较长,可达到 $10^{-3} \sim 1$ s,这个能态称为**亚稳态**(一种特殊的激发态)。因此利用具有亚稳态的物质,就可以实现粒子数反转分布。

图 12.5 所示的是一种实现粒子数反转分布的方法。图中 E_1,E_2,E_3 分别表示原子的三个能级,其中 E_1 是基态,E_2 是激发态,E_3 是亚稳态。通过某种激励方式,如光辐射、粒子碰撞、气体放电等,可以将原子从 E_1 态激发到 E_2 态;在随后很短的时间内,原子又非辐射地由 E_2 态跃迁到 E_3 态;由于 E_3 态是亚稳态,原子可以在这个能级上停留较长的时间而暂不跃迁到 E_1 态。在这种情况下,处于 E_1 态的粒子数目将不断减少,而处于 E_3 态的粒子数目将大量增加,从而来实现在亚稳态和基态间粒子数的反转分布,为产生激光提供必要的条件。常见的红宝石激光器就是利用三能级系统来实现粒子数反转,从而实现光放大的。

三能级系统中的粒子数反转是在亚稳态 E_3 和基态 E_1 之间实现的,由于基态上总是集聚着大量的原子,因此实现粒子数反转所需的激励就要相当得强,这是三能级系统的一个显著缺点,通常人们使用具有四能级系统的原子作为工作物质来克服这一劣势。四能级系统中参与粒子数反转过程的有四个能级,如图 12.6 所示。图中 E_1,E_2,E_3,E_4 分别表示原子的四个能级,其中 E_1 是基态,E_2 是激发态,E_3 是亚稳态,E_4 是激发态。通过某种激励方式,可以将原子从基态 E_1 激发到 E_4 态;随后在很短的时间内,原子又非辐射地由 E_4 态跃迁到 E_3 态;由于 E_3 态是亚稳态,原子可以在这个能级上停留较长的时间而不跃迁。E_2 是激发态,在常温下粒子数基本为零,并且粒子在其上的寿命很短。在这种情况下,很容易在能级 E_3 和 E_2 之间产生粒子数反转分布。虽然四能级系统实现粒子数反转的工作物质可能不同,但它与三能级系统的基本原理是一致的。常见的铷玻璃激光器就是利用四能级系统来实现粒子数反转,从而实现光放大的。

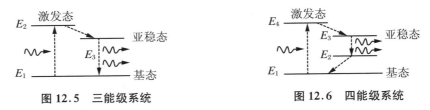

图 12.5　三能级系统　　　　　　图 12.6　四能级系统

2. 光学谐振腔

实现粒子数反转分布只是提供了实现受激辐射光放大、获得激光的必要条件,为了获得激光输出,还必须把光放大转化为光振荡,这就需要一个光学谐振腔,如图 12.7 所示,在工作物质的两端各放置一块反射镜,它们相互平行,且垂直于谐振腔的主轴,其中一块为全反射镜,另一块为部分反射镜。处于粒子数反转分布的工

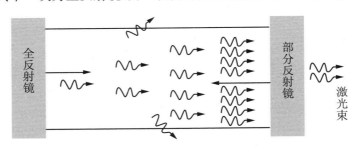

图 12.7　光学谐振腔的工作原理

作物质初始的光辐射来自于自发辐射,即处于亚稳态能级的某个原子自发跃迁到低能级而辐射出光子,在这些光子中,不沿谐振腔轴线方向运动的光子就很快地通过谐振腔的侧面射出腔外;而沿谐振腔轴线方向运动的光子则通过谐振腔两端的反射镜的反射作用在腔内往复地传播,假设其中的一个光子在传播的途中遇到了一个处于亚稳态的原子,则会激励该原子发生受激辐射,产生一个与它本身特性完全相同的新光子。这样,沿谐振腔轴线方向运动的光子数目会成倍地增加,受激辐射的强度也越来越大,这是一种雪崩式的放大过程,使谐振腔内沿轴向的光骤然增加,从而在谐振腔内形成光振荡。由于一端是部分反射镜(反射率通常为 90%),从这一端反射镜透射出来的光就形成了激光束。

> 　　大型舞台绚丽的光学效果使用的光是激光,而非普通光。激光波长不同,频率就不同,因而颜色也不同。能产生这种光的光源是激光器。

12.1.3　激光器

激光器是用于产生激光的装置,按其工作物质不同可分为四类:**固体激光器、气体激光器、液体激光器**和**半导体激光器**。

(1) 固体激光器。具有器件小、坚固、使用方便、输出功率大的特点。

(2) 气体激光器。具有结构简单、造价低、操作方便、工作介质均匀、光束良好以及能长时间较稳定地连续工作的优点。图 12.8 是中国科学院安徽光学机械研究所生产的 KrF 气体准分子激光器。

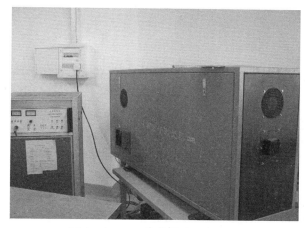

图 12.8　KrF 气体准分子激光器

(3) 液体激光器。工作原理比其他类型激光器要复杂得多。输出波长连续可调且覆盖面宽是它的突出优点。

(4) 半导体激光器。体积小,质量轻,寿命长,结构简单而坚固,特别适合在飞机、车辆宇宙飞船上使用。

激光器按工作方式,也可分为三类:**单脉冲激光器、连续激光器**和**巨脉冲激光器**。按输出激光波长范围不同,可分为七类:**远红外激光器、中红外激光器、可见光激光器、近紫外激光器、真空紫外激光器**和 **X 射线激光器**(探索阶段)。

不论是什么类型的激光器,都是由三个基本部分组成的,即**工作介质、激励源**和**光学谐振腔**。

(1) 工作介质。工作介质可以是气体、液体、固体或半导体。现已有工作介质近千种,可产生的激光波长包括从真空紫外到红外,光谱范围非常广。

(2) 激励源。一般可以用气体放电的办法来利用具有动能的电子去激发介质原子,称为电激励;也可用脉冲光源去照射工作介质,称为**光激励**;还有热激励、化学激励等。各种激励方式被形象化地称为**泵浦**或**抽运**。

(3) 光学谐振腔。光学谐振腔,实际上是激光器两端的面对面的两块反射率很高的平面镜。腔反射镜常用金属镜或非金属基片上镀金属膜的形式。一块对光几乎全反射,另一块则让光大部分反射、少量投射出去,以使激光可透过这块镜子而射出。被反射回工作介质的光,继续诱发新的受激辐射,从而使光波放大。光在谐振腔中来回振荡,造成连锁反应,雪崩似地获得放大,产生强烈的激光,从部分反射镜一端输出。所输出的激光不仅强度大,还具有很好的方向性和单色性。

世界上最早出现的激光器是红宝石激光器,其结构如图 12.9 所示。下面是对红宝石激光器的简要介绍。

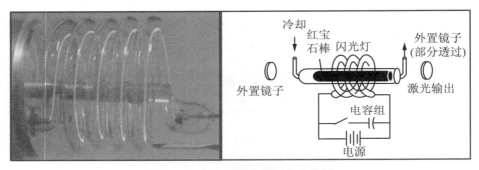

图 12.9　红宝石激光器及其结构图

红宝石激光器以掺杂离子型绝缘晶体红宝石棒为工作物质,红宝石棒是以刚玉(Al_2O_3)单晶为基质,掺入金属铬离子(Cr^{3+})所组成的晶体激光材料,其掺杂度一般为 0.05%(质量),由于铬离子吸收白光中的绿光和蓝光,所以宝石呈粉红色。Cr^{3+} 在晶体中取代 Al^{3+} 的位置而均匀分布在其中。红宝石激光器采用光激励,一般采用发光效率较高的氙灯,氙灯用石英管制成,管内充以 300～500 Torr(1 Torr = 133.322 Pa)氙气,灯管由高压充电电源和电容组控制点燃。为了使光泵的光更集中地照射在红宝石棒上,常用的聚光腔有圆柱面聚光腔、单椭圆柱面聚光腔、双椭圆柱面聚光腔。为提高对光线的反射率,聚光腔常采用黄铜或不锈钢材料制成,内壁经抛光处理后镀银。红宝石激光器谐振腔多采用平行平面镜腔,全反射镜是反射率为 99%以上的多层介质膜,输出镜透过率为 50%以上。近年来,为了减小激光光斑尺寸,红宝石激光器谐振腔也有采用平凹腔结构的,全反射镜采用凹球面镜,其曲率半径为腔长的 3～4 倍。红宝石激光器是典型的三能级系统,高压氙灯作"泵浦",利用氙灯所发出的强光激发 Cr^{3+} 离子到达激发态 E_2,被激发到 E_2 上的原子很快(约 10^{-8} s)通过非辐射形式跃迁到 E_3。E_2 是亚稳态能级,E_3 到 E_1 的自发辐射概率很小,寿命长达 10^{-3} s,即允许粒子停留较长时间。于是,粒子就在 E_3 上积聚起来,实现 E_3 和 E_1 两能级上的粒子数反转,从 E_3 到 E_1 受激发射的波长是 694.3 nm 的红色激光。

激光在生物效应、基础医学研究及临床医学诊断、治疗上有着非常广泛的应用,表 12.1 列出了医学上常用的几种激光器。

表 12.1　医学上常用的几种激光器

工作物质	工作方式	波长(nm)	输出功率或能量	主要用途
红宝石	脉冲	694.3	0.05～500 J	眼科、临床实验、生物效应研究
钕玻璃	脉冲	1 060	0.1～1 000 J	眼科(低能量)
				肿瘤治疗、生物效应研究(低能量)
N_2	脉冲	337.0	0.4～1 mJ	五官科、皮肤科、基础研究
Nd-YAG	脉冲、连续	1 060	30～100 W	外科手术、照射
CO_2	连续	1 060	15～300 W	皮肤科、妇产科、内科、骨科手术、肿瘤治疗、照射或烧灼
He-Ne	连续	632.8	1～70 mW	光针、外科、皮肤科、妇产科、照射或全息照相
He-Cd	连续	441.6	9～12 mW	体腔表面、肿瘤、荧光诊断
Ar	连续	488.0/514.5	0.5～10 W	眼科、外科手术刀、光针、全息照相

12.2　激光的特性

激光与普通光源发出的光就本质而言都是电磁波,但它除了具有普通光源的一切性质外,还具有一些普通光源没有的特性,这使得激光具有特殊的用途。

1．方向性好

激光具有极好的**方向性**。激光束的发散角一般为 $10^{-2}\sim10^{-4}$ rad,而普通光束的发散角是激光束的 $10^2\sim10^4$ 倍。当我们按亮手电筒或打开探照灯时,看上去它们射出的光束在方向上是笔直的,似乎也很集中,但实际上,当光束射到一定距离后就发散了。激光才是方向最一致、最集中的光,如果将激光束射向月球,它不仅只需花1 s 左右便能到达月球表面,还会在那里留下一个直径为几百米的光斑区。正是由于激光具有极好的方向性,故常被用作精密长度测量,如利用月球上的反射镜对激光的反射来测量地球与月球之间的距离,其精度可达几厘米。激光束是理想的平行光束,还被广泛地用于准直、目标照射、通信和雷达等方面。

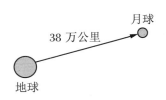

月球

38 万公里

地球

图 12.10　激光在月球的光斑直径很小

2．亮度高、强度大

亮度是用来衡量光源发光强度的,表明光源发射的光能量对时间与空间的分布特性。太阳光又强又热,一般人都不敢正视耀眼的太阳,可是太阳光与激光相比,就是小巫见大巫了。梅曼第一台红宝石激光器射出的深红色激光是太阳亮度的 4 倍,而近年来研制出的激光器,其发射的激光束的亮度要比太阳表面亮度高出 100 亿倍以上! 因为若激光器发出的激光集中在沿轴线方向的一个极小发射角内,仅十分之一度左右(一般发散角小于 10^{-3} rad),激光的亮度就会比同功率的普通光源高出几亿倍。再加上激光器能利用特殊技术,在极短的时间内(比如一万亿分之一秒)辐射出巨大的能量,当它会聚在一点时,可产生几百万度甚至几千万度的高温。正是由于激光具有高亮度和高强度,故可用于制造激光武器以及工业上的打孔、切割、焊接等方面,在临床治疗中,激光这一特性被用作手术刀(如用于体内碎石)。

3．单色性好

谱线宽度是衡量光波单色性好坏的标志。太阳光分解成红、橙、黄、绿、青、蓝、紫七色可见光,不同颜色的光,它们的波长是各不相同的(400~760 nm),谱线宽度很大(约 360 nm)。在自然界中几乎找不到波长绝对单一的光,各种波长的光总是混杂在一起。科学家们长期以来一直努力寻找一种波长一致的单色光源,激光就是这种理想的单色光源。就拿氦-氖气体激光器来说,它射出的波长宽度不到一百亿分之一微米(小于 1×10^{-7} nm),完全可以视为单一而没有偏差的波长,是极纯的单色光。因此该激光器是目前世界上最好的单色光源。

激光具有极好的**单色性**，使得激光在光谱技术、全息技术及光学测量中得到了广泛应用，已成为基础医学研究与临床诊断的重要手段。由于光的生物效应强烈地依赖于光的波长，使得激光良好的单色性在临床治疗上获得重要的应用。可用来测量极其缓慢的速度(每秒移动几个微米的物体)，如拍摄鲜花的绽放过程；可用激光波波长作为单位进行测量物体长度，这种光尺测量准确，光的单色性越好，测量物体的最大长度越大。

4．相干性高

物理学中常用"相干长度"来表示光的相干性，光源的相干长度越长，光的相干性就越好。普通光源发光主要是由原子(或分子)自发辐射产生的，因而普通光源发出的光波都是非相干光，然而激光是由受激辐射产生的，激光的波长、方向等都一致，因此具有很好的**相干性**。激光的相干长度可达几十千米，因此如果将激光用于精密长度测量，它的最大可测长度要比普通单色光大 10 万倍以上。正是激光器为我们提供了最好的相干光源，促使相干技术获得了飞跃的发展，全息摄影才得以实现。利用激光的相干性，将其能量会聚在空间极小的区域内，可作为点火器，引发核聚变。

条形码是根据其黑白颜色对扫描器光源所发出的光的反射不同来读取物品信息的。其白色部分反射扫描器光源所发出的光的能力强，而黑色部分则较弱。反射光经扫描器透镜聚焦后，照射到条码扫描器的光电转换器上，光电转换器接收到与白条和黑条相应的强弱不同的反射光信号，并将其转换成相应的电信号输出到条码扫描器的放大整形电路。白条、黑条的宽度不同，相应的电信号持续时间长短也不同。这样便得到了被辨读的条形码符号的条和空的数目及相应的宽度和所用码制，根据码制所对应的编码规则，条码扫描器便可将条形符号换成相应的数字、字符信息，通过接口电路送给计算机系统进行数据处理与管理，便完成了条形码辨读的全过程。条形码扫描器一般采用激光光源，主要是因为：① 激光是定向发光；② 亮度极高；③ 颜色极纯。所以为了能够更好地读取条形码上的信息，减少误码率，一般采用激光作为光源。

12.3　激光的医学应用及安全防护

激光和 X 射线一样,首批的应用领域就是医学。1960 年梅曼制成世界上第一台激光器——红宝石激光器,随后的 1961 年美国就出现了第一台医用激光器——红宝石视网膜凝固机。随着激光技术的发展,激光在医学上的应用越来越广泛,作用也越来越突出,于是一门新的交叉学科——激光医学(laser medicine)便逐步形成。

激光医学的发展史,大体可以划分为三个阶段:20 世纪 60 年代为基础研究阶段,70 年代为临床广泛研究应用阶段,80 年代的"激光医学"已经成为一门新兴的边缘学科,并处于被进一步开拓和发展之中。目前,激光医学包括激光医学基础、激光临床医学诊断与治疗、医学生物学用激光器械与技术和激光的安全防护等方面内容。

12.3.1　激光的生物作用

激光对生物组织所施加的作用,并由此引发的一系列变化,称为**激光的生物作用**。生物组织因受激光照射而出现的各种应答性反应、效果或变化称为**激光的生物效应**。反过来,生物组织也可能使激光参量发生改变,这种改变可以为激光临床治疗与诊断提供依据和基础。目前认为,激光生物学作用主要有机械作用、热作用、光化效应、电磁场效应与生物刺激和调节作用,这些作用也是激光诊治疾病的依据。

1. 机械作用

激光光子既具有能量,又具有动量。当激光照射生物组织时,光子会把动量传给组织,对被照射的组织施以压力,继而直接或间接地对组织产生压强,这被称为激光的机械作用。激光比普通光产生的辐射压强要大得多,如当用功率为 10^7 W 的巨脉冲红宝石激光照射人体或动物的皮肤标本时,产生的压强的实际测定值为 1.72×10^7 Pa,相当于 172 atm。

当激光束照射活组织时,由于单位面积上的压力很大,故活体组织表面的压力会传入组织内部,组织上辐射的部分激光的能量转变为机械压缩波,出现压力梯度。此外,当用脉冲激光聚焦照射生物组织时,组织会吸收激光能量而急剧升温,使体液沸腾,从被照射处喷发出一股气流,就像出膛的子弹一样,喷出的气流会对组织产生反冲力作用,继而产生反冲压,如激光功率密度为 2×10^{11} W·m^{-2} 时,喷出气流的平均速度为 10^3 m·s^{-1},产生的反冲压为 6.6×10^2 atm,如此大的反冲压对生物组织的作用是非常明显的。

激光的机械作用还包括体内汽化时的膨胀压、热膨胀超声压和电致伸缩压等。激光的生物机械作用在眼科中可用于降低眼压,治疗青光眼、白内障;外科手术中可用于切开组织等。激光用于软组织切割时具有切割精确、手术出血量很少,对手术区有消毒作用,尤其是手术后疼痛感小,伤口愈合过程良好,疤痕很小以及不出现肿胀等优点。

2. 热作用

无论能量高低,激光都可以对生物组织产生热作用,只是产生热作用的机制不同。光子能量较小的红外激光(如 CO_2 激光、Nd-YAG 激光)照射生物组织时,生物组织不能产生电子跃迁,光子能只能转变为生物分子的振动能和转动能,增强了生物分子的热运动,这种生热方式称为吸收生热;而用光子能量较大的可见光或紫外激光照射生物组织时,生物分子多由基态跃迁至激发态,处于激发态的生物分子与周围的分子发生多次碰撞而释放能量,碰撞过程增加了周围分子的动能,继而使组织温度升高,这种生热方式称为碰撞生热。

热作用是激光对生物组织的重要效应,也是医疗中使用最多的效应。以激光照射皮肤为例,由热致温热(38~40 ℃)开始,随着受照处温度的不断升高,相继会出现热致红斑(43~44 ℃)、热致水泡(47~48 ℃)、热致凝固(55~60 ℃)、热致汽化(超过 100 ℃)、热致碳化(300~400 ℃)、热致燃烧(超过 530 ℃)甚至热致气化(约 5 730 ℃)等效应。热致温热可以治疗肩周炎、关节炎等慢性炎症;热致凝固可以治疗血管瘤或者焊接神经和血管及止血等;热致汽化和热致碳化可以用于去除面部色素斑等。

3. 光化效应

生物分子吸收激光光子能量后在组织或细胞内引起一系列的化学反应称为光化反应。激光照射直接引起机体发生光化反应的作用称为光化效应。普通光即可产生光化反应,如视觉作用、光合作用、光敏作用和合成维生素 D 等。但是若改用激光光源,则可使光化反应更方便、易控、快速、有效。一般来说,激光和普通光的光化反应机制是一样的。光化反应分为光致分解、光致氧化、光致聚合和光致敏化四个主要类型。光致分解是指因吸收光能而导致化学分解反应的过程,如光合作用是指由于光的作用,水分子分解成氢离子和氧离子;光致氧化是指在光的作用下反应物失去电子的过程,如光照甲醛生成 $HCOOH,CO,CO_2,H_2O$ 的反应;光致聚合是指用光照使受照物形成二聚体、三聚体等简单分子或促成链式反应而形成大分子的过程;光致敏化是指生物系统所特有的由光引起的在敏化剂帮助下发生的一种化学反应的过程,其中敏化剂能有选择地长时间集中于体内病变组织,并使其在适当波长激光照射下发生光致敏化反应,因此光致敏化对肿瘤的治疗有重要意义。

4. 电磁场效应

普通光和激光都是电磁场。一般认为,电磁场作用于生物组织时引起的生物效应大部分是由电场引起的。但是普通光的电场强度非常微弱,如强日光,它到达地面的电场强度仅有 $10\ V\cdot cm^{-1}$,但若将激光聚焦后,焦点上的光能量密度可达 $1.06\times10^6\ W\cdot m^{-2}$(相当于 $1.05\times10^6\ V\cdot m^{-1}$ 的电场强度),这样高的电场强度作用于生物组织,可引起或改变生物组织分子及原子的量子化运动,使体内的原子、分子、分子集团等产生激励、振荡、热效应、电离,对生化反应有催化作用,可生成自由基,破坏细胞,改变组织的电化学特性等。

5. 生物刺激效应

激光照射生物组织时,如果不对生物组织直接造成不可逆性的损伤,而是产生某种与超声波、针刺、针灸和热的过程所获得的生物刺激作用相类似的效应,称为激光生物刺激效应。我们把能产生生物刺激效应并且不对生物组织直接造成不可逆性的损伤的激光称为"弱激光",其并非一定是激光参量(如功率、能量)小的激光,而是以其对组织产生的生物效应强弱来标定的,如小功率的氦-氖弱激光照射生物体时,可以消炎、镇痛、脱敏、止痒、消肿,促进肉芽生长,加速伤口、溃疡、烧伤的愈合等;可促使纤维细胞的数目增加,增加胶原的形成,加快血管的新生和新生细胞的繁殖过程;可加快再植皮瓣生长,促进断离神经再生,加速管状骨骨折处愈合,促进毛发生长等;可影响内分泌腺的功能,如加强甲状腺、肾上腺等的功能。上述列举的这些生物效应都是弱激光作用的结果,无法用前述的机械作用、热作用、光化效应或电磁场效应来解释。

当用弱激光照射生物体时,激光是一种刺激源。生物体对这种刺激的应答反应既可能是兴奋,也可能是抑制。弱激光照射可以影响机体的免疫功能,对神经组织和功能有刺激作用,对血液系统有影响等。

弱激光照射到免疫活性细胞(分为 T 淋巴细胞和 B 淋巴细胞)时,可以促进或者抑制细胞的免疫活性,调节机体的免疫功能,防止感染,消除炎症等,具有维持细胞自身稳定和免疫监视的作用,如弱激光照射可改变伤口部葡萄球菌对抗生素的敏感性,可加强白细胞的吞噬功能,可增强巨噬细胞的活性,可使 γ-球蛋白及补体滴度增加等。

弱激光照射神经细胞,进而刺激中枢神经,启动神经-体液调节机制,对镇痛、止痒、调节代谢和免疫活性等具有明显效果,如小功率的氦-氖弱激光照射到皮肤溃疡面、神经节段部位、交感神经节或穴位等不同的部位时,在与某些局部症状改善的同时,可出现全身症状的改善,如精神好转、全身乏力减轻、食欲增加等。

弱激光无论对皮肤还是对血管内正在循环的血液进行照射,都将引起血液系统的变化。弱激光照射无论对血液的有形成分(如白细胞、红细胞、血小板)还是无形成分(如血浆中的葡萄糖、酶、激素、补体等),都能产生多方面的刺激和调节作用,从而激活血液细胞免疫活性物质,改善血液流变学指标,促进血液循环,恢复血流的生理功能(输送营养、氧气,带走废物、废气)。据报道:高血压患者经氦-氖弱激光照射治疗后,不仅可使血压降低,一疗程照射后还可使血液的凝固性降低,使血清中总蛋白的血浆及红细胞内钾的含量升高。此外,据动物实验反应:用 1.5 mW 的氦-氖激光照射兔或狗的皮肤时,对全身代谢有刺激作用;用 $1\sim$ 1.5 mW 的氦-氖弱激光照射兔眼时,可引起全身性的血液动力学变化。

总之,正因为激光照射生物体时,会引起上述这些作用或效应,所以激光技术能够治疗内科、外科、妇产科、眼科、皮肤、肿瘤和耳鼻喉科等类别的 300 多种疾病。因此毫无疑问,激光已成为有益于人类的"幸福之光,生命之光"。

12.3.2　激光医学简介

1. 激光在基础医学研究中的应用

探讨人体结构及生命活动规律和研究疾病的发生发展及其诊治的原理和方法,是现代基础医学研究的两大内容。激光技术为基础医学研究提供了新的、先进的方法,其研究有以下两个目标。一是用激光微米束破坏待测定物质的功能单位,使其局部受损,进而研究其功能的变化,如借助激光微束仪把激光束直径聚焦到 $0.5\sim1~\mu m$,用以切割或焊接细胞,研究生物遗传规律。二是在不破坏受照物质的前提下,使用一定剂量的激光照射待测物质,然后收集待测物质被激光照射后反馈回来的光学信息,从这些信息中检出待测物的组分、结构和空间构象等内容。例如,借助激光拉曼光谱分析技术,研究生物大分子的结构及其变化;借助激光红外吸收光谱仪,通过对唇部的测定,测定人体血液内所存在的元素;借助激光多普勒测速技术测量皮肤、肠黏膜、胃黏膜的血流特征,可瞬间或连续地直接测量任何使光束可到达之处的组织的毛细血管的血流,等等。

2．激光诊断

激光诊断起始于 20 世纪 60 年代。激光诊断能充分利用激光能量强、方向性好、单色性好以及相干性好的优势。激光是能量的载体，同时也是信息的载体。激光照射生物组织后产生的反射光、透射光、散射光以及荧光等会携带生物组织本身的信息，通过对这些反射光、透射光、散射光、荧光以及由其产生的干涉、衍射和偏振等光学现象进行识别、分析和判断，从而可获得组织或生物样品的重要信息，这也是激光诊断的根本依据。目前，用于激光诊断的技术非常多，主要有激光荧光光谱术、激光拉曼光谱分析术、激光全息术、激光散斑分析术、激光多普勒测速术、激光流动式细胞分析术、激光干涉术、激光透照术和激光偏振技术等。

3．激光治疗

激光治疗是激光医学较为重要的研究内容，也是激光在医学中应用比较成熟的领域。激光作为一种临床治疗手段已普遍应用于眼科、外科、妇科、皮肤科、肿瘤科等各个科室的疾病治疗，其基本方法大体可分为激光手术治疗、激光非手术治疗和激光光敏治疗三大类。

（1）激光手术治疗。激光手术治疗是指利用强激光手术刀（也叫光刀，具有较高的功率密度），对病灶施行凝固、汽化和切割等各级水平的手术。与传统的解剖刀相比，激光刀多不出血或少出血；与传统的冷刀、超声刀和高频电刀相比，激光刀的切割能力强，切口锋利，损伤少；此外，激光刀还能通过光导纤维进入人体内施行手术而不用进行剖腹等开腔手术，能透过眼屈光介质对眼底施行手术而不用切开任何部位，这是任何其他传统手术所做不到的。

（2）激光非手术治疗。激光非手术治疗是利用弱激光（即较低功率密度的激光）照射人体组织，这种照射不会直接损伤组织和细胞，可用来做理疗照射治疗或光针灸治疗。与传统理疗中的光疗相比，激光的疗效有显著的提高，且适应证更广泛；与传统毫针相比，激光针无菌、无痛，不会断针、晕针，却能治疗毫针的所有适应证。

（3）激光光敏治疗。一般情况下，绝大多数的生物细胞（视细胞除外）不容易被可见光直接引起光化效应。但是，当人体组织摄入了某些光敏化剂时，敏化剂分子即便吸收了较低功率的激光能量，也会发生一系列化学反应，这种反应称作光敏化反应。光敏化反应依据有无分子氧参与而分成两类。一类是有分子氧参与的光敏化反应，即生物系统被光氧化过程敏化，这种有分子氧参与的光敏作用称为光动力作用。这类光敏化反应往往不消耗敏化剂，敏化剂可被反复不断地使用，直至该处的生物细胞被杀死。目前，国内外普遍应用这一类光动力作用治癌，所用的敏化剂多为血卟啉衍生物,敏化光源多为波长为 630 nm 的红色可见光激光。其基本原理简述为:手术前首先对患者经静脉注射光敏剂,尔后,光敏剂与肿瘤细胞酶结合,在受到特定简述波长的激光照射后,光敏分子就会释放出大量具有杀伤作用的过氧化分子,从而杀死肿瘤细胞。这种光敏分子不会伤及其他正常细胞组织,同时可避免放疗、化疗等治疗的毒副作用。另一类光敏化反应不需要分子氧参加,此类敏化反应可消耗敏化剂(如呋喃香豆素),如临床上先使病灶处局部摄入呋喃香豆素,再用波长长于 290 nm 的紫外激光照射,可治疗牛皮癣,也可使白癜风的白色永久性变暗。

12.3.3　激光的安全防护

激光在医学上的应用已取得了辉煌的成就,而且应用的领域还在不断扩大,但在充分发挥和使用好激光的同时,必须进行必要的安全防护。若不注意对激光的安全防护,则可能造成意外伤害。

在激光对机体的伤害中,以对眼睛的伤害最为严重。对波长在可见光和近红外光区域的激光,眼屈光介质的吸收率较低,透射率高,而屈光介质的聚焦能力(即聚光力)强。强度高的可见或近红外光进入眼睛时可以透过人眼屈光介质,聚积光于视网膜上,此时视网膜上的激光能量密度及功率密度可达到平时的几千甚至几万倍,大量的光能在瞬间聚集于视网膜上,致使视网膜的感光细胞层温度迅速升高,以致感光细胞凝固变性坏死而失去感光的作用。由于激光聚于感光细胞时产生过热而引起的蛋白质凝固变性是不可逆的损伤,因此一旦损伤以后就会造成眼睛的永久性失明。

激光照到皮肤时,如其能量(功率)过大就会引起皮肤的损伤。当然,损伤灶可以由组织修复,皮肤功能有所下降,虽然不影响整体功能结构,但也须引起高度重视。

激光能够损伤眼睛、皮肤、呼吸道、中枢神经以及整个机体,目前一般只对眼睛和皮肤提出了安全标准。采取的安全措施主要有两个方面:一是对激光系统及工作环境的监控管理,如室内充分通风,光线充足,有吸烟、排烟装置等以消除有害物质;二是个人防护,如工作人员必须接受培训,工作时严格按规章操作,严格实行医学监督,定期进行体检等。

激光应用安全防护应注意的基本事项有:① 除非在特殊情况下,一般都必须在密闭室内使用激光器;② 不要直视激光光束,对大功率红外或紫外的不可见光尤其要注意;③ 操作激光时不要戴手表、首饰等反射较强的饰物;④ 任何时候都不要忘记戴防护镜;⑤ 对不可见的激光关闭后应用 IR 或 UV 卡检查一下是否真的关闭;⑥ 激光器工作时要将不用的光导入光束垃圾桶;⑦ 对自制的光路部分最好用一个防护罩罩起来;⑧ 保持光路高度在人的视线以下,工作时弯腰、低头或捡地上的东西都是非常危险的;⑨ 激光工作地点的门口和室内要贴上警示标签;⑩ 所有激光器操作人员必须经过培训才能上岗。

知识拓展

激光冷却原子

低温获取是物理学家们长期以来所极尽追求的一种技术。我们现在熟知的超导现象的发现在很大程度上归因于低温技术的进步。低温技术不单单给人类带来了新的科学发现,还为研究物质的结构与性质创造了独特的条件。低温下,分子、原子热运动变小,其影响可以被大大地减弱,因此原子更容易暴露出它们本来的"面目"。

20 世纪 80 年代,科学家们借助激光技术获得了中性气体分子的极低温(10^{-10} K)状态,这种获得低温的方法就叫作激光冷却。该方法是汉斯和肖洛在 1975 年提出的,80 年代初就实现了中性原子的有效减速冷却。激光冷却原子的基本思想是:运动着的原子会吸收迎面发射来的光子,然后从基态跃迁到激发态。光子具有动量,原子和光子相向运动,这个吸收过程满足动量守恒。因此当光子被吸收后,原子的动量就减小,速度继而也就减小了。但是处于激发态的原子状态是不稳定的,它又会自发辐射出光子而回到初态,这个过程中原子由于反冲会得到动量。此后,它又会吸收光子,又自发辐射出光子,如此反复。原子每次吸收的光子都来自同一束激光,方向保持相同,都将会使原子动量和速度减小。但自发辐射出的光子的方向是随机分布的,多次自发辐射平均下来的效果并不增加原子的动量。这样,经过多次吸收和自发辐射之后,原子的动量和速度在激光照射的方向上就会明显地减小,热运动变慢,温度也就降低了。这种减速效果相当于 10 万倍的重力加速度!

由于原子速度可正可负,所以就用两束方向相反的激光束照射原子。这时原子将优先吸收迎面射来的光子而达到冷却。实际上,原子的运动是三维的。1985 年,贝尔实验室的朱棣文小组就用三对(六束)方向相反的激光束分别沿 x,y,z 三个方向照射钠原子,在六束激光交汇处的钠原子团就被冷却下来,温度达到 240 μK。

1997 年,朱棣文①因在这个领域的出色贡献而获得了诺贝尔物理奖,他是第五位获得诺贝尔奖的华人科学家。

---

① 朱棣文(S. Chu),1948 年 2 月,美国华裔物理学家,祖籍江苏太仓,中国科学院外籍院士,曾任美国能源部部长。

习 题 12

习题 12 解答

1. 光与物质相互作用有哪三种基本过程？各有何特点？

2. 何为粒子数反转分布？一般情况下如何实现？

3. 请简述激光的特点。

4. 激光器一般由哪几部分构成？按工作物质分类，可分为哪几类？各自特点是什么？

5. 请简述激光的生物作用或效应。

6. 激光在医学领域中有哪些主要应用？

7. 对激光进行安全防护应该采用哪些主要措施？

第 13 章

量子物理基础

引例

1. 黑体是黑色的吗？

2. 牛顿力学在微观世界中还适用吗？微观粒子能否用牛顿力学分析和处理？两个带正电的质子为什么可以相撞合成氘（太阳中的热核反应）？

　　量子理论的诞生是从研究光的本性开始的。在牛顿看来,光是一种小的颗粒,不同颜色的光的颗粒不同,他主张光具有粒子性。光的粒子说在 18 世纪一直占统治地位。到了 19 世纪初,英国医生和物理学家托马斯·杨通过实验证明了光不是微粒而是波。到了 1864 年,英国物理学家麦克斯韦(J. C. Maxwell)提出了电磁场理论,指出光是电磁波,可见光是电磁波中的一个波段,光是波的观点再也没有人怀疑了。这就是达到全盛时期的经典物理学的结论。

　　到了 20 世纪初,情况发生了变化。为了说明黑体辐射的实验规律,1900 年德国物理学家普朗克[1]改变了经典物理一直认为电磁波在发射和吸收时的能量可连续改变的思想,提出了不连续的能量子假设。1905 年爱因斯坦为了解释光电效应提出了明确的光子概念,即光是一束光子流。康普顿[2]散射实验进一步证实光子除具有能量外,还具有动量。至此,光具有波粒二象性成为不可否认的客观事实。1924 年,法国物理学家德布罗意[3]提出实物粒子的波

---

　　[1] 普朗克(M. Planck),1858～1947,德国物理学家。1918 年因发现了能量子获诺贝尔物理学奖。

　　[2] 康普顿(A. H. Compton),1892～1962,美国物理学家。1927 年因发现了康普顿效应获诺贝尔物理学奖。

　　[3] 德布罗意(L. V. de Broglie),1892～1987,法国物理学家。1929 年因发现了电子的波动性获诺贝尔物理学奖。

动性,并在三年后被实验证实。1926 年,在微观粒子波粒二象性的基础上,经过海森伯①、泡利②、薛定谔③、狄拉克④等人的努力,建立了研究低能微观粒子运动规律的量子力学(quantum mechanics)。

量子力学的建立是人类在对微观世界认识上的重大突破,它的影响延伸到一切与物质微观结构有关的现代科学技术,如作为现代信息和通信技术基础的晶体管和集成电路、激光、原子能的释放与利用等。它为一系列学科奠定了理论基础,包括研究分子构成及生物大分子结构的现代化学和生物学。与牛顿机械论的世界观相反,量子理论认为自然界在微观层次上是由随机性或机遇支配的,人们无法知道某一时刻一个微观粒子所处的确切位置以及它下一步将怎样,只能给出这个微观粒子在空间各处出现的概率分布及其随时间的变化。如果说相对论为我们提供了新的时空观,那么量子理论则为我们提供了认识物质世界的新的思维方式和表达方式。

13.1 黑 体 辐 射

所有物体在 $T \neq 0$ K 的其他任何温度下都会以电磁波的形式向外辐射能量。只不过在低温下,物体辐射不强,且辐射的电磁波主要是波长较长的红外线,如加热一铁块,开始温度不太高时,它辐射的电磁波主要在红外波段,所以我们看不到它发光,但可以感受到它辐射出的热量。随着温度的升高,不但铁块辐射出的热量逐渐增大,它的颜色也渐渐变成暗红、红再到发黄直到亮得耀眼。这表明在不同温度下物体发出电磁波的能量按波长有不同的分布。这种能量按波长的分布随温度变化的电磁辐射称为**热辐射**(thermal radiation)。物体在向外辐射能量的同时,也要吸收照射到它表面上的辐射能。如果同一时间内物体吸收的能量与物体因辐射而损失的能量相等,则物体辐射处于热平衡状态,物体温度保持不变。这时的热辐射称为**平衡热辐射**。下面只讨论这种平衡热辐射。

物体辐射的能量与温度 T 和波长 λ 有关,设物体温度为 T 时,单位时间内从

---

① 海森伯(W. Heisenberg),1901~1976,德国物理学家。1932 年因创立了量子力学,尤其是它的应用促使了氢的同素异形体的发现而获诺贝尔物理学奖。

② 泡利(W. Pauli),1900~1958,奥地利物理学家。1945 年因发现了泡利不相容原理获诺贝尔物理奖。

③ 薛定谔(E. Schrödinger),1887~1961,奥地利物理学家。1933 年因发现了原子理论的新形式获诺贝尔物理学奖。

④ 狄拉克(P. A. M. Dirac),1902~1984,英国物理学家。1933 年因发现了原子理论的新形式获诺贝尔物理学奖。

物体单位表面积辐射出来的波长在 $\lambda \sim \lambda + d\lambda$ 间隔内的辐射能量为 dE,实验表明 dE 与 $d\lambda$ 成正比,即

$$dE(\lambda, T) = e(\lambda, T)d\lambda \tag{13.1}$$

式中, $e(\lambda, T)$ 称为**物体的单色发射本领**(monochromatic emissive power),它由物体本身的性质和表面情况决定。单位时间内从物体单位表面积辐射出来的包括各种波长的总辐射能称为**总发射本领** $E(T)$。据式(13.1)得

$$E(T) = \int dE(\lambda, T) = \int_0^\infty e(\lambda, T)d\lambda \tag{13.2}$$

当辐射能入射到不透明的物体表面时,一部分被物体吸收,另一部分被物体反射。吸收的辐射能与入射的总辐射能的比值称为**物体的吸收本领**(absorptive power),用 $a(\lambda, T)$ 表示。如果一种物体在任何温度下都能把入射其上的所有波长的辐射能全部吸收,即该物体的吸收本领 $a(\lambda, T)$ 与 λ 和 T 无关,恒等于1,这种物体称为绝对黑体(absolute black body),简称**黑体**。

虽然不同物体的发射本领和吸收本领由于物体性质和表面情况的不同可能有很大差别,但是基尔霍夫辐射定律指出:在热平衡条件下,任何物体在同一温度 T 下的发射本领 $e(\lambda, T)$ 与吸收本领 $a(\lambda, T)$ 的比值与物体的性质无关,数值上都等于绝对黑体在同一温度下的发射本领 $e_0(\lambda, T)$〔绝对黑体的吸收本领 $a_0(\lambda, T) = 1$〕。因此确定黑体的发射本领 $e_0(\lambda, T)$ 就成为热辐射研究的中心问题。

13.1.1 黑体辐射的实验规律

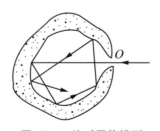

图 13.1 绝对黑体模型

由于自然界中没有绝对黑体,即使是最黑的煤烟对太阳光的吸收也不会超过99%,因此研究黑体辐射首先需要建立黑体的理想模型。根据黑体 $a_0(\lambda, T) \equiv 1$ 的特性,在由不透明材料制成的任意形状的封闭空腔(空心容器)的表面上开一个小孔 O,如图 13.1 所示,入射到小孔的辐射能通过小孔进入空腔后,将在空腔内发生多次反射,每反射一次,空腔内壁就会吸收一部分辐射能。由于小孔很小,射入小孔的辐射能即使能从小孔重新射出,也因为在空腔内的多次反射被吸收而使得射出的能量十分微弱(可忽略不计),即可认为入射到小孔的辐射能被全部吸收,因此小孔 O 就是一个绝对黑体。将开有小孔的空腔加热到不同温度,测量并统计从小孔发射出来的辐射能按波长的分布,就可以得到黑体的发射本领 $e_0(\lambda, T)$ 随波长 λ 和温度 T 的变化曲线,如图 13.2 所示。

通过实验,研究者们总结出了两条关于黑体辐射的定量规律。

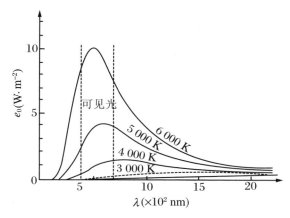

图 13.2　绝对黑体的发射本领

（1）斯特藩-玻尔兹曼定律

黑体的总发射本领（每条曲线下的面积）与绝对温度的四次方成正比，即

$$E_0(T) = \sigma T^4 \tag{13.3}$$

式中，比例常量 $\sigma = 5.67 \times 10^{-8} \mathrm{\ W \cdot m^{-2} \cdot K^{-4}}$。这表明随着温度升高，黑体总发射本领急剧增加。

（2）维恩位移定律

在任何温度下，黑体发射本领的峰值波长与绝对温度成反比，即

$$\lambda_{\mathrm{m}} T = b \tag{13.4}$$

式中，比例常量 $b = 2.898 \times 10^{-3} \mathrm{\ m \cdot K}$。这表明随着温度升高，发射本领极大值对应的波长向短波方向移动。

这两条定律只适用于绝对黑体，虽然实际物体都不是绝对黑体，但变化趋势类似。因此可以利用黑体辐射规律测定实际物体的温度。

例 13.1　（1）实验测得太阳辐射能谱的峰值波长约为 500 nm，将太阳看作黑体，估计太阳的表面温度；（2）人体皮肤的吸收本领为 0.98，可将人体近似看作黑体，试计算人体辐射能的峰值波长是多少？

解　（1）根据式（13.4）得

$$T = \frac{b}{\lambda_{\mathrm{m}}} = \frac{2.898 \times 10^{-3}}{500 \times 10^{-9}} \mathrm{\ K} \approx 5\,800 \mathrm{\ K}$$

（2）人体皮肤温度约为 34 ℃，即 310 K，根据式（13.4）得

$$\lambda_{\mathrm{m}} = \frac{b}{T} = \frac{2.898 \times 10^{-3}}{310} \mathrm{\ m} \approx 9.3 \times 10^{-6} \mathrm{\ m}$$

结果表明，人体（包括室温下的物体）发出的辐射大部分是肉眼看不见的红外线。因此在无外界照明时，这个温度下黑体的颜色是黑色的，但随着黑体温度的升

高,黑体辐射的峰值波长逐渐减小。当黑体温度达到 5 000～6 000 K 时,其辐射的峰值波段在可见光范围,这时黑体呈白色。

13.1.2 普朗克量子假设

在得到了黑体发射本领的实验曲线后,物理学家就试图从理论上给以解释,但都没有取得成功。其中,1896 年维恩根据经典热力学和麦克斯韦分布律,1900 年瑞利和金斯根据经典电磁学和能量均分定理,分别导出了黑体发射本领的表达式,即维恩公式和瑞利-金斯公式。将这两个公式与实验数据进行比较发现,维恩公式在短波范围内与实验结果符合得很好,但在长波范围内有较大的偏差;而瑞利-金斯公式在长波范围内符合实验结果,在短波范围内则和实验值相差甚远,甚至趋于无限大,如图 13.3 所示。虽然这两个公式的理论出发点不尽相同,但都是基于经典物理学的普遍规律,现在理论与实验不符,清楚地暴露了经典物理学的不足,预示着黑体辐射问题的解决需要变革经典物理学的传统观念。

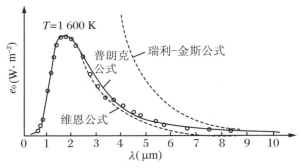

图 13.3 黑体辐射公式与实验比较

1900 年,普朗克(M. Planck)利用内插法将适合于短波的维恩公式和适用于长波的瑞利-金斯公式衔接起来,得到了普朗克公式。与实验结果相比较发现,在所有波段里,普朗克公式与实验符合得很好,如图 13.3 所示。为了从理论上推导出这个公式,普朗克不得不做出与经典物理格格不入的能量子假设。设想辐射体由大量频率不同的带电谐振子组成,这些谐振子与辐射场不断交换能量而达到热平衡。每个谐振子发射或吸收频率与谐振子振动频率相同的单色辐射,全部谐振子就会发出包含各种频率的连续辐射谱。经典物理认为,频率为 ν 的谐振子在一定范围内能量可以取任何值,因此在辐射或吸收时,谐振子与辐射场交换的能量是连续的。但普朗克提出谐振子与辐射场交换的能量只能是某个最小能量 ε_0 的整数倍,即

$$\varepsilon = \varepsilon_0, 2\varepsilon_0, 3\varepsilon_0, \cdots$$

这个最小能量 ε_0 称为**能量子**,简称量子(quantum),它与辐射频率成正比,即

$$\varepsilon_0 = h\nu \tag{13.5}$$

比例系数 h 称为**普朗克常量**,$h = 6.626 \times 10^{-34}$ J·s。由此,普朗克得到的**黑体辐射公式**为

$$e_0(\lambda, T) = \frac{2\pi h c^2}{\lambda^5} \frac{1}{e^{hc/(kT\lambda)} - 1}$$

根据普朗克公式可以推导出黑体辐射的两条实验规律,该规律圆满地解释了黑体辐射现象。普朗克第一次提出了量子的概念,并引入了一个非常重要的常量——普朗克常量,随后的几十年内,越来越明显地显示出它的重要性和必要性。借助量子的观念,人们才能进一步理解各种原子过程。

13.2 光 电 效 应

光电效应(photoelectric effect)是指光(特别是紫外光)照射到金属表面上时,有电子从金属表面逸出的现象。这种现象于 19 世纪末就已经在实验上发现,就现象的发生而言,并没什么令人惊奇的地方。因为从能量观点来看,就是光给予电子能量,使电子增加动能以克服金属表面的束缚而逸出。

然而,进一步的实验却发现了一系列经典电磁理论无法解释的矛盾。

13.2.1 光电效应的实验规律

研究光电效应的实验装置如图 13.4 所示。当光通过石英窗口照射到抽成真空的光电管内阴极 K 时,就会有电子从阴极表面逸出,这种电子称为光电子。光电子在电场加速下向阳极 A 运动,形成光电流。测量光电效应的伏安曲线可以得到以下光电效应的基本规律。

(1)饱和电流。当入射光频率和光强一定时,随着加速电压增大,光电流趋于一饱和值,如图 13.5 所示。实验表明,饱和电流 i_m 与光强 I 成正比,这说明单位时间内从阴极逸出的光电子数与入射光强成正比。

(2)遏止电压。实验表明,当加速电压减小到零并反向增加到 U_0 时,光电流才减小到零,如图

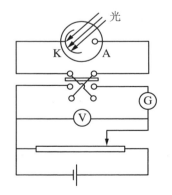

图 13.4 光电效应实验装置

13.5所示,将 U_0 称为**遏止电压**。这说明光电子逸出时有一定的初动能上限,并满足

$$mv_\mathrm{m}^2/2 = eU_0 \qquad (13.6)$$

由于遏止电压与光强无关,表明光电子的最大初动能与光强无关。

(3)截止频率。实验表明,遏止电压 U_0 与入射光的频率 ν 呈线性关系,如图13.6所示,图中不同曲线对应不同阴极金属。减小入射光频率,遏止电压随之减小。当频率减小到某一频率值 ν_0 时,U_0 减小到零,则光电子的最大初动能为零,这表明光电效应不会发生。当入射光的频率 $\nu \leqslant \nu_0$ 时,不管光强有多大,光电效应都不会发生。因此 ν_0 称为**光电效应的截止频率**。

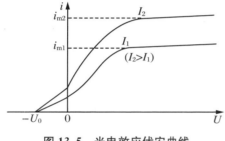

图 13.5　光电效应伏安曲线

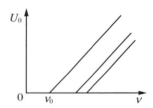

图 13.6　遏止电压与入射
光频率的关系

(4)弛豫时间。当频率超过截止频率的入射光照射到阴极上时,无论光强多么微弱,几乎开始照射的同时就产生光电流,这说明光电效应的弛豫时间非常短,不超过 10^{-9} s。

13.2.2　爱因斯坦的光子理论

上述光电效应的实验规律除"饱和电流"外,都是光的波动理论完全不能解释的。

按照光的波动理论,金属在光的照射下,金属中的电子从入射光中吸收能量逸出表面,光电子的初动能应随光强的增大而增加。但实验事实却是光电子的初动能与入射光强无关,而与入射光的频率呈线性关系。

按照光的波动理论,不应存在截止频率,即不论入射光的频率是多少,只要光强足够大,总可以使电子吸收足够的能量,从金属表面逸出。但实验事实是每种金属都存在截止频率 ν_0,频率 $\nu \leqslant \nu_0$ 的入射光,不管光强有多大,都不会发生光电效应。

按照光的波动理论,金属中的电子必须在其从入射光中吸取的能量积累到大

于金属逸出功时，才能从金属表面逸出，因而需要一定的弛豫时间。入射光强越弱，弛豫时间越长。然而实验中几乎在光照的同时，观察到光电效应。

由此可以看出，光的波动理论与光电效应的实验结果之间存在着尖锐的矛盾。爱因斯坦为解释光电效应的实验结果，1905 年在普朗克的能量子假设的基础上，进一步指出，不但谐振子与辐射场交换能量是量子化的，而且辐射场本身就是不连续的，即：光具有粒子性，其能量不是连续分布的，而是集中在一些不可分割的称为光子(photon)的粒子上，每个频率为 ν 的光子能量为 $E = h\nu$（h 为普朗克常量）。于是光电效应可以解释为：金属中的自由电子吸收一个光子获得能量 $h\nu$，一部分用来克服金属表面的逸出功 A，其余部分为电子逸出金属后的初动能，即

$$h\nu = mv_{\mathrm{m}}^2/2 + A = eU_0 + A \tag{13.7}$$

此式称为**爱因斯坦光电效应公式**。由此可以解释光电效应全部实验结果：入射光的强弱意味着光子流密度的大小，光强表示光子流密度大，在单位时间内金属吸收光子的电子数目多，从而饱和电流大，即饱和电流与光强成正比；但不管光子流的密度如何，每个电子只能吸收一个光子的能量，所以电子的初动能与光强无关，但与频率成正比；而且只有当 $h\nu > A$ 时，才有光电子从金属中逸出，$\nu_0 = A/h$ 就是光电效应的截止频率；此外，电子吸收光子的全部能量，不需要积累能量的时间，自然，光电效应几乎在照射的同时发生。

13.3　康普顿效应

1923 年康普顿在研究波长为 λ_0 的单色 X 射线经物质的散射时，发现在散射的 X 射线中除了有原波长为 λ_0 的射线外，还有波长大于 λ_0 的射线（设波长为 λ），且波长差 $\Delta\lambda = \lambda - \lambda_0$ 随散射角的增大而增大。这种散射称为康普顿效应（动画 13.1）。康普顿效应证实光子不仅具有能量，还具有动量。根据狭义相对论，光子的能量为 $h\nu$ 时，其质量为 $m = E/c^2 = h\nu/c^2$，而光子的速度为 c，因此光子的动量为

$$p = mc = h\nu/c = h/\lambda \tag{13.8}$$

动画 13.1　康谱顿效应

康普顿效应还证实了光子在与微观粒子相互作用时也严格遵守能量守恒定律和动量守恒定律。

按照经典理论，散射光的频率与入射光的频率相同，这无法解释康普顿效应。但根据光子理论，X 射线被物质散射可以看成是入射的 X 射线中的光子与物质中的原子核和电子做弹性碰撞。当光子与物质中原子核束缚较弱的外层电子发生碰

撞时,将一部分能量传递给了电子,使得散射光子的能量减少,波长增加。由于这些电子的动能和束缚能与光子能量相比可以忽略,所以可将电子看作是静止的、自由的。碰撞前,光子的能量为 $h\nu_0$,动量的大小为 $h\nu_0/c$;电子的能量为 m_0c^2,动量为零。碰撞后,光子的能量为 $h\nu$,动量大小为 $h\nu/c$;电子的能量为 mc^2,动量大小为 mv。碰撞前后光子和电子的动量方向如图 13.7 所示。其中电子质量 m 与静止质量 m_0 的关系为

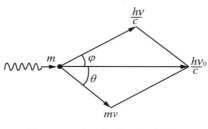

图 13.7 光子与静止自由电子碰撞过程的动量关系

$$m = \frac{m_0}{\sqrt{1 - v^2/c^2}}$$

根据能量守恒和动量守恒,并将动量守恒方程写成两个分量形式,有

$$\begin{cases} h\nu_0 + m_0 c^2 = h\nu + mc^2 \\ \dfrac{h\nu_0}{c} = \dfrac{h\nu}{c}\cos\varphi + mv\cos\theta \\ \dfrac{h\nu}{c}\sin\varphi = mv\sin\theta \end{cases}$$

由此解得

$$\Delta\lambda = \lambda - \lambda_0 = \frac{2h}{m_0 c}\sin^2\frac{\varphi}{2} \tag{13.9}$$

这个公式与实验结果完全符合。同时,物质中还有许多被原子核束缚较强的内层电子,光子与这些内层电子及原子核的碰撞实际是光子与整个原子的碰撞。由于原子的质量远大于光子的质量,在弹性碰撞中光子只改变方向,能量不变,因而这些散射光子的波长就与入射线的波长相同。这就是我们在散射线中看到波长分别为 λ 和 λ_0 两种波成分的原因。

知识拓展

红外热像仪

热辐射规律在现代科学技术上的应用极为广泛,它是遥感、红外跟踪、红外热像等技术的物理基础,如利用红外热像仪(infrared thermograph devices)在线检测电气设备,可以在 $-20\sim2\,000\,\text{℃}$ 的宽量程内以 $0.05\,\text{℃}$ 的高分辨率检测电气设备的热致故障(如导线接头或线夹发热以及电气设备中的局部过热点等),并对电气设备的早期故障缺陷及绝缘性能做出可靠的预测。在医学上,当人体某些部位患病时,通常伴随着温度的变化:如炎症、肿瘤等致使温度升高,而脉管炎、动脉硬化等导致温度降低。借助红外成像技术可以清晰、准确、及时地发现人体由于不同原因而引起的微小温度变化。

红外热像仪的原理就是根据普朗克公式,人体的总发射本领(人体单位表面积上辐射出的总能量)正比于温度的四次方,当温度有较小的变化时,将引起总发射本领的很大变化。红外热像仪将人体发出的不可见红外辐射能量通过光机扫描系统进行帧扫描,再由光学会聚系统将辐射能聚焦在红外传感器上,把辐射的光信号转变为大小与红外辐射信号成正比的电信号。信号处理系统将电信号放大转换为可见的图像信号并显示在计算机屏幕上,称为**热图**。人体脏腑器官和体内组织发生病变时,如有温度的变化,将通过热传导在皮肤表面产生温度变化,在其对应的体表或穴位出现热区或冷区。然后通过热辐射被红外热像仪接收,以热图形式表现出来。图像的灰度表示温度的高低,用亮表示温度高,用暗表示温度低,或者说用暖色和冷色表示温度高低。图 13.8 所示为一脉管炎患者的腿部远红外热像图,患者右腿箭头所指部位由于血管疾病而血流不畅,导致低温。

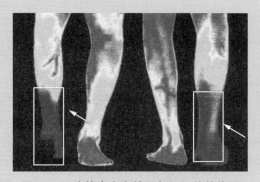

图 13.8　脉管炎患者的腿部远红外热像图

热图的识别及病灶的分辨,需要临床经验的积累以及与其他诊断方法的比较。红外热像仪的温度灵敏度极高(温度分辨率可达 0.03 ℃),能精确给出人体的温度分布,是一种无创的检查手段。在临床诊断上有广泛应用,特别是对于炎症、肿瘤等疾病,可用作诊断提示及疗效观察。对疼痛、腹腔不明出血等疑难病症的提示作用尤为突出,对判断是充血性炎症还是缺血性炎症有明显作用。

扫描隧道显微镜

1981 年,在美国 IBM 公司设在瑞士苏黎世的实验室中工作的两位科学家宾尼(G. Binning)和罗雷尔(H. Rohler)利用隧道效应研制成了第一台能直接观测到物质表面的单个原子立体形貌的扫描隧道显微镜(scanning tunneling microscope,STM)。STM 不仅是研究材料表面微观结构的有力工具,还可以实现对原子的操纵及单个原子的拾取和填充,完成了按人类意愿重新排布单个原子的梦想。宾尼和罗雷尔因此与电子显微镜的发明人鲁斯卡分享了1986年诺贝尔物理学奖。

　　STM是用一非常细小的针尖和被研究物质的表面作为两个导体，形成两个电极。当针尖与样品表面间的距离小于1 nm时，在针尖与样品间加一小电压（1～2 V）后，电子即会穿过两个电极之间的绝缘层形成隧道电流。由隧道效应知，隧道电流的大小强烈地依赖于针尖到样品表面的距离。测量时，针尖在样品表面做二维扫描，控制隧道电流不变，即使针尖与样品之间的距离保持不变，这时针尖运动的轨迹也会描绘出样品表面的形貌，如图13.9所示。根据针尖的三维运动可通过计算机获得样品表面的三维立体信息。这种恒流扫描模式是STM广泛应用的模式。

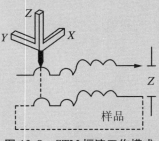

图13.9　STM恒流工作模式

　　STM在生命科学领域，特别是分子生物学的研究中已经获得了广泛的应用。以往用电子显微镜观察生物大分子只能在真空中进行，样品处于脱水状态，很难观察到样品原来的状况。而STM在空气中，甚至水溶液中仍能保持较高的分辨率，从而成为研究分子生物学的重要手段。早在1985年，宾尼等人就在空气中获得了第一张生物大分子的照片。STM刚问世时，人们认为生物大分子属于有机高分子，导电性较差，难以形成稳定的STM图像。后来裸露的单个大分子的成像结果表明，在常规尺度上生物体一般是不导电的，但生物大分子在纳米尺度上对隧道效应却是导电的，可以获得良好的STM图像，由此掀起了人们用STM研究生物大分子的热潮，如图13.10所示。STM已用于核酸结构、蛋白质、酶、生物膜结构的研究中，并取得了一系列进展，如在接近原子尺度下观察脱氧核糖核酸（DNA）的结构，测定了DNA双螺旋的螺距、碱基对间距、碱基对夹角等重要参数；用STM研究在各种溶液条件下蛋白质的基本单元氨基酸的不同构象；研究了许多种病毒，不仅得到了它们的形貌图，还对病毒细胞入侵过程做了动态观察。这些都是其他显微技术难以做到的。

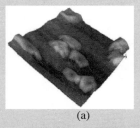
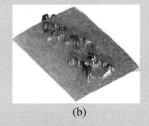

(a)　　　　　　　　　(b)

图13.10　红细胞(a)和DNA的STM图像(b)

习　题　13

习题 13 解答

1. 在地球大气层外测得太阳辐射谱,它的极值波长为 500 nm,设太阳为黑体,求太阳表面单位面积的辐射功率。　　　　　　　　　　　　　　　　　　　　　　$(6.24 \times 10^7 \text{ W} \cdot \text{m}^{-2})$

2. 黑体在加热过程中,其发射本领的最大值所对应的波长由 0.60 μm 变化到 0.40 μm,求总发射本领增加的倍数。　　　　　　　　　　　　　　　　　　　　　　　　　　　(5.06 倍)

3. 热核爆炸时火球的瞬时温度可达到 1.00×10^7 K。求:
   (1) 辐射最强的波长;
   (2) 这种波长的光子能量。　　　　　　　　　　　　　　[(1) 0.29 nm;(2) 4.29 keV]

4. 光谱中可见光的波长在 400～750 nm 范围内,其所对应的光子能量范围是多少?（分别用焦耳和电子伏为单位表示结果）　　　$(2.65 \times 10^{-19} \sim 4.97 \times 10^{-19} \text{ J},1.66 \sim 3.11 \text{ eV})$

5. 频率为 6.67×10^{14} Hz 的单色光入射到逸出功为 2.46 eV 的 Na 表面上,问:
   (1) 光电子的最大初动能是多少?
   (2) 在正、负极之间施加多大的电压才能使光电流降低为零?
   　　　　　　　　　　　　　　　　　　　　　　[(1) 4.79×10^{20} J;(2) 0.30 V]

6. 钠的逸出功为 2.3 eV。
   (1) 从钠表面发射光电子的截止波长是多少?
   (2) 波长为 680 nm 的橙黄色光照射钠能否产生光电效应?　　　[(1) 540 nm;(2) 否]

7. 在理想条件下,正常人的眼睛接收到 550 nm 的可见光时,每秒光子数达 100 个就有光感,求与此相当的功率。　　　　　　　　　　　　　　　　　　　　　　　$(3.6 \times 10^{-27} \text{ W})$

8. 入射的 X 射线光子的能量为 0.60 MeV,被自由电子散射后波长变化了 20%,求反冲电子的动能。　　　　　　　　　　　　　　　　　　　　　　　　　　　　　　　　(0.10 MeV)

9. 放射性元素 ^{137}Cs 衰变放出能量为 0.662 MeV 的光子,该光子与物质发生康普顿散射时,求散射角为 180° 的反散射光子的能量及此时反冲电子的能量。(0.184 MeV,0.48 MeV)

第 **14** 章

X 射线

引例

1. 因发现 X 射线或是利用 X 射线进行研究而获得诺贝尔物理学奖的科学家很多,你知道的有哪些?

2. X 射线对人体有很大的伤害,对其防护应该用什么样的材料?为什么?

3. 如何早期诊断或普查乳腺癌和乳腺的良性病变?

4. X-CT 即 X 射线计算机断层扫描摄影术是谁发明的?

1895 年,伦琴[①]在研究稀薄气体放电时发现了 X 射线。劳厄[②]用晶体衍射实验证明了 X 射线是一种波长较短的电磁波。一百多年的实践证明,X 射线在对物质微观结构理论的深入研究和科学技术的发展方面都具有巨大的推动作用。X 射线在医学诊疗中也有着广泛的应用,它与近代科技相结合,已成为现代医学不可缺少的工具,图 14.1 所示为 X 光照片。本章将介绍 X 射线的产生、X 射线谱、X 射线的性质和衰减规律、X-CT 基本原理及 X 射线在医学上的应用等相关内容。

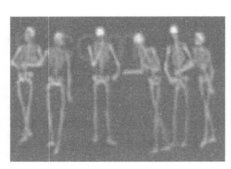

图 14.1　X 光照片

---

① 伦琴(W. K. Röntgen),1845～1923,德国物理学家。1901 年首届诺贝尔物理学奖获得者,以表彰他在 1895 年发现了 X 射线。

② 劳厄(M. V. Laue),1879～1960,德国物理学家。X 射线晶体分析的先驱。

14.1　X 射线的产生

14.1.1　X 射线的产生装置

1. 产生 X 射线的方法

从理论上讲,产生 X 射线的方法有多种。常用的方法是:让高速运动的电子受障碍物阻止,由于它们的相互作用产生 X 射线。此方法产生 X 射线的基本条件是:① 有高速运动的电子流,② 有适当的障碍物——靶,用来阻止电子的运动,把电子的动能转变为 X 射线的能量。产生 X 射线的另一种方法是:由加速的高能带电粒子直接辐射 X 射线,**同步辐射**(synchronous radiation)即属此方法。此外,用受激辐射产生激光的方法也可产生 X 射线。目前,主要采用高速电子(带电量为几十兆电子伏特)受阻辐射产生 X 射线。

2. X 射线的产生装置

一般情况下,产生 X 射线的装置主要包括四个组成部分,即 X 射线管、低压电源、高压电源和整流电路。同步辐射 X 射线的产生装置非常复杂,这里不做介绍。下面仅介绍常用 X 射线产生装置的组成部分。

X 射线管是一个高度真空的硬质玻璃管,管内封入**阴极**(cathode)和**阳极**(anode)。阴极由钨丝卷绕成螺旋形,由低压电源(一般为 5～10 V)单独供给电流,使其炽热而发射电子。电流愈大,灯丝温度愈高,单位时间内发射的电子愈多。阳极在管的另一端且正对着阴极,通常是铜制的圆柱体,在柱端斜面上嵌一小块钨板,作为接受高速电子冲击的靶。阴、阳两极间所加的几十千伏到几百千伏的直流高压,称为**管电压**(tube voltage)。阴极发射的热电子在电场作用下高速奔向阳极,形成**管电流**(tube current),这些高速电子突然被钨靶阻止时,就有 X 射线向四周辐射。

医用 X 射线产生装置(X 射线机),都采用交流供电,结构比较复杂。图 14.2 是较典型的全波整流 X 射线机基本线路示意图,图中升压变压器 T_1 用来获得所需的管电压,四个二极管连成全波整流器,把 T_1 输出的交流高压改变为直流电压。降压变压器 T_2 供给灯丝加热电流,变阻器 R 用来调节灯丝电流以改变发出的热电子的数量,从而控制管电流。

高速电子轰击阳极时,电子动能转变为 X 射线的能量不到 1%,99%以上都转

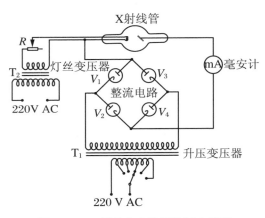

图 14.2　X 射线产生装置的基本线路

变为热,从而使阳极温度升高。因此阳极上直接受到电子轰击的区域——靶,应当选用熔点高的物质。此外,理论和实验都表明,在同样速度和数目的电子轰击下,原子序数 Z 不同的各种物质做成的靶所辐射的 X 射线的光子总数或光子总能量是不同的,光子总能量近似与 Z^2 成正比,所以 Z 愈大则产生 X 射线的效率愈高。因此在兼顾熔点高、原子序数大和其他一些技术要求时,钨($Z = 74$)和它的合金是最适当的材料。在需要波长较大的 X 射线的情况下,如乳房透视,采用的管电压较低,这时用钼($Z = 42$)作为靶更好一些。由于靶的发热量很大,所以阳极整体用导热系数较大的铜做成,受电子轰击的钨或钼则镶嵌在阳极上,以便更好地导出和散发热量。按照 X 射线管的功率大小,采用不同的散热方法,以降低阳极的温度。

3. 实际焦点与有效焦点

电子流在靶面上的撞击面积称为**实际焦点**,实际焦点的大小和灯丝的形状有关。长灯丝所形成的焦点称大焦点,短灯丝形成的焦点称小焦点,可根据需要选择使用。一般 X 射线管的阳极靶面均做成斜面,钨靶为一矩形,如图 14.3(a)所示。图中实际焦点为 $ab \cdot cd$, θ 角是靶面与垂直于电子流方向的夹角。实际焦点的投影面积称为**有效焦点**,其面积近似等于 $ab \cdot cd \sin \theta$,有效焦点与靶的倾斜度有关,只有实际焦点的 $1/2 \sim 1/4$,近似正方形。虽然电子撞击在靶上的面积较大,但 X

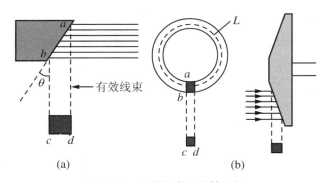

图 14.3　有效焦点和旋转阳极

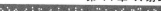
射线却像是从较小的面积上发射出来的。焦点愈小,X 射线透视或照相时在荧光屏或照相底片上所成的像愈清晰。一般诊断用的 X 射线管采用小焦点,而治疗用的 X 射线管采用大焦点。为了降低阳极靶面的温度,大功率的 X 射线管多采用旋转阳极,使受撞击面不断改变,将热量分散到较大的面积上,如图 14.3(b)所示。

14.1.2 X 射线的强度和硬度

1. X 射线的强度

X 射线的强度是指单位时间内通过与射线方向垂直的单位面积的辐射能量,单位为 $W \cdot m^{-2}$,这与波的强度的概念相一致。若用 I 表示 X 射线的强度,则有

$$I = \sum_{i=1}^{n} N_i h \nu_i = N_1 h \nu_1 + N_2 h \nu_2 + \cdots + N_n h \nu_n \tag{14.1}$$

式中,$N_1, N_2, \cdots, N_n$ 分别表示单位时间内通过单位面积(垂直于射线方向)的能量为 $h\nu_1, h\nu_2, \cdots, h\nu_n$ 的光子数。由式(14.1)可知,有两种办法可使 X 射线强度增加:① 增加管电流,使单位时间内轰击阳极靶的高速电子数目增多,从而增加其产生的光子数目 N;② 增加管电压,可使每个光子的能量 $h\nu$ 增加。由于光子数不易测出,故通常采用管电流的**毫安数**(mA)来间接表示 X 射线的强度大小,称为**毫安率**。

在管电压一定的情况下,X 射线管灯丝电流越大,灯丝温度越高,则发射的热电子数目越多,管电流就越大。因此常用调节灯丝电流的方法改变管电流,以达到控制 X 射线强度的目的。由于 X 射线通过任一截面积的总辐射能量不仅与管电流成正比,还与照射时间成正比,因此常用管电流的毫安数(mA)与辐射时间(s)的乘积表示 X 射线的**总辐射能量**,其单位为 mA · s。

2. X 射线的硬度

X 射线的硬度是指 X 射线的贯穿本领,它只取决于 X 射线的波长(即单个光子的能量),而与光子数目无关。对于一定的吸收物质,X 射线被吸收的量愈少则贯穿的量愈多,X 射线就愈硬,或者说硬度愈大。X 射线管的管电压愈高,则轰击靶面的电子动能愈大,发射光子的能量也愈大,而光子能量愈大愈不易被物质吸收,即管电压愈高产生的 X 射线愈硬。同样,由于单个 X 光子的能量不易测出,所以在医学上通常用管电压的**千伏数**(kV)来表示 X 射线的硬度,称为**千伏率**,并通过调节管电压来控制 X 射线的硬度。在医学上,根据用途把 X 射线按硬度分为极软、软、硬和极硬四类,它们的管电压、波长及用途见表 14.1。

表 14.1　X 射线的硬度分类

类　别	管电压(kV)	最短波长(nm)	主要用途
极软 X 射线	5～20	0.250～0.062	软组织摄影、表皮治疗
软 X 射线	20～100	0.062～0.012	透视和摄影
硬 X 射线	100～250	0.012～0.005	较深组织治疗
极硬 X 射线	250 以上	0.005 以下	深部组织治疗

14.2　X 射 线 谱

　　X 射线管发出的 X 射线,包含各种不同的波长成分,将其强度按照波长的顺序排列开来的图谱,称为 **X 射线谱**(X-ray spectrum)。钨靶 X 射线管所发射的 X 射线谱如图 14.4 所示,上部是谱强度与波长关系的曲线,下部是照在胶片上的射线谱。从该图可以看出,X 射线谱包含两个部分:曲线下面画斜线的部分对应于照片上的背景,它包括各种不同波长的射线,称为**连续 X 射线**(continuous X-ray)或**连续谱**;另一部分是曲线上凸出的尖峰,具有较大的强度,对应于照片上的明显谱线,这相当于可见光中的明线光谱,称为**标识 X 射线**(characteristic X-ray)或**标识谱**。连续谱与靶物质无关,但不同的靶物质有不同的标识谱。下面分别讨论这两部分谱线。

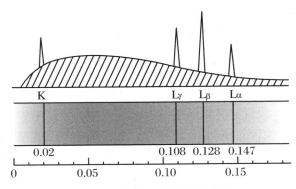

图 14.4　钨靶 X 射线谱示意图

14.2.1 连续 X 射线谱

1. 产生机制

连续 X 射线的产生原因是韧致辐射（bremsstrahlung）。当高速电子流撞击在阳极靶上受到制动时，电子在原子核的强电场作用下，速度的量值和方向都发生急剧变化，一部分动能转化为光子的能量 $h\nu$ 辐射出去，这就是**韧致辐射**（动画 14.1）。由于各个电子到原子核的距离不同，速度变化情况也各不一样，所以每个电子损失的动能将不同，辐射出来的光子能量具有各种各样的数值，从而形成具有各种频率的连续 X 射线谱。

动画 14.1 韧致辐射

2. 连续谱特性

实验指出，当 X 射线管在管电压较低时只出现连续 X 射线谱。如图 14.5 所示，钨靶 X 射线管在四种较低管电压作用下连续谱的位置并不一样，谱线的强度从长波开始逐渐上升，达到最大值后很快下降为零。强度为零的相应波长是连续谱中的最短波长，称为**短波极限**。在图中还可以看到，当管电压增大时，各波长的强度都增大，而且强度最大的波长和短波极限都向短波方向移动。

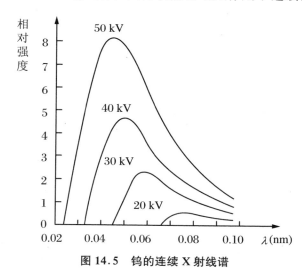

图 14.5 钨的连续 X 射线谱

设管电压为 U，电子电量为 e，则电子具有的动能为 eU，这也是光子可能具有的最大能量 $h\nu_{max}$，ν_{max} 是与短波极限 λ_{min} 对应的最高频率，由此得到

$$h\nu_{max} = h\frac{c}{\lambda_{min}} = eU$$

即

$$\lambda_{min} = \frac{hc}{e}\frac{1}{U} \tag{14.2}$$

式(14.2)表明:连续 X 射线谱的最短波长与管电压成反比,即管电压愈高,λ_{min} 愈短。这个结论与图 14.5 的实验结果完全一致。把 h,c,e 的值代入上式,并取 kV 为电压单位,nm 为波长单位,可得

$$\lambda_{min} = \frac{1.242 \text{ nm}}{U(\text{kV})} \tag{14.3}$$

连续 X 射线谱的强度同时受到靶原子序数、管电流及管电压的影响。在管电流、管电压一定的情况下,靶原子序数愈高,连续谱强度愈大,这是因为每一种靶原子核的核电荷数等于它的原子序数,原子序数大的原子核,电场对电子作用强,电子损失能量多,辐射出来的光子能量大,X 射线的强度就大。

14.2.2　标识 X 射线谱

以上讨论的是钨靶 X 射线谱管在 50 kV 以下工作的情况,此时波长在 0.025

动画 14.2　标识 X 射谱

nm 以上,只出现连续 X 射线。当管电压升高到 70 kV 以上时,连续谱在 0.02 nm 附近叠加了四条谱线,在曲线上出现了四个高峰。当电压继续升高时,连续谱发生很大改变,但这四条标识谱线在图中的位置却始终不变,即它们的波长不变,如图 14.6 和动画 14.2 所示,图中四条谱线就是图 14.4 中未曾分开的 K 线。

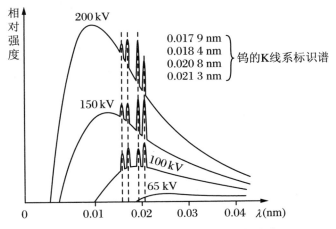

图 14.6　钨在较高管电压下的 X 射线谱

0.021 3 nm 和 0.020 8 nm 的谱线由 L 层下不同能级的电子跃迁到 K 层空位时产生;0.018 4 nm 的谱线来自 M 层电子;0.017 9 nm 的谱线来自 N 层和 M 层电子向 K 层的空位跃迁

1. 产生机制

标识 X 射线的产生和原子光学光谱的产生类似,两者的区别在于原子光学的光谱是由原子外层电子产生的,而标识 X 射线是由各较高能级的电子跃迁到内壳层的空位产生的。由于壳层间能量差较大,因而发出的光子频率较高,波长较短。当高速电子进入靶内时,如果它与某个原子的电子发生强烈相互作用,就有可能又把一部分动能传递给这个电子,使它与某个原子的内层电子发生强烈相互作用,就有可能把一部分动能传递给这个内层电子,从而使内层电子从原子中脱出而在原子的内层中出现一个空位。如果被打出去的是 K 层电子,则空出来的位置就会被 L,M 或更外层的电子跃迁填充,并在跃迁过程中发出一个光子,而光子能量等于两个能级的能量差。这样发出的几条谱线,通常以符号 K_α,K_β,K_γ,… 表示,称为 **K 线系**(动画 14.3)。如果空位出现在 L 层(这个空位可能是由于高速电子直接把一个 L 层电子击出去,也可能是由于 L 层电子跃迁到了 K 层留下的空位),那么这个空位就可能由 M,N,O 层的电子来补充,并在跃迁过程中发出一个 X 光子,形成 L 线系。由于离核愈远,能级差愈小,所以 L 线系各谱线的波长比 K 线系大些。同理,M 线系的波长又更大些。图 14.4 为钨的 K 和 L 线系,而图 14.6 中没有出现 L 线系,因为它已在图中的波长范围以外。图 14.7 画出了这种跃迁的示意图,当然这些跃迁并不是同时在同一个原子中发生的。

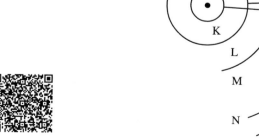

动画 14.3　电子激发钨原子运动　　**图 14.7　标识 X 射线发生示意图**

2．标识谱特性

标识 X 射线是由原子内层电子跃迁发出的，因此各元素的标识谱有相似的结构。在标识 X 射线谱中，电子由不同能级达到同一壳层的空位时发生的谱线组成一个线系，每个线系都有一个最短波长边界，这就是一个自由电子(可近似地看作最外层价电子)进入这个空位时发出的光子的波长。由于原子中各个内层轨道的能量相对于真空能量的差别是随着原子序数增加的，因此原子序数愈高的元素，它的各个标识 X 射线系的波长也愈短。标识谱线的波长取决于阳极靶的材料，不同元素制成的靶具有不同的线状 X 射线谱，并可以作为这些元素的标识，这就是"标识 X 射线"名称的由来。需要指出的是，X 射线管需要加几十千伏的电压才能激发出某些金属的标识 X 射线。

医用 X 射线管发出的主要是连续 X 射线，标识 X 射线在全部 X 射线中所占的分量很少。但是，研究标识 X 射线，对认识原子的壳层结构和化学元素分析都是非常有用的，如从 1940 年以来发展起来的微区分析技术就是利用很细的电子束打在样品上，根据样品发出的标识 X 射线来鉴定各个微区中的元素成分。在医学和生物学方面，可应用 X 射线微区分析法进行超微观察和超微分析。

14.3　X 射线的基本性质

14.3.1　X 射线的基本性质

X 射线和从原子核中发射出来的 γ 射线一样，都是波长很短的电磁波，也是能量很大的光子流，所以 X 射线除具有电磁波的一系列性质以外，还具有如下特性。

(1) 电离作用。X 射线能使原子和分子电离，由此对有机体可诱发各种生物效应。在 X 射线照射下，气体也能够被电离而导电，利用电离作用这一特性可制作测量 X 射线强度的仪器，从而用于辐射剂量的测试。

(2) 荧光作用。X 射线照射某些物质，如磷、铂、氰化钡、硫化锌等时，能使它们的原子或分子处于激发态，当它们回到基态时发出荧光。有些激发态是亚稳态，在停止照射后，能在一段时间内继续发光，此光称为磷光。医疗上的 X 射线透视，就是利用 X 射线对屏上物质的荧光作用显示 X 射线透过人体后所成的影像。

(3) 光化学作用。X 射线能使多种物质发生光化学反应，如 X 射线能使照相胶片感光。医学上利用这一特性来进行 X 射线摄影。

（4）生物效应。X 射线照射生物体时,能使生物体产生各种生物效应,如使细胞损伤、生长受到抑制甚至坏死等。由于人体各种组织细胞对 X 射线的敏感性不同,受到的损伤程度也就有所差异,因此可用 X 射线来杀死某些敏感性强、分裂旺盛的癌细胞等,以达到治疗的目的。X 射线对正常组织也有损害作用,所以射线工作者要特别注意防护。

（5）贯穿本领。X 射线对各种物质都具有一定程度的穿透作用。研究表明,物质对 X 射线的吸收程度与 X 射线的波长有关,也与物质的原子序数或密度有关。X 射线波长越短,物质对它吸收越小,它的贯穿本领就越大。医学上利用 X 射线的贯穿本领和不同物质对它吸收程度的不同进行 X 射线透视、摄影和防护。X 射线对其起穿透作用的人体组织可分为三类:① 可透性组织,如体内气体、脂肪、一些脏器和肌肉等;② 中等可透性组织,如结缔组织、软骨等;③ 不易透过性组织,如骨骼、盐类等。

同步辐射 X 射线有如下特性:① 能获得单色 X 射线,且波长连续可调,从几微米到几百皮米;② 是线偏振光,可研究生物分子的旋光性;③ 有很好的准直性,即发散角较小;④ 有较强的辐射功率,普通 X 射线管所输出的功率最大约 10 W,同步辐射 X 射线的功率可达几万瓦。

14.3.2 X 射线的衍射

普通 X 射线的波长范围为 $0.001 \sim 10$ nm,晶体中相邻微粒(原子、分子、离子)间距的数量级与此相仿,所以晶体微粒有规则地排列起来的结构是三维衍射光栅。1912 年,劳厄用晶体衍射方法证明了 X 射线具有波动性,从而揭示了 X 射线的本质。下面是 X 射线晶体衍射的基本原理。

当 X 射线照射晶体时,组成晶体的每一个微粒都相当于发射子波的中心,并向各个方向发出子波的现象,称为散射。经晶体微粒散射的 X 射线会叠加干涉而使得某些方向的光束加强,形成衍射束。图 14.8 所示的是晶体空间点阵的一个平面,图中黑点代表晶体中的微粒,它们按等间距 d 整齐地排列着。入射 X 射线和晶体表面的夹角为 θ,X 射线能穿过许多微粒层,并在每一层都发生散射。虽然散射线强度很弱,但当这些散射线满足相干条件时,将相互加强而形成干涉图样。由图可见,上

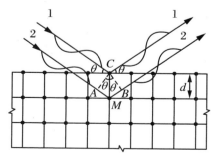

图 14.8 X 射线的衍射原理

下两层微粒发出的反射线 1 和 2 的光程差是

$$AM + BM = 2AM = 2d\sin\theta$$

因此反射线相干加强的条件是

$$2d\sin\theta = k\lambda \quad (k = 1,2,\cdots) \tag{14.4}$$

上式称为**布拉格定律**(Bragg law)。式中 d 是晶面中微粒层间的距离。

如果入射的是单色 X 射线束,以任意夹角 θ 投射到晶面上时,一般不能满足式(14.4)的条件。但由于通常入射 X 射线的波长是连续的,则对于波长值 $\lambda = (2d\sin\theta)/k(k = 1,2,\cdots)$ 的入射 X 射线束就可以产生加强反射。

由上述可知,用结构已知的晶体作为光栅,式中 d 为已知,利用式(14.4)可以计算出入射 X 射线的波长 λ。反之,利用已知波长的 X 射线照射晶体,则可测出晶体点阵上微粒的位置和间隔。因此 X 射线衍射是研究晶体结构的主要方法之一。同样的方法也可用于生物医学上对有机体(如细胞和蛋白质等)的精细结构的研究。现在这种研究已经发展成一门独立学科——X 射线结构分析。DNA 的双螺旋结构的观察就利用了 X 射线的衍射。

利用 X 射线晶体衍射的基本原理,布拉格父子[1]设计了既能观察 X 射线衍射,又可摄取 X 射线谱的实验装置,即 **X 射线摄谱仪**(X-ray spectrograph)。如图 14.9 所示,X 射线束通过两个铅屏上的狭缝射到晶体光栅上,转动晶体,当入射 X 射线的方向相对于晶体为某一角度时,入射 X 射线中某一波长刚好满足式(14.4)的关系,这时将有一束反射 X 射线从晶体射到放置在其附近的圆弧形胶片上。波长愈短的射线,夹角 θ 愈小。改变 θ 角,就可以使不同波长的 X 射线在不同的方向上得到加强并射向胶片。当晶体往复转动时,反射 X 射线束就在胶片上从一端到另一端反复感光,取下胶片冲洗后就可获得图 14.4 所示的 X 射线谱。利用该摄谱仪还可获得单色 X 射线。

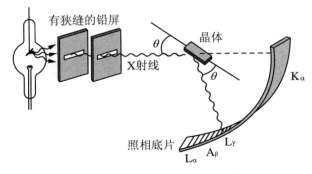

图 14.9　X 射线摄谱仪原理图

---

[1] 父亲亨利·布拉格(W. H. Bragg),1862~1942;儿子劳伦斯·布拉格(W. L. Bragg),1890~1971。

早在 1909 年,劳厄就认为 X 射线是电磁波,他在同一位博士研究生交谈时,产生了用 X 射线照射晶体来研究固体结构的想法。他设想 X 射线是极短的电磁波,而晶体是原子(离子)的有规则的三维排列,只要 X 射线的波长和晶体中原子(离子)的间距具有相同的数量级,那么用 X 射线照射晶体时就能观察到干涉现象。在劳厄的鼓励下,索末菲的助教弗里德里奇和伦琴的博士研究生克尼平于 1912 年成功完成了 X 射线在晶体中的衍射实验。1914 年,劳厄获得诺贝尔物理学奖。

14.4 物质对 X 射线的衰减规律

当 X 射线通过物质时,X 光子能与物质中的原子发生多种相互作用。在相互作用的过程中,一部分光子被吸收并转化为其他形式的能量,一部分光子被物质散射而改变方向,因此在 X 射线原来的传播方向上强度衰减了。这种现象称为物质对 X 射线的吸收,本节仅讨论它的宏观总效果,即物质对 X 射线的衰减规律。

14.4.1 单色 X 射线的衰减规律

实验指出,单色平行 X 射线束通过物质时,沿入射方向,X 射线强度的变化服从指数衰减规律,即

$$I = I_0 e^{-\mu x} \tag{14.5}$$

式中,I_0 是入射 X 射线的强度,I 是通过厚度为 x 的物质后的射线强度,μ 称为**线性衰减系数**(linear attenuation coefficient)。如果厚度 x 的单位为 cm,则 μ 的单位为 cm^{-1}。显然,μ 愈大射线强度在物质中衰减愈快,μ 愈小衰减愈慢。对于同一物质来说,线性衰减系数 μ 与它的密度 ρ 成正比,因为吸收体的密度愈大,则单位体积中可能与光子发生作用的原子就愈多,光子在单位路程中被吸收的概率也就愈大。线性衰减系数 μ 与密度 ρ 的比值称为**质量衰减系数**(mass-attenuation coefficient),记作 μ_m,即

$$\mu_m = \mu/\rho \tag{14.6}$$

质量衰减系数用来比较各种物质对 X 射线的吸收本领。一种物质由液态或固态转变为气态时,密度变化很大,但 μ_m 值都是相同的。引入质量衰减系数后,式(14.5)可改写成

$$I = I_0 e^{-\mu_m x_m} \tag{14.7}$$

式中，$x_m = x\rho$，称为**质量厚度**（mass thickness），它等于单位面积厚度为 x 的吸收层的质量。x_m 的常用单位为 $g \cdot cm^{-2}$，μ_m 的相应单位为 $cm^2 \cdot g^{-1}$。

使 X 射线在物质中强度衰减一半的厚度（或质量厚度），称为该种物质的**半价层**（half value layer）。由式（14.5）和式（14.7）可以得到半价层与衰减系数之间的关系：

$$x_{1/2} = \ln 2/\mu = 0.693/\mu \tag{14.8}$$

$$x_{m/2} = \ln 2/\mu_m = 0.693/\mu_m \tag{14.9}$$

据此，式（14.5）和式（14.7）可写为

$$I = I_0 \left(\frac{1}{2}\right)^{\frac{x}{x_{1/2}}}, \quad I = I_0 \left(\frac{1}{2}\right)^{\frac{x_m}{x_{m/2}}}$$

各种物质的衰减系数都与射线波长有关，因此以上各式只适用于单色射线束。X 射线主要是连续谱，所以射线的总强度并不是严格地按照指数规律衰减的。在实际问题中，我们经常近似地运用指数规律，这时式中的衰减系数应当用各种波长的衰减系数的一个适当平均值来代替。

X 射线通过物质时强度按指数规律衰减，其微观机制是 X 射线与物质发生多种相互作用。X 射线与物质相互作用的方式主要有三种：**光电效应**、**康普顿效应**和**电子对效应**。

14.4.2 衰减系数与波长、原子序数的关系

对于医学上常用的低能 X 射线，光子能量在数十千伏到数百千伏之间，各种元素的质量衰减系数近似地适合下式：

$$\mu_m = KZ^\alpha \lambda^3 \tag{14.10}$$

式中，K 大致是一个常量，Z 是吸收物质的原子序数，λ 是射线波长。指数 α 通常在 3～4 之间，与吸收物质和射线波长有关。吸收物质为水、空气和人体组织时，对于医学上常用的 X 射线，α 可取 3.5。吸收物质中含有多种元素时，它的质量衰减系数大约等于其中各种元素的质量衰减系数按照物体中所含质量比例计算的平均值。由式（14.10）我们可得出两个有实际意义的结论：

（1）原子序数愈大的物质，吸收本领愈大。人体肌肉组织的主要成分是 H，O，C 等，而骨骼的主要成分是 $Ca_3(PO_4)_2$，其中 Ca 和 P 的原子序数比肌肉组织中任何主要成分的原子序数都高，因此骨骼的质量衰减系数比肌肉组织的大，在 X 射线照片或透视荧光屏上显示出明显的阴影（图 14.10）。在胃肠透视时服食盐也是因为钡的原子序数较高（$Z = 56$），吸收本领较大，可以显示出胃肠的阴影。铅的原

子序数很高（Z＝82），因此铅板是应用最广泛的 X 射线防护用品。

（2）波长愈长的 X 射线，愈容易被吸收。这就是说，X 射线的波长愈短，贯穿本领愈大，愈容易穿过物质。因此在浅部治疗时应使用较低的管电压，在深部治疗时则使用较高的管电压。

根据上述结论可知，当 X 射线管发出的含有各种波长的射线进入吸收体后，长波成分比短波成分衰减得快，短波成分所占的比例愈来愈大，平均衰减系数则愈来愈小。也就是说，X

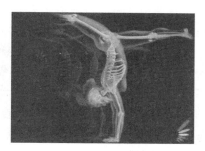

图 14.10　X 射线摄影
（来自 diqi. tech. qq. com）

射线进入物体后愈来愈硬，这被称为 X 射线的硬化。利用这一原理，我们常常让 X 射线通过铜板或铝板，使软线成分被强烈吸收，这样得到的 X 射线不但硬度较高，而且射线谱的范围也较窄，这种装置称为滤线板。具体的滤线板往往由铜板和铝板合并组成。在使用时，铝板应当放在 X 射线最后出射一侧。这是因为各种物质在吸收 X 射线时都发出自身的标识 X 射线，铝板可以吸收铜板发出的标识 X 射线，而铝板发出的标识 X 射线波长约在 0.8 nm 以上，很容易在空气中被吸收。

14.5　X 射线的医学应用

X 射线在医学上的应用，主要有治疗和诊断两个方面。

14.5.1　治疗

X 射线在临床上主要用于治疗癌症，其治疗机制是，X 射线通过人体组织能产生电离作用，康普顿散射及生成正、负电子对等过程，由此可诱发一系列生物效应。研究表明，X 射线对生物组织细胞有破坏作用，尤其是对于分裂活动旺盛或正在分裂的细胞，其破坏力更强。组织细胞分裂旺盛是癌细胞的特征，因此用 X 射线照射可以抑制它的生长或使它坏死。各种细胞对 X 射线的敏感程度是不一样的，因此放射治疗方案的设计就显得尤为重要，不仅要根据肿瘤位置及细胞种类计算出给予部分肿瘤的照射量，还要及时测定和调节治疗设备输出的射线量。

用于治疗的 X 射线设备有三种：① 普通 X 射线治疗机；② 电子直线加速器；③ "X 射线刀"。

普通治疗机与常规摄影 X 射线机的结构基本相同,只是 X 射线管采用了大焦点。由于其产生的 X 光子能量较低,所以常用来治疗皮肤肿瘤。

电子直线加速器利用微波电场加速电子,电子获得较高能量后打在靶上,从而得到高能 X 射线。电子直线加速器可用于全身各个组织、器官的肿瘤治疗。

"X 射线刀"是电子直线加速器与旋转、平移控制系统及靶点定位系统相结合的装置,可使电子直线加速产生的高能 X 射线围绕肿瘤靶区的各靶点做 $270°$ ~ $360°$ 的旋转,再加上病人床的旋转和平移,可在靶区形成多个非共面的聚焦照射弧,使 X 射线从各个不同方向聚集于肿瘤区的靶点上以获得最大的辐射量。"X 射线刀"可用于全身各器官、组织肿瘤的放射治疗。

人体组织受过量 X 射线照射后会引起某些疾病,如白细胞病症、皮肤病及毛发脱落等,所以应尽量减少病人不必要的照射。对经常从事 X 射线工作的人员要注意防护,常用的防护品有铅板、含铅玻璃、含铅皮裙和手套等。

14.5.2 诊断

X 射线在医学上的另一主要用途是诊断,常规透视、摄影、X-CT 以及数字减影血管造影都是医学影像诊断中应用最普遍的检查手段。

1. 常规透视和摄影

常规透视和摄影的基本原理是:由于体内不同组织或脏器对 X 射线的吸收本领不同,因此强度均匀的 X 射线透过人体不同部位后的强度呈不均匀分布,将透过人体后的 X 射线投射到荧光屏上,就可以显示出明暗不同的荧光像。这种方法称为 **X 射线透视术**(X-ray fluoroscopy)。如果让透过人体的 X 射线投射到照相胶片上,显像后就可在照片上观察到组织或脏器的影像,该技术称为 **X 射线投影**(X-ray projection)。X 射线透视或摄影可以清楚地观察到骨折的程度、肺结核病灶、体内肿瘤的位置和大小、脏器形状以及断定体内异物的位置等。

在对软组织进行投影时,不能使用硬 X 射线,因为软组织对硬 X 射线的能量吸收较少,X 射线几乎可以全部透过,无法达到分辨不同组织的目的,因此采用较软的 X 射线以增大软组织之间的影像反差。目前,低电压(约 25 kV)的钼靶 X 射线管专供软组织,特别是乳腺投影之用,并取得了较好的效果,为乳腺的良性病变和乳腺癌的早期诊断及普查提供了有力的工具。

人体某些脏器或病灶对 X 射线的吸收本领与周围组织相差很少,在荧光屏或照片上不能显示出来。其中一种解决办法就是给这些脏器或组织注入衰减系数较大或较小的物质来增加它和周围组织的对比,这些物质称为**造影剂**(contrast medium),如在检查消化道时,让受检者吞服吸收系数很高的"钡盐"(即硫酸钡),使它陆续通过食管和胃肠,并同时进行 X 射线透视或投影,就可以把这些脏器显示出来。在做关节检查时,可以在关节腔内注入密度很小的空气,然后用 X 射线透视或投影,从而显示出关节周围的结构。类似的方法也可以用来观察大脑和心脏。

目前,数字化 X 射线成像技术被普遍使用,实现了对图像的储存、处理、显示和传输。**X 射线的数字透视**(digital fluoroscopy,DF)、**数字摄影**(digital radiography,DR)、**计算机摄影**(computed radiography,CR)等装置被医院广泛应用。此类装置主要由 X 射线源、检测器或影像增强器或感光像板、A/D 和 D/A 转换器、计算机图像处理控制系统、图像显示和摄影系统等部分组成。

2. 数字减影血管造影

数字减影血管造影(digital subtraction angiography,DSA)的基本原理是,把穿过人体的 X 射线影像通过影像增强器转变为光学图像,然后经摄像管变成视频信号,把视频信号进行模数(analog/digital,A/D)转换后,就可获得一幅图像的数字信号,得到实时血管图像。DSA 是一种理想的非损伤性血管造影检查技术,它取代了危险性较大的动脉造影检查。DSA 不仅可用于血管疾病的诊断,如观察血管梗阻、狭窄、畸形劫血管瘤等,还可为血管内插管导向,从而施行一些"手术"和简易治疗,如吸液、引流、活检和化疗、阻断肿瘤血供以及靶向给药等。

3. 同步辐射双色数字减影

常用的造影剂碘对 X 射线的吸收有一个 K 吸收边(33.16 keV),在此能量处碘对 X 射线发生共振吸收,即衰减系数剧增,而骨骼和肌肉没有这种现象。利用这个吸收边,在很短的时间内用两种能量(波长)的同步辐射 X 射线进行两次造影,其中一次使用的光子能量略低于 K 吸收边,此时碘的衰减系数较小;另一次使用的光子能量略高于 K 吸收边,但衰减系数比前次大很多。两次探测到的图像信号经模数转换后输入计算机,数字相减后,可将肌肉和骨骼的影响几乎全部去除,剩下的基本上是碘吸收的贡献,从而获得清晰的血管影像。不同能量的 X 射线可看成有着不同的"颜色",因此得名"同步辐射双色数字减影"。目前,该技术已被用于心血管造影。

14.5.3 X-CT

X-CT(X-ray computer transverse tomography)是 X 射线计算机断层扫描摄影术的简称。1972 年,英国电子工程师洪斯菲尔德(G. N. Hounsfield)在美国物理学家柯马克(A. M. Comack)于 1963 年发表的《数据重建图像数学方法》基础上发明了 X-CT,这是继伦琴发现 X 射线以后医学诊断学领域的又一次重大突破,有力地促进了医学影像技术的飞跃发展。洪斯菲尔德和柯马克两人也因此分享了 1979 年的诺贝尔生理学或医学奖。目前,X-CT 在全世界得到了广泛应用。

X-CT 为医学诊断疑难疾病提供了一种无创伤、无痛苦、快速、方便、安全的诊断手段。它能鉴别人体组织器官的密度微小差异,可显示人体每个部位的断层图像,能够以此克服传统 X 射线透视摄影中图像重叠的缺点。若利用各个层面的图像数据及三维成像软件,还可以显示脏器的立体影像。CT 图像具有很高的空间分辨率和密度分辨率,能清晰地显示病变部位的解剖学结构,并能对病变做定性和定量的分析。现在利用 X-CT 对人体各个部位都可以进行检查,特别是对于辨别良性或恶性肿瘤具有较高的诊断价值。因此 X-CT 在医学领域上发挥着相当重要的作用,是医学影像诊断的重要工具之一。

知识拓展

从 DNA 的 X 射线衍射图中"看"出 DNA 结构

如果我们从来没有见过桌子,我们对桌子的各个方向都做投影的话,就可以推测出桌子的形状。沃森和克里克就是根据他们看到的如图 14.11 所示的 X 射线的衍射图来推测 DNA 的三维结构的,他们做了大量的假设和实验,最后用双分子螺旋结构完美地解释了 DNA 自我复制、转录等功能。

沃森与克里克因发现 DNA 双螺旋结构而闻名,他们因此与威尔金斯分享了 1962 年的诺贝尔生理学或医学奖。

照片中心 X 射线反射(使 X 射线底片变黑)的图像是交叉的,说明 DNA 是螺旋形的;顶部和底部是最浓黑的部分,说明嘌呤碱和嘧啶碱垂直于螺旋轴,每隔 3.4 Å 规律出现一对。

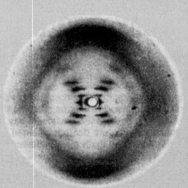

图 14.11　DNA 的 X 射线衍射图
(来自 jwc.hubu.edu.cn)

习 题 14

习题 14 解答

1. 产生 X 射线必须具备哪些条件？X 射线的发生装置由哪些基本部分组成？

2. 什么是 X 射线的强度？什么是 X 射线的硬度？如何调节？

3. 什么是轫致辐射？连续 X 射线谱中的最短波长是如何产生的？

4. 标识 X 射线是如何产生的？它与光学光谱的产生有何不同？

5. X 射线有哪些基本性质？这些基本性质在 X 射线的应用上各有什么意义？

6. 一连续工作的 X 射线管，工作电压为 250 kV，电流是 40 mA，假定产生 X 射线的效率是 0.7%，问靶上每分钟会产生多少热量？ (595.8 kJ)

7. 设 X 射线的管电压为 80 kV，计算光子的最大能量和 X 射线的最短波长。

(1.28×10^{-14} J，0.015 5 nm)

8. 一束单色 X 射线入射至晶面间距为 0.281 nm 的单晶体氯化钠的天然晶面上，当夹角一直减少到 4.1° 时才观察到布拉格反射，试确定该 X 射线的波长。 (0.04 nm)

9. 对波长为 0.154 nm 的 X 射线，铝的衰减系数为 132 cm^{-1}，铅的衰减系数为 2 610 cm^{-1}。要和 1 mm 厚的铅层得到相同的防护效果，铝板的厚度应为多大？ (19.8 mm)

10. X 射线衰减时经过几个半价层强度会减为原来的 1%？ (6.6)

11. 一厚为 2×10^{-3} m 的铜片能使单色 X 射线的强度减弱至原来的 1/5，试求铜的线性衰减系数和半价层。 (8.05 cm^{-1}，0.086 cm)

12. 设密度为 3 g·cm^{-3} 的物质对于某单色 X 射线束的质量衰减系数为 0.03 $cm^2 \cdot g^{-1}$，求该射线束分别穿过厚度为 1 mm，5 mm 和 10 m 的吸收层后的强度为原强度的百分数。

(99.1%，95.6%，91.4%)

13. X-CT 与常规 X 射线摄影的成像方法有何不同？

14. 某波长的 X 射线通过水时的衰减系数为 0.77 cm^{-1}，通过某人体组织时的衰减系数为 1.02 cm^{-1}，K 值为 1 000，水的 CT 值等于零。求此人体组织的 CT 值。 (324.5 Hu)

第**15**章
原子核与放射性

引例

1．可以通过什么方法利用原子能？

2．原子核由质子和中子组成，那么质子和中子又是由什么组成的呢？

3．原子核的密度为 2.3×10^{17} kg·m^{-3}（远大于黄金的密度），你知道原子核的密度如此之大的原因吗？

4．α射线、β射线、γ射线分别指的是什么？它们是怎样产生的？如何防护？

卢瑟福[①]在 1911 年通过 α 粒子散射实验提出了原子的核式模型，即原子由处于原子中心的原子核（atomic nucleus）和绕核运动的电子组成（图 15.1）。

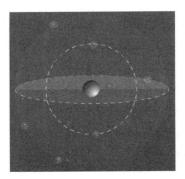

图 15.1　原子核与电子

[①] 卢瑟福（E. Rutherford），1871～1937，英国物理学家。1908 年因对元素衰变及放射化学的研究获诺贝尔化学奖。

在此之前,法国科学家贝可勒尔[①]在 1901 年发现了从铀原子中发射出的高速电子流(β 射线),据其对能量的要求判断这些电子来自原子核深处。原子核的放射性证明了原子核不是不可分割的基本粒子。

15.1 原子核的基本性质

15.1.1 原子核的组成

原子是由原子核和电子组成的,原子核是由质子(proton)和中子(neutron)组成的。中子不带电,质子带正电,其电量与电子电量的绝对值相等。由于一切原子都是电中性的,因此原子核中包含的质子数等于核外电子数,即原子序数 Z。质子和中子统称**核子**(nucleon)。原子核的质量数 A 就是核子的总数,若以 N 表示中子数,则 $A = Z + N$。原子核的质量常用**原子质量单位**(atomic mass unit)u 来表示,规定自然界中碳最丰富的同位素 ${}_{6}^{12}$C 原子质量的 1/12 为原子质量单位,即

$$1 \text{ u} = 1.660\,540 \times 10^{-27} \text{ kg}$$

中子和质子的质量相差很小,中子的质量 $m_n = 1.008\,665$ u,质子的质量 $m_p = 1.007\,276$ u。用原子质量单位来量度原子核时,其质量的数值都接近于某一整数,即对质量数为 A 的原子核,在一些近似计算中可以用 A u 代替原子核的质量。

一类具有确定质子数、核子数和能量状态的中性原子称为**核素**(nuclide)。核素通常用符号 ${}_{Z}^{A}$X 表示,其中 Z 为原子序数,即质子数;A 为原子质量数,即核子数。由于 X(表示元素符号)已经反映了质子数 Z,所以只要简写为 ^{A}X 就足以代表一个特定的核素。质子数相同而中子数不同的不同核素在周期表中处于同一位置上,称为**同位素**(isotope),如氢原子有 ${}_{1}^{1}$H(氕)、${}_{1}^{2}$H(氘)、${}_{1}^{3}$H(氚)三种同位素。同位素的化学性质基本相同,但物理性质可能有很大不同。

具有相同中子数、不同质子数的一类核素称为**同中子异位素**(isotone),如 ${}_{16}^{36}$S,${}_{18}^{38}$Ar 和 ${}_{20}^{40}$Ca。

质量数相同、质子数不同的一类核素称为**同量异位素**(isobar),如 ${}_{18}^{40}$Ar,${}_{19}^{40}$K 和 ${}_{20}^{40}$Ca。原子核与原子一样具有分立的能级,原子核可以处在不同的能量状态,在一定条件下,可以在不同能级之间跃迁。质量数和质子数均相同而处于不同能量状态的一类核素,称为**同核异能素**(isomer)。在质量数后面加写"m"表示这种核素

---

① 贝可勒尔(H. Becquerel),1852~1908,法国物理学家。1903 年因发现自发放射性而获诺贝尔物理学奖。

的能量状态比较高,如 $^{99m}_{43}$Tc 的能量状态比 $^{99}_{43}$Tc 的高。

某一核素的各种同位素在自然界中有不同的含量,如天然存在的氢中 $^1_1$H 占 99.985%, $^2_1$H 占 0.014 8%。同位素在自然界中的含量百分比称为**同位素丰度**(isotope abundance)。

15.1.2 质量亏损与结合能

实验发现,任何一个原子核的质量总是小于组成该原子核的所有核子的质量之和,如氢的同位素氘 $^2_1$H 由一个质子和一个中子组成,质子和中子的质量和为

$$m_p + m_n = 1.007\,276\,u + 1.008\,665\,u = 2.015\,941\,u$$

而实验测得核 $^2_1$H 的质量为 $m_d = 2.013\,552\,u$。两者的差值为

$$\Delta m = m_p + m_n - m_d = 2.015\,941\,u - 2.013\,552\,u = 0.002\,389\,u$$

我们把这种差值称为**质量亏损**(mass defect)。

研究发现,核子结合成原子核时将释放能量,根据相对论的质能关系可以求出释放的能量为

$$\Delta E = \Delta mc^2 = 931.5\Delta m \quad (\text{MeV}) \tag{15.1}$$

式中,Δm 以统一原子质量单位 u 作单位,能量 ΔE 以兆电子伏特(MeV)作单位,即 1 u 的物质对应 931.5 MeV 能量,c 为光速。

自由核子结合成原子核时释放的能量称为原子核的**结合能**(binding energy)。要使原子核分裂为自由的质子和中子时,也必须吸收与结合能同样大小的能量。

把原子核的结合能 ΔE 除以该核的核子数 A 就得到核的**比结合能**(specific binding energy),用 ε 表示。

$$\varepsilon = \Delta E / A \tag{15.2}$$

比结合能 ε 的物理意义是:把一个核子放入原子核里所需要释放的平均能量。反之,若从核内取出一个核子,则需要克服原子核对核子的引力做功,做功的平均值为 ε。ε 越大,表示核子间结合得越紧密,因此 ε 的大小可以作为核稳定性的量度。

自然界中各种核的结合能相差甚大,但比结合能相差却不大。图 15.2 给出了不同原子核的比结合能曲线。由图可见,比结合能曲线两头低,中间高;当质量数 $A<30$ 时,比结合能表现出周期性的变化;A 等于 4 的倍数的核,ε 有极大值。这表明,由 4 个核子组成的粒子(如 α 粒子)是一个稳定的集体。A 大于 30 的核,比结合能变化不大,这时结合能 ΔE 正比于核子数 A。A 在 40~120 之间时,比结合能最大,约为 8.6 MeV。轻核和重核的比结合能小于中等核的比结合能。当比结合能小的核变成比结合能大的核时,将释放出能量。这是采用重核裂变和轻核聚

变两种途径获得原子能的依据。

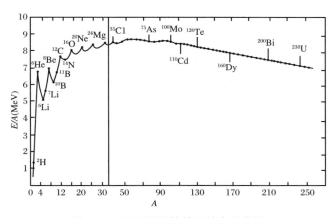

图 15.2 不同原子核的比结合能曲线

15.1.3 核的大小及核力

根据 α 粒子散射实验可知，原子核的半径 R 为 $10^{-15} \sim 10^{-14}$ m 数量级，它与质量数 A 有关，可用如下经验公式表示：

$$R = R_0 A^{1/3} \tag{15.3}$$

式中，R_0 为常量，其值约等于 1.2×10^{-15} m。若把原子核看作球形，则其平均核密度 ρ 为

$$\rho = \frac{M}{V} = \frac{M}{\frac{4}{3}\pi R^3} = \frac{M}{\frac{4}{3}\pi R_0^3 A} \approx \frac{A\,u}{\frac{4}{3}\pi R_0^3 A} = \frac{3\,u}{4\pi R_0^3} \tag{15.4}$$

式中，M，V 分别为原子核的质量和体积；u 为原子质量单位。将 u 及 R_0 的数值代入式(15.4)得 $\rho \approx 2.3 \times 10^{17}$ kg·m^{-3}，它是水密度的 10^{14} 倍，是铁密度的 10^{13} 倍，可见原子核密度是非常高的。

从力的角度看，将质子和中子结合在一起形成原子核的力既不是电磁力，也不是万有引力，而是一种新的作用力。这种原子核内核子之间的作用力称为**核力**（nuclear force）。核力具有下列一些重要特征：① 核力是一种短程力，它只在距离为 10^{-15} m 的数量级内发生作用；② 核力是一种强相互作用力，核力远大于库仑力；③ 核力具有饱和性，即每个核子只能与有限个数的相邻核子相互作用；④ 核力与电荷无关，质子与质子、中子与中子、中子与质子之间的引力是相等的；⑤ 核力包括斥力，使核子在极短程（$<6 \times 10^{-16}$ m）内相排斥，因此两核子不能无限靠近。

原子核密度如此之大的原因是核子之间存在着核力,核力为什么这么强呢?

1935 年,汤川秀树发表了核力的介子场论,用数学方法预见了介子的存在,解释了这些问题,并于 1949 年获得了诺贝尔物理学奖。他当时认为,电磁相互作用是通过交换场量子进行的。而属于强相互作用的核力也可以通过这种方式进行,不过它所交换的是一种新的粒子(核子就像饿疯的狗为抢一种"美味"紧紧地打在一起,这种美味就是后来发现的"新粒子",即 π 介子,π^+ 介子带正电,π^- 介子带负电,π^0 介子不带电)。

15.1.4 原子核的自旋及磁矩

实验表明,原子核具有角动量,它是原子核的一个重要特征。习惯上将原子核的角动量称为**核自旋**(nuclear spin)。原子核之所以具有核自旋,一是由于组成原子核的质子和中子都具有自旋运动;二是核子在原子核内又有复杂的相对运动,产生相应的轨道角动量。因此核自旋是所有核子的自旋角动量与轨道角动量的矢量和。根据量子力学理论,原子核角动量矢量的大小为

$$P_I = \sqrt{I(I+1)}\,h \tag{15.5}$$

式中,$h = h/(2\pi)$,I 为核自旋量子数,它可以取整数或半整数,如 $0,1,\cdots$ 或 $1/2$,$3/2,\cdots$。

原子核角动量在空间某一选定方向(如 z 轴方向)上的投影也是量子化的,即

$$P_I = m_I h \tag{15.6}$$

式中,m_I 是核自旋磁量子数。对于某一确定的 I 值,m_I 可以取 $I,I-1,I-2,\cdots$,$-I+1,-I$,共 $2I+1$ 个值。

实验发现,处于基态时,所有核子数为奇数的原子核,核自旋量子数 I 为半整数;所有质子数和中子数都为偶数的原子核(偶偶核),I 为零;所有质子数和中子数都为奇数的原子核(奇奇核),I 为整数。而激发态原子核的自旋不一定等于基态的自旋。

原子核是一个带电体系,同时具有角动量,因此原子核也具有**核磁矩**(nuclear magnetic moment)。核磁矩来自两个方面:与核内各核子的自旋运动相联系的本征磁矩(固有磁矩)和与核内各核子的轨道运动相联系的轨道磁矩。但是,核磁矩并不等于各核子磁矩的简单相加。类似于原子磁矩,核磁矩矢量与核角动量矢量成正比,即

$$\mu_I = g\,\frac{e}{2m_\mathrm{p}}P_I \tag{15.7}$$

式中，m_p 为质子质量；g 称为**朗德因子**（Lande factor），或称原子核的 **g 因子**（g-factor），不同原子核有不同的 g 因子。核磁矩在 z 轴方向上的投影为

$$\mu_{Iz} = g\,\frac{e}{2m_p}P_{Iz} = g\,\frac{e}{2m_p}m_I\hbar = gm_I\mu_N \qquad (15.8)$$

其中

$$\mu_N = \frac{e\hbar}{2m_p} = 5.050\,8 \times 10^{-27}\ \text{J} \cdot \text{T}^{-1} \qquad (15.9)$$

称为**核磁子**（nuclear magneton），是核磁矩的单位。由于核自旋是量子化的，因此 μ_{Iz} 也是量子化的，共有 $2I+1$ 个取值。一般定义核磁矩的大小为 m_I 取 I 时的 μ_{Iz} 值，即为 $g\mu_N I$。式(15.8)表明一切 $I \neq 0$ 的原子核都具有磁矩。

组成原子核的质子和中子也具有自旋和磁矩。实验测得，质子和中子的核磁矩分别为 $2.793\mu_N$ 及 $-1.913\mu_N$。这表明质子和中子存在内部结构，中子虽然整体上是电中性的，但其内部具有一定的电荷分布。

> 质子和中子并不是"基本"粒子，1964 年盖尔曼①提出它们是由更基本的夸克（quark）组成的。用高能电子轰击质子和中子的实验结果表明质子是由两个上夸克和一个下夸克组成的；而中子则是由一个上夸克和两个下夸克组成的。夸克带有分数电荷，上夸克带 2/3 电子电荷大小的正电，下夸克带 1/3 电子电荷大小的负电。至今没有观测到自由夸克存在。

15.2　原子核的放射性及其衰变规律

15.2.1　放射性衰变

已经发现自然界中天然存在的核素有 340 多种：280 多种是稳定核素（stable nuclide）；60 多种是不稳定的放射性核素（radioactive nuclide），它们会自发放出各种射线变成另一种核素，这种现象称为原子核的**放射性衰变**（radioactive decay），简称**核衰变**（decay）。除天然存在的核素外，自 1934 年以来，通过人工方法又制造了 1 600 多种放射性核素，一共有 2 000 多种核素。放射性衰变最初是在自然界的重元素中发现的。1896 年，贝克勒尔发现了铀（U）的放射性，随后的 1898 年，居里

---

① 盖尔曼（M. Gell-Mann），1929～，美国物理学家。1969 年因对基本粒子及其相互作用的分类所做的贡献和发现获诺贝尔物理学奖。

夫妇①发现了放射性更强的元素——钋（Po）和镭（Ra），从此学术界开始了对放射性的研究。放射性衰变一方面为我们提供了原子核内部运动的许多重要信息，另一方面又在工业、农业、医学、科学研究等各方面有着广泛的应用。

放射性核素的衰变类型主要有三种：α 衰变、β 衰变和 γ 衰变。在核衰变过程中应遵守四个守恒定律，即电荷数、质量（能量）、动量和核子数守恒。

1. α 衰变

质量数 A>209 的放射性核素自发地放射出 α 射线而变成电荷数减少 2、核子数减少 4 的另一种核素的现象称为**α 衰变**。所谓 α 射线是高速运动的氦核，也称 α 粒子。α 衰变过程的表达式可写为

$$_Z^A X \longrightarrow {}_{Z-2}^{A-4} Y + {}_2^4 He + Q \tag{15.10}$$

式中，X 称**母核**，Y 称**子核**，在元素周期表内子核 Y 的位置比母核 X 前移两位。衰变前后的核子数和电荷数守恒；Q 为衰变过程释放的能量（以 MeV 为单位），称为**衰变能**，它在数值上等于 α 粒子的动能与子核反冲动能之和。

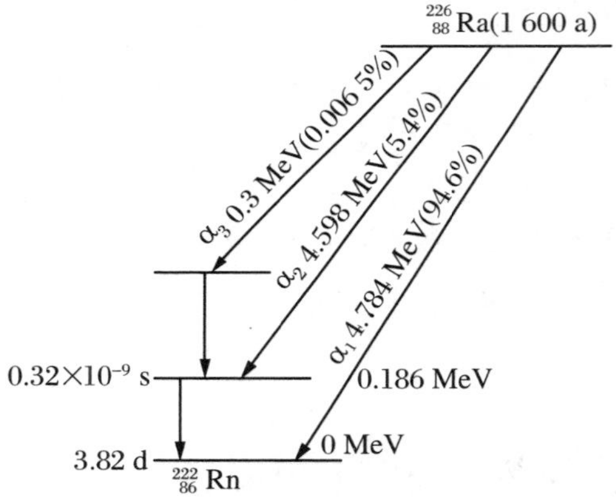

实验发现，大部分核素放出的 α 粒子的能量并不是单一的，而是有几组不同的分立值。这表明原子核内部也有能级存在，α 粒子的能谱与子核或母核的能级结构有密切联系。如图 15.3 所示，镭原子核放射出来的 α 粒子有三种形式：$\alpha_1, \alpha_2, \alpha_3$，它们分别对应三种不同的能量。

图 15.3　α 衰变的衰变纲图

箭头向左下方指，表示子核较母核
在元素周期表中前移

图中标注：
$_{88}^{226}$Ra(1 600 a)

α_3 0.3 MeV(0.006 5%)
α_2 4.598 MeV(5.4%)
α_1 4.784 MeV(94.6%)

0.32×10⁻⁹ s
0.186 MeV

3.82 d　$_{86}^{222}$Rn
0 MeV

2. β 衰变

放射性核素自发地放射出 β 射线（高速电子）或俘获轨道电子而变成另一种核素的现象称为**β 衰变**。它主要包括 β⁻ 衰变、β⁺ 衰变和**电子俘获**（electron capture，EC）三种类型。

---

① 居里夫妇[P. Curie(1859～1906)和 M. S. Curie(1867～1934)]，法国物理学家。1903 年因对贝克勒尔发现的辐射现象做出了卓越贡献（包括发现了钋和镭）而获诺贝尔物理学奖。

（1）**β⁻ 衰变**

母核自发地放射出一个 β^- 粒子（普通电子 e^-）和一个反中微子 $\bar{\nu}_e$，而变成电荷数增加 1、核子数不变的子核。β^- 衰变可表示为

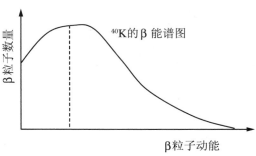

图 15.4　**β 能谱图**

$$_{Z}^{A}X \longrightarrow _{Z+1}^{A}Y + e^- + \bar{\nu}_e + Q$$
$$(15.11)$$

子核较母核在元素周期表中后移一位。实验中发现 β^- 粒子的能量是连续分布的，而且比原子核应该释放出的能量小，如图 15.4 所示的 β 能谱图。其原因是什么呢？

> β 粒子能量连续分布的原因是中微子，中微子曾被称为"窃贼"，因其与 β 粒子随机（任意）分配能量（$E_\nu + E_e = E_{MAX}$）而不被人们发现，故使 β 粒子能量出现连续分布，且 β 粒子能量小于最大值。

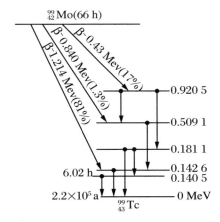

图 15.5　**钼的 β⁻ 衰变纲图**

如吴健雄等人研究的 $_{27}^{60}Co$ 的 β^- 衰变：

$$_{27}^{60}Co \longrightarrow _{28}^{60}Ni + e^- + \bar{\nu}_e + Q$$

Mo（钼）的衰变表示式为

$$_{42}^{99}Mo \longrightarrow _{43}^{99}Tc + e^- + \bar{\nu}_e + Q$$

钼的 β^- 衰变纲图如图 15.5 所示。

（2）**β⁺ 衰变**

母核自发地放射出一个 β^+ 粒子（正电子）和一个中微子 ν_e，而变成电荷数减少 1、核子数不变的子核。β^+ 衰变可表示为

$$_{Z}^{A}X \longrightarrow _{Z-1}^{A}Y + e^+ + \nu_e + Q$$

子核较母核在元素周期表中前移一位。

（3）**电子俘获**

母核俘获一个核外轨道电子而变成电荷数减少 1、核子数不变的子核，同时放出一个中微子 ν_e。这个过程可表示为

$$_{Z}^{A}X + e^- \longrightarrow _{Z-1}^{A}Y + \nu_e + Q$$

同样，子核在元素周期表内较母核前移一位。

一个内层电子被原子核俘获后，外层电子会立即填补这一空位，同时放出能量。这个能量可以发射标识 X 射线（光子）的形式放出，也可使另一外层电子电离

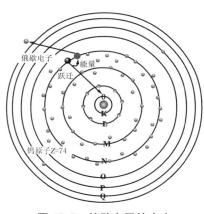

俄歇电子

γ 能量跃迁

钨原子 Z=74

图 15.7　俄歇电子的产生

成为自由电子。这种被电离出的电子称为**俄歇①电子**（Auger electron）。

　　由于原子中的某内壳层（如 K 层）电子被电离或激发后出现空位，其他外壳层（如 L，M，…层）某电子跃迁到内壳层的空位时，没有以光子的形式释放能量，而是将此能量转移给同壳层的另一个电子，使其离开原子成为自由电子，此电子称为**俄歇电子**，这个过程被称为**俄歇效应**。如图 15.7 所示。此过程是 1925 年被法国科学家俄歇在分析 Wilson 云室实验的结果时发现的，故称为**俄歇（Auger）效应**。

3. γ 衰变和内转换

　　处于激发态的原子核在不改变其组成的情况下，以放出 γ 射线（光子）的形式释放能量而跃迁到较低能级的现象称为 **γ 衰变**。γ 衰变通常是伴随着 α 衰变和 β 衰变发生的，由于 α 衰变和 β 衰变的结果往往会产生处于激发态的子核，它们的寿命一般极短，因而立即有 γ 衰变发生。γ 衰变放出的光子能量为 MeV 的数量级，如医学上曾经使用 ^{60}Co 产生的 γ 射线治疗肿瘤，其衰变过程为：^{60}Co 以 β$^-$ 衰变跃迁到 ^{60}Ni 的 2.50 MeV 激发态，它放出能量为 1.17 MeV 的 γ 射线跃迁到 ^{60}Ni 的 1.33 MeV 的较低激发态，再放出能量为 1.33 MeV 的 γ 射线跃迁到基态。即每当有一个 ^{60}Co 原子核发生 β$^-$ 衰变并放出一个 β$^-$ 粒子时，立刻有两个 γ 光子伴随而生。

　　在某些情况下，原子核从激发态向较低能级跃迁时不一定放出 γ 光子，而是把这部分能量直接交给核外电子，使其脱离原子的束缚而成为自由电子，这被称为**内转换**（internal conversion，IC），释放的电子称为**内转换电子**（internal conversion electron）。内转换电子的能谱是分立的，它与 β 衰变时电子的连续谱截然不同。一般重核低激发态发生跃迁时，发生内转换的概率比较大。内转换过程由于释放电子而在原子的内壳层出现空位，外层电子将会填充这个空位进一步发射标识 X 射线或俄歇电子。

动画 15.1　γ 衰变和内转换

　　衰变和内转换过程如动画 15.1 所示。

---

　　① 俄歇（P. V. Auger），法国科学家。1925 年俄歇在分析了 Wilson 云室实验的结果后发现的俄歇效应，后以其名字命名为 Auger 电子。

15.2.2　衰变规律

1. 衰变定律

核衰变是原子核自发产生的变化,虽然我们无法知道某一个放射性核素何时发生衰变,但对由大量核素组成的放射性物质而言,其衰变服从统计规律。实验表明,在 $\mathrm{d}t$ 时间内发生衰变的原子核数目 $-\mathrm{d}N$ 正比于当时存在的原子核数目 N 及时间间隔 $\mathrm{d}t$,即

$$-\mathrm{d}N = \lambda N \mathrm{d}t \tag{15.12}$$

式中,λ 称为**衰变常量**(decay constant),表示一个原子核在单位时间内发生衰变的概率;$-\mathrm{d}N$ 表示原子核的减少量。设 $t=0$ 时原子核的数目为 N_0,则对上式积分可得 t 时刻原子核数目

$$N = N_0 \mathrm{e}^{-\lambda t} \tag{15.13}$$

这就是核衰变服从的指数规律,称为**衰变定律**。它只给出了原子核发生衰变的概率。

2. 半衰期和平均寿命

原子核数目因衰变减少到原来的一半所需的时间,称为**半衰期**(half life)。将半衰期记作 T,根据式(15.13)有

$$N = N_0/2 = N_0 \mathrm{e}^{-\lambda T}$$

即

$$T = \ln 2/\lambda = 0.693/\lambda \tag{15.14}$$

T 与 λ 一样,是放射性核素的特征常量,λ 越大,T 越小。衰变定律式(15.13)也可用 T 表示为

$$N = N_0 \left(\frac{1}{2}\right)^{t/T} \tag{15.15}$$

例如,$^{11}\mathrm{C}$ 的半衰期为 20.4 min,表示经过约 20.4 min,$^{11}\mathrm{C}$ 原子核的数目就减少了一半;再过 20.4 min 又减少了一半,即剩下的为原来的 1/4,而不是全部衰变完。一些放射性核素的衰变类型和半衰期见表 15.1。

表 15.1 一些放射性核素的衰变类型和半衰期

核素	半衰期	衰变类型	核素	半衰期	衰变类型
^{3}H	12.33 a	β^-	^{103}Pd	16.99 d	EC
^{11}C	20.40 min	β^-, EC	^{111}In	2.80 d	EC
^{14}C	5 730.00 a	β^-	^{125}I	59.40 d	EC
^{18}F	15.00 h	EC	^{131}I	8.02 d	β^-
		β^+	^{131}Ba	11.50 d	EC
^{24}Na	15.00 h	γ	^{133}Ba	10.54 a	EC
		β^-	^{137}Cs	30.07 a	β^-
^{32}P	14.30 d	β^-	^{152}Eu	13.52 a	EC
^{54}Mn	312.11 d	EC			β^+
		β^+			β^-
^{59}Fe	44.60 d	β^-	^{188}Re	17.00 h	β^-
^{57}Co	271.74 d	β^+	^{192}Ir	73.83 d	EC
^{63}Ni	100.10 a	β^-			β^-
^{65}Zn	244.26 d	EC	^{198}Au	2.70 d	β^-
		β^+	^{201}Tl	72.90 h	EC
^{85}Kr	10.71 a	β^-	^{210}Po	138.40 d	α
^{88}Y	106.60 d	EC	^{222}Rn	3.80 d	α, γ
		β^+	^{226}Ra	1 600.00 a	α, γ
^{90}Sr	28.79 a	β^-	^{235}U	7.04×10^8 a	α, γ
^{99}Mo	65.94 h	β^-	^{236}U	2.34×10^7 a	α, γ
^{99m}Tc	6.01 h	γ	^{238}U	4.47×10^9 a	α, γ

注:d 表示天,a 表示年。

原子核衰变的快慢还可以用**平均寿命**(mean life)来表示。由式(15.12)可知,在 $t \rightarrow t + \mathrm{d}t$ 间隔内发生衰变的原子核数为 $-\mathrm{d}N = \lambda N \mathrm{d}t$,这些原子核的寿命为 t,它们的总寿命为 $\lambda N t \mathrm{d}t$。由于有的核在 $t \approx 0$ 时就已衰变完,有的要到 $t \rightarrow \infty$ 时才衰变完,因此核素的总寿命为

$$\int_0^\infty \lambda N t \, \mathrm{d}t$$

所以对任一核素的平均寿命为

$$\tau = \left(\int_0^\infty \lambda N t \, \mathrm{d}t\right) / N_0 = 1/\lambda = T/\ln 2 = 1.44T \qquad (15.16)$$

即平均寿命是衰变常量的倒数,衰变常量越大,衰变越快,平均寿命也越短。

在核医学中,进入人体内的放射性核素除因自身衰变而减少外,还可以通过机体的代谢排出体外。因此生物机体内放射性核素数目的减少比单纯的核衰变要快。我们将由于各种排泄作用而使生物体内的放射性原子核数目减少一半所需的时间 T_b 称为**生物半衰期**(biological half life)。生物机体排出放射性核素的规律,也近似服从衰变定律式(15.13)。同样,**生物衰变常量** λ_b(biological decay constant)与生物半衰期 T_b 也满足式(15.16)。

在生物机体内,放射性原子核数目由于自身衰变及排出体外而减少,它们的衰变常量分别为物理衰变常量 λ 与生物衰变常量 λ_b,衰变定律可改写为

$$N = N_0 \mathrm{e}^{-(\lambda + \lambda_b)t} = N_0 \mathrm{e}^{-\lambda_e t} \qquad (15.17)$$

式中,$\lambda_e = \lambda + \lambda_b$,称为**有效衰变常量**(effective decay constant)。与 λ_e 对应的半衰期称为**有效半衰期** T_e(effective half life),它表示生物机体内放射性原子核数目减少一半所需的时间。有效半衰期 T_e、物理半衰期 T 和生物半衰期 T_b 之间的关系为

$$1/T_e = 1/T + 1/T_b \qquad (15.18)$$

采用放射性物质作为生物机体示踪剂时,有效半衰期是一个很重要的参数。

3. 放射性活度

放射性物质在单位时间内发生衰变的原子核数称为该物质的**放射性活度**(activity),用 A 表示为

$$A = -\frac{\mathrm{d}N}{\mathrm{d}t} = \lambda N = \lambda N_0 \mathrm{e}^{-\lambda t} = A_0 \mathrm{e}^{-\lambda t} \qquad (15.19)$$

式中,A_0 是 $t = 0$ 时的放射性活度。由式(15.19)可知,放射性活度服从指数规律,决定放射性强弱的既不是 λ,也不是 N,而是它们的乘积 A。在国际单位制中,A 的单位是**贝可**[1](Bq),1 Bq = 1 次核衰变/秒。在此之前,放射性活度的单位是**居里**(Curie,Ci),1 Ci = 3.7×10^{10} Bq。

例 15.1 设一台 ^{60}Co γ-刀初装时钴源活度为 6 040 Ci,使用 5 a(年)后,钴源活度还剩多少 Bq?其平均寿命为多少年?

解 ^{60}Co 的半衰期 $T = 5.27$ a,已知 $A_0 = 6\,040$ Ci ≈ 224 TBq,$t = 5$ a,将以上数据代入式(15.19),得 5 年后钴源活度为

---

① 贝可(A. H. Becquerel),1852~1908,法国人。因于 1896 年发现放射性而与居里夫妇共同获得 1903 年的诺贝尔物理学奖。

$$A = A_0 e^{-\lambda t} = 224 \times \exp\left(-\frac{0.693}{5.27} \times 5\right) = 116(\text{TBq})$$

由式(15.16)可得 ^{60}Co 的平均寿命为

$$\tau = 1.44T = 7.6\,\text{a}$$

某种核素的放射源不可能全部由同种核素组成,而是与其稳定的同位素或其他物质混在一起。为了反映放射性物质的纯度,引入**比活度**(specific activity)的概念:单位质量放射源的放射性活度。比活度越大,该放射性物质的纯度越高。

4. 放射性平衡

许多放射性核素并非一次衰变就达到稳定,而是因其子核仍具有放射性而继续衰变下去,直到衰变为稳定核素而终止,这就是级联衰变(cascade decay)。

下面我们讨论级联衰变时母核与子核的衰变规律。考虑简单的级联衰变:

$$A \xrightarrow{\lambda_A} B \xrightarrow{\lambda_B} C$$

$t = 0$ 时核素 A 的数目为 N_{A0},而核素 B,C 的数目均为 0,即 $N_{B0} = N_{C0} = 0$。在 $t \rightarrow t + dt$ 时间内,核素 A 衰变的数目为 $-dN_A(t) = \lambda_A N_A(t)dt$,解出

$$N_A = N_{A0} e^{-\lambda_A t}$$

服从指数衰变规律式(15.13);对于核素 B,既以 $\lambda_A N_A$ 的速度从 A 中产生,又以 $\lambda_B N_B$ 的速度衰变为 C,因此核素 B 在 $t \rightarrow t + dt$ 时间内的变化为

$$dN_B(t) = [\lambda_A N_A(t) - \lambda_B N_B(t)]dt \tag{15.20}$$

上式的解为

$$N_B = N_{A0} \frac{\lambda_A}{\lambda_B - \lambda_A}(e^{-\lambda_A t} - e^{-\lambda_B t}) \tag{15.21}$$

由此可见,级联衰变只有母核是指数衰减,而子核的衰变规律不仅与自身的衰变常量 λ_B 有关,还与母核的衰变常量 λ_A 有关。衰变规律不是简单的指数规律,如在临床显像检查中最常用的放射性核素锝(^{99m}Tc)是由核素钼(^{99}Mo)衰变而来的,衰变规律为

$$^{99}\text{Mo} \xrightarrow{\beta^-} {}^{99m}\text{Tc} \xrightarrow{\gamma} {}^{99}\text{Tc} \tag{15.22}$$

^{99m}Tc 衰变放出能量为 141 keV 的 γ 射线。由于它对病人的辐射损伤小,因此被广泛用于心、脑、肾、骨、肺、甲状腺等多种脏器疾患的检查。目前全世界应用的显像药物中,^{99m}Tc 及其标记的化合物占 80% 以上。式(15.22)所示两次衰变的半衰期分别为 66.02 h 和 6.02 h,即 $T_A > T_B$(或 $\lambda_A < \lambda_B$),这时式(15.21)可改写为

$$N_B = N_{A0} \frac{\lambda_A}{\lambda_B - \lambda_A} e^{-\lambda_A t}[1 - e^{-(\lambda_B - \lambda_A)t}] = N_A \frac{\lambda_A}{\lambda_B - \lambda_A}[1 - e^{-(\lambda_B - \lambda_A)t}]$$

随着 t 增加,母核越来越少,直到全部衰变为子核,当 $t \rightarrow \infty$ 时,$e^{-(\lambda_B - \lambda_A)t} \ll 1$,因此

有

$$N_B \approx N_A \frac{\lambda_A}{\lambda_B - \lambda_A}$$

即子核将按母核的衰变规律衰变。此时子核每秒衰变的原子核数目等于它从母核衰变而得到补充的数目,子核的数目不再增加,达到**放射性平衡**(radioactive equilibrium)。由于锝(^{99m}Tc)的半衰期很短(6.02 h),所以从核反应堆或加速器中产生后运送到医院时,已经所剩无几。为便于 ^{99m}Tc 的运输和储存,可以将半衰期长得多的钼(^{99}Mo)(66.02 h)与 ^{99m}Tc 放在一起,当母核(^{99}Mo)与子核(^{99m}Tc)达到或接近放射性平衡时,子核的放射性活度与母核近似相等并达到最大值,这时利用化学方法可将 ^{99m}Tc 分离出来,如将 ^{99}Mo 吸附于 Al_2O_3 色层柱上,而衰变产生的 ^{99m}Tc 在 Al_2O_3 柱上吸附能力很弱,用生理盐水洗脱,即可得到 ^{99m}TcO$_4^-$ 洗脱液。经过一段时间后,子核与母核又会达到新的放射性平衡,再将子核分离出来,又会再次达到新的放射性平衡。利用放射性衰变可以像"母牛挤乳"一样不断得到 ^{99m}Tc,故俗称 ^{99}Mo 为"母牛"(cow)。这种由长寿命核素不断获得短寿命核素的分离装置也称为**核素发生器**(isotope generator)。

例 15.2　(1) 从式(15.21)出发,讨论当 $\lambda_A < \lambda_B$ 时,子核 $N_B(t)$ 何时达到最大值[假设 $N_B(0) = 0$]? (2) 对钼-锝"母牛",一次洗脱后,再经过多少时间淋洗 ^{99m}Tc,得到的子核 ^{99m}Tc 数目最多?

解　(1) 为使 $N_B(t)$ 达到最大值,令 $t = t_m$ 时,$\dfrac{dN_B(t)}{dt} = 0$,得到

$$t_m = \frac{1}{\lambda_B - \lambda_A} \ln \frac{\lambda_B}{\lambda_A}$$

(2) 已知 $T_A = 66.02$ h,$T_B = 6.02$ h,代入上式得

$$t_m = \frac{1}{\dfrac{\ln 2}{T_B} - \dfrac{\ln 2}{T_A}} \ln \frac{T_A}{T_B} = \frac{T_A T_B}{(T_A - T_B) \ln 2} \ln \frac{T_A}{T_B} = 23 \text{ h}$$

15.3　射线与物质的相互作用

各种射线通过物质时都能与物质发生相互作用,射线的能量不断被物质吸收。研究这种作用可以了解射线的性质、射线产生的物理过程、射线对物质的影响及设计和研制射线探测的装置。因此,了解射线与物质相互作用的规律是进行射线探测、防护和分析及医学射线诊断和治疗的重要基础。

15.3.1 带电粒子与物质的相互作用

1. 电离和激发

α和β等带电粒子穿过物质时,通过与物质中的核外电子做非弹性碰撞将能量转移给电子,电子获得能量后脱离原子核,产生自由电子和正离子,合称为**离子对**,这一过程称为**电离**(ionization)。若电离出来的自由电子能量足够大,它又可以使其他原子电离,称为**间接电离**或**次级电离**。如果电子获得的能量不足以使它脱离原子,它将由低能级跃迁到高能级,使原子处于激发态,这一过程称为**激发**(excitation)。退激时释放出来的能量,可以光的形式发射出来或转变为热运动的能量。带电粒子因与核外电子的非弹性碰撞,导致物质原子电离或激发而损失能量的过程称为**电离损失**,这是质子、α粒子等重带电粒子动能损失的主要方式。由于带电粒子的电离作用,它通过物质的径迹周围将留下许多离子对,每厘米径迹上产生的离子对数目称为**比电离**(specific ionization)。它表示带电粒子电离本领大小,在生物体内表示对机体的损伤程度。比电离与带电粒子的速度、电量和物质的密度有关。带电粒子的速度愈小,比电离愈大;带电粒子的电荷数愈多,它与原子壳层电子的作用力大,比电离就愈大;物质的密度愈大,单位体积的电子数目多,与带电粒子的作用机会多,因而比电离也愈大。这三种情况使粒子径迹上产生的离子对增多。α粒子所带的电量大于β粒子,而速度比β粒子小,所以α粒子的比电离比β粒子的大。能量为 1 MeV 的α粒子在空气中的比电离约为 4×10^4 离子对/厘米(ion pair · cm^{-1}),而相同能量的β粒子则只有 50 ion pair · cm^{-1}。由于它们的比电离不同,其生物效应就有明显差异。

2. 散射和韧致辐射

当带电粒子通过物质时,因受到原子核静电场的作用而改变运动方向,这种现象称为**散射**。在发生散射前后,带电粒子的能量保持不变,称为弹性散射。若能量有部分损失,称为**非弹性散射**。α粒子比β粒子的质量大得多,散射不明显,其路径基本是一条直线,而β粒子因受原子核和电子的多次散射,径迹是曲折的。带电粒子通过物质时,受到原子核的作用,速度急剧减少,带电粒子的一部分能量以光子的形式发射出来,这种现象称为**韧致辐射**,其实质就是连续 X 射线的发生机制,由此造成带电粒子的能量损失称为**辐射损失**。较轻的带电粒子(如β粒子)的辐射损失比较重的带电粒子的辐射损失大得多(如相同能量的电子的辐射损失要比质子大 100 万倍),因此一般可以忽略重带电粒子的辐射损失。

3．射程和吸收

带电粒子通过物质时，由于电离损失和辐射损失，其动能将随着进入物质厚度的增加而减弱，直至损失所有动能而停止前进。这时若是 α 粒子，将吸收两个电子而成为氦原子；β^- 粒子则变成自由电子；β^+ 粒子则会与自由电子结合而转变为两个光子。粒子在物质中沿运动轨迹所经过的距离称为**路程**，而路程沿入射方向的投影称为**射程**（range）。

由于带电粒子的运动轨迹是曲折的，因此射程总是小于路程。带电粒子的能量损失与粒子的动能和吸收物质的性质有关，所以射程能比较直观地反映带电粒子贯穿本领的大小。天然放射性核素发出的 α 粒子，在空气中的射程为数厘米，在生物体内的射程只有几百个微米。而 β 粒子的射程要比 α 粒子大得多，在空气中可达到数米长，在生物体内为几毫米到几十毫米。

4．正电子与物质的相互作用

正电子通过物质时，与负电子一样要与核外电子和原子核发生相互作用。能量相同的正、负电子在物质中的电离损失、辐射损失和射程大体相同。但是，高能正电子进入物质后将很快慢化（速度减小），然后遇负电子发生**电子对湮没**（electron pair annihilation），同时发出两个发射方向相差 180°，各自能量为 0.511 MeV 的光子。

15.3.2 光子与物质的相互作用

X(γ) 射线及轫致辐射等都属于电磁辐射，由不带电的光子组成。电磁辐射与物质相互作用只与光子的能量有关，一般与电磁辐射的起源无关。光子和物质相互作用的机制与带电粒子有显著差别，带电粒子是通过多次与物质原子中的电子或原子核做非弹性碰撞而逐步损失能量的，一次碰撞只损失很小一部分能量。而光子与物质中的原子只要发生一次碰撞就会损失相当大一部分能量，甚至全部能量，当然光子也可能穿过物质而不损失能量。X(γ) 射线穿过物质时，其强度按指数规律衰减，没有射程概念。

光子与物质的作用方式主要有以下三种。

（1）光电效应。光子将其全部能量传递给物质原子的轨道电子，光子消失，获得能量的电子脱离原子的束缚而成为自由电子（称为光电子），这一过程称为**光电效应**。光电子吸收的能量一部分用于克服电离能 ε_i，其余能量（$h\nu - \varepsilon_i$）就作为光电子的动能。对于能量较大的 X(γ) 光子，在原子中内壳层发生光电效应的概率较大称为内光电效应。伴随着光电效应发出光电子后，在原子内壳层留下空位，

动画 15.2　俄歇电子

被外层电子填补,还会发射出标识 X 射线或俄歇电子(动画 15.2)。

(2)康普顿效应。光子与原子核外的电子(多为外层电子)发生非弹性碰撞,一部分能量转移给电子,使它脱离原子成为**反冲电子**,而光子的能量减小,运动方向发生变化,成为散射光子,这一过程称为**康普顿效应**或**康普顿散射**。我国物理学家吴有训在发现和研究康普顿效应中做出了重要贡献。康普顿效应中光子只损失部分能量,散射光波常向长波方向移动。

(3)电子对效应。当能量大于 1.022 MeV 的光子从原子核旁经过时,光子在原子核的库仑场作用下转化为一个正电子和一个负电子,这一过程称为**电子对效应**(electron pair effect)。入射光子的能量除转化为正-负电子对的静止质量(1.022 MeV・c^{-2})外,其余均转化为正负电子的动能。

正电子在真空中稳定,在物质中很难存在,当正电子能量为零时会与一个负电子一起湮灭。

光子和物质的这三种作用形式与光子的入射能量和物质的原子序数 Z 有不同的依赖关系,如图 15.8 所示。从图中可见,能量低的光子和原子序数高的物质,以光电效应为主;中等能量的 γ 射线以康普顿散射为主;电子对效应主要发生在高能光子和高原子序数的物质中,但在能量极高光子的作用下,较低原子序数的物质中的电子对效应也不可忽视。

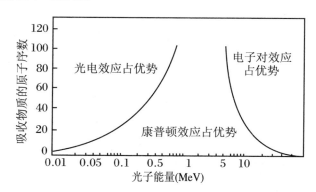

**图 15.8　X(γ)光子和物质相互作用的三种形式
与光子能量、吸收物质原子序数的关系**

15.3.3　中子与物质的相互作用

中子不带电,在物质中不能直接引起电离而损失能量,它在物质中能穿行很长的距离。中子与物质的相互作用主要受到原子核的散射或与原子核发生核反应的影响。在中子与原子核发生碰撞时,将部分能量传递给原子核,改变自身运动的方向和速度,同时引起原子核发生反冲,这种作用称为**中子的弹性散射**。能量低的中子与轻核相互作用主要是弹性散射,即反冲核愈轻,在弹性碰撞时得到的反冲能量愈多,中子损失的能量愈大。所以常用含轻核多的水、石蜡等物质使中子减速,防护中子照射。

由于中子不受库仑电场的阻碍,容易进入原子核引起核反应,放射出各种次级射线,其反应前后的中子和原子核系统的总能量也就不再守恒,这种现象称作**非弹性碰撞**。能量为 1 MeV 以上的中子与重核的相互作用主要是非弹性碰撞。中子与原子核发生核反应,其反应的产物有稳定核素和放射性核素,并伴随着各种射线产生。如原子核俘获中子,中子留在核内并发射 γ 射线,这种反应称为**中子俘获反应**(n,γ),如 $^1n + {}^1H \rightarrow {}^2H + \gamma$;若中子留在核内而发射质子,称为**电荷交换反应**(n, p),如 $^1n + {}^{14}N \rightarrow {}^{14}C + p$,其中反应产物 ^{14}C 具有 β^- 放射性。此外还有中子留在核内发射 α 粒子,称为 (n, α) 反应。中子照射生物组织时,中子与原子核反应产生的次级带电粒子(α 粒子 β 粒子)和 γ 射线等都将与物质相互作用,可致生物组织损伤。核反应产生的有些放射性核素还可能长时间滞留在生物体内,造成组织损伤,所以中子对机体的危害是很大的。

15.4 辐射剂量、辐射防护及医学应用

α 粒子、β 粒子、γ 射线、中子射线通过物质时,能直接和间接地产生电离作用,统称为**电离辐射**(ionizing radiation)。各种电离辐射都将使物质发生变化,称为**辐射效应**。人体组织吸收电离辐射能量后,会产生物理、化学和生物学的变化,可致生物组织损伤,称为**生物效应**。肿瘤的放射治疗即利用这种生物效应杀伤肿瘤组织,同时正常组织受到射线照射时也会产生辐射损伤。生物效应的危害程度与生物体吸收的电离辐射能量成正比。因此准确了解组织中吸收的电离辐射能量,对评估放射治疗的效果及副作用具有重要的意义,是进行放射治疗及辐射防护最基本的医学物理学知识。"剂量"是用来表示人体接受电离辐射的物理量。本节主要介绍剂量的概念、单位,辐射防护的知识及射线测量的原理和方法。

15.4.1 辐射剂量

下面介绍与放射治疗和防护有关的辐射量及其单位。

1. 照射量

X(γ)射线的照射量(exposure)E 定义为

$$E = \mathrm{d}Q/\mathrm{d}m \tag{15.23}$$

式中,$\mathrm{d}Q$ 是射线在质量为 $\mathrm{d}m$ 的干燥空气中形成的任何一种符号(正或负)离子的总电量。照射量的单位为 $\mathrm{C \cdot kg^{-1}}$,曾用单位为**伦琴**(Roentgen,R),$1\,\mathrm{R} = 2.58 \times 10^{-4}\,\mathrm{C \cdot kg^{-1}}$。它是用来量度 X(γ)射线导致空气电离程度的一个物理量。根据定义,$\mathrm{d}Q$ 中不包括次级电子发生轫致辐射被吸收后产生的电离。在实际测量中,照射量也常提到其他介质,如:水中的照射量,可以理解为在水介质中某一小体积单元,用空气替代后测得的照射量,称为水中某点的照射量。需要说明的是,照射量的定义只适用于 X(γ)能量在几千电子伏到几百万电子伏的范围内。单位时间内的照射量称为**照射率**,单位用 $\mathrm{C \cdot (kg \cdot s)^{-1}}$ 或 $\mathrm{R \cdot s^{-1}}$ 表示。

2. 吸收剂量

单位质量的物质所吸收到的辐射能量称为吸收剂量(absorbed dose),常用 D 表示。它是电离辐射授予某一体积之中物质的平均能量 $\mathrm{d}E$ 与该体积之中物质质量 $\mathrm{d}m$ 的比值,即

$$D = \mathrm{d}E/\mathrm{d}m \tag{15.24}$$

吸收剂量的单位为**戈瑞**[①](Gy),$1\,\mathrm{Gy} = 1\,\mathrm{J \cdot kg^{-1}}$,曾用单位为**拉德**(rad),$1\,\mathrm{Gy} = 100\,\mathrm{rad}$,它是衡量单位质量受照射物质吸收辐射能量多少的一个物理量,在辐射效应的研究中极为重要。吸收剂量适用于任何类型和任何能量的电离辐射,并适用于受照射的任何物质。由于在同样照射条件下,不同物质(如骨和软组织)吸收辐射能量的本领有差异,所以在谈及吸收剂量时,应该说明辐射类型、物质种类和照射位置。单位时间内的吸收剂量称为**吸收剂量率**,单位为 $\mathrm{Gy \cdot s^{-1}}$。

3. 当量剂量

由于不同种类、不同能量的射线释放出的能量在组织中的分布有明显的差异,因此在吸收剂量相同的情况下,种类、能量不同的射线所产生的生物效应也有明显的差别。**当量剂量**(equivalent dose)表示各种射线或粒子被吸收后引起生物效应的程度或对生物组织的危险程度。当量剂量 H_T 等于某一组织或器官 T 所接受的平均吸收剂量 $D_{T,R}$ 与**辐射权重因子**(radiation weighting factor)w_R 的乘积,即

---

① 戈瑞(L. H. Gray),1905～1965,又称戈雷,英国物理学家,前国际辐射单位与度量委员会(ICRU)副主席。

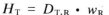

$$H_T = D_{T,R} \cdot w_R \qquad (15.25)$$

H_T 的单位为**希沃特**[①](Sv),又称为西沃特,$1\,\mathrm{Sv} = 1\,\mathrm{J} \cdot \mathrm{kg}^{-1}$,曾用单位为**雷姆**(rem),$1\,\mathrm{rem} = 0.01\,\mathrm{Sv}$。当量剂量与吸收剂量的量纲相同,但物理意义不同:吸收剂量反映的是单位物质对辐射所吸收的平均能量,它对任何物质都相同;而当量剂量只适用于人和生物体,是反映辐射对人体损伤程度的物理量。表 15.2 列出了几种射线的辐射权重因子。

表 15.2　不同射线的辐射权重因子

射线种类及能量范围		辐射权重因子 w_R
X(γ)射线		1
β^- 和 β^+ 射线		1
中子	能量$<$10 eV	5
	100 eV$\sim$2 MeV	20
	2$\sim$20 MeV	10
	$>$20 MeV	5
质子$>$2 MeV		5
α 粒子,重核		20

15.4.2　辐射防护

放射性核素在医学等领域的广泛应用,使接触放射性核素的人日益增多,因此在使用、保存和清除放射性废料时,都应采取相应的措施,以达到安全使用的目的。

1. 最大容许剂量

人在自然条件下会受到各种射线的照射,这些射线来自宇宙和地球上的放射性物质,可见受到一定剂量射线照射并不影响人体的健康。国际上规定经过长期积累或一次性照射后,对机体既无损害又不发生遗传危害的最大照射剂量,称为**最大容许剂量**(maximum permissible dose,MPD)。对这一剂量各国规定并不完全相同,我国现行规定的 MPD 为每年不超过 50 mSv。放射性工作地区附近居民不得超过 $50\,\mu\mathrm{Sv} \cdot \mathrm{d}^{-1}$,一般居民还应更低,但医疗照射不受这个限制。

---

① 希沃特(R. Sievert),1895~1966,又称西沃特,瑞典数学和生物物理学家,国际放射防护委员会(ICRP)前任主席。

2．外照射防护

放射源在体外对人体进行的照射称为**外照射**。人体接受外照射的剂量与离放射源的距离及照射时间有关。因此与放射性核素接触的工作人员，应尽可能利用远距离的操作工具，并减少在放射源附近停留的时间。此外，在放射源与工作人员之间应设置屏蔽，以减弱放射性强度。

对于 α 射线，因其贯穿本领低、射程短，故工作时只要戴上手套就能进行有效防护。

对于 β 射线，除利用距离防护和时间防护外，注意使用的屏蔽物质不宜用高原子序数的材料，以避免由于轫致辐射产生大量光子，一般可采用有机玻璃、铝等中等原子序数的物质作为屏蔽材料。

对于 X(γ)射线，因其穿透能力强，故应采用高原子序数的物质，如铅衣、铅和混凝土等作为屏蔽材料。

3．内照射防护

将放射性核素注入体内进行照射称为**内照射**。由于 α 射线在体内的比电离较高，因此其造成的损害比 β 射线、γ 射线都要严重。因此除出于介入疗法或诊断的需要必须向体内引入放射性核素外，任何内照射都应尽量避免。这就要求使用放射性核素的单位制定严格的规章制度，对接触人员的一切行为进行规范，以防止放射性物质进入体内。

放射损伤是指机体受电离辐射而产生的各种类型和不同程度的有害效应。轻者对生命无明显影响或只发生某种功能变化，较重者造成不同程度的损伤，严重者导致死亡。临床上把可观察到的放射损伤统称放射性疾病。放射损伤的临床表现如下：

（1）受到贯穿电离辐射源的全身照射后，其典型过程是：初期症状是恶心、呕吐、疲劳，还可能发烧及腹泻等，然后是时间长短不同的假愈期，接着是极期，特征是出现感染、出血和胃肠症状。

（2）局部照射，随受照射的剂量的不同在受照区可能产生红斑、水肿、干脱皮、起水泡、疼痛、坏死、脱发等现象和症状。局部皮肤损伤随时间慢慢发生变化，通常是几周到几个月，可能变得很疼，常规方法难以治疗。

（3）部分身体照射后会导致上述不同症状的综合症状，其类型和严重性取决于身体受照射部分所受剂量和受照射部位大小。其他症状可能与所涉及的组织和器官的位置有关。

（4）摄入放射性物质造成体内污染的患者通常没有早期症状，除非摄入量很高，这种情况极为罕见。

15.4.3 放射性核素的医学应用

原子核技术在医学诊断、治疗机基础医学研究等领域都得到了广泛应用。

1. 肿瘤放射治疗

肿瘤放射治疗(radiation oncology)简称**放疗**,是治疗肿瘤的一种有效的物理疗法。它是利用 X(γ)、β 等射线通过机体时会对机体组织产生破坏作用,来达到治疗肿瘤的目的。从射线的照射方式进行分类可分为外照射、近距离照射和内照射。如将放射源密封直接放入人体的内腔,如食管、宫颈、直肠等部位进行照射,称为**近距离照射**;利用人体某些组织或器官对某种放射性核素的选择性吸收,将该放射性核素注入体内进行治疗,称为内照射,如^{131}I 注入体内,会很快集中到甲状腺,利用它发射的 β 射线将甲状腺组织的癌细胞杀死,以达到治疗甲状腺癌的作用。外照射是在体外通过电子直线加速器等装置发射 X 射线对肿瘤组织进行的照射治疗。X 射线是在高速电子轰击靶物质时产生的。能量为几百千伏的 X 射线可由 X 射线管提供。低能 X 射线的穿透能力较差,皮肤吸收的剂量较高,目前很少使用。而若要产生更高能量的 X 射线,就需要使用医用电子直线加速器。用加速器产生的高速电子(2~50 MeV)轰击靶物质可以产生高能 X 射线,也可以直接使用高能电子束进行肿瘤治疗。

高能 X 射线和高能电子束具有皮肤剂量低、能谱分布好等特点。临床使用经验表明能量为 6 MeV 的 X 射线可满足约 80%深部肿瘤的治疗要求,因此 6 MeV 的 X 射线直线加速器将是今后肿瘤放射治疗的主流机型。而对某些较深部位(如腹部)的肿瘤,使用较高能量的 X 射线(16~18 MeV)仍有一定的优点。由于高能电子束的物理特点适用于治疗较浅的偏位肿瘤(如乳腺癌),以能量为 4~20 MeV 的高能电子束治疗靶区后缘深度为 1~6 cm 的肿瘤效果较好。为改善肿瘤(靶区)与周围正常组织和器官的剂量分布,应使照射高剂量区剂量分布的形状在三维方向上与肿瘤形状一致。进行多野照射或单野绕病人旋转照射,同时调整照射野的束流形状和强度分布,既可以提高靶区的照射剂量又避免了对周围正常组织的损伤,达到尽可能杀死肿瘤组织并保护周围正常组织的目的。

2. 放射诊断

放射诊断主要是指**放射性核素成像**,简称**核素成像**(radionuclied imaging, RI),它是一种利用放射性核素示踪方法显示人体内部结构、功能的医学影像技术。由于体内不同组织和脏器对某些化合物具有选择性吸收的特点,故选用不同的放射性核素制成的标记化合物注入体内后,可以使放射性核素在体内各部位按吸收程度进行分布。在体外用探测器对核素放出的射线进行跟踪,以获得反映放射性核素在体内的浓度分布及其随时间变化的图像。借助这种影像技术可以了解各种组织、脏器对药物的选择吸收,正常组织与病变组织的吸收差异,血液循环情况对药物吸收的影响等,医生可以根据图像反映出的组织占位性病变和功能性变化进行临床诊断。

核素成像仪器早期有 γ 照相机,目前临床使用最多的是发射型计算机断层成像(emission computed tomography,ECT)。ECT 可分为单光子发射型计算机断层成像(single photon emission computed tomography,SPECT)和正电子发射型计算机断层成像(positron emission tomography,PET)。

SPECT 是用环绕人体的探测器分别记录体内放射性核素向各个方向发射出的射线强度,经过计算机处理得到人体内某一断层面上放射性核素分布的断层图像。SPECT 图像可以描绘出人体内组织和脏器断层中放射性核素的浓度分布,但这种分布无法显示断层的解剖学形态,而能反映组织、脏器与放射性核素相关的生理、生化过程。SPECT 常用的放射性标记物主要有 ^{99m}Tc,^{201}Tl,^{131}I,^{67}Ga 等能产生 γ 射线的核素。SPECT 的应用可以测量病变的大小、范围和脏器的体积,定量分析放射性在脏器内的分布等。

PET 的基本原理是将 β^+ 放射性核素注入体内,在体外探测其发射出的正电子与体内负电子产生湮没时发射的光子,从而确定放射性核素在体内的位置及其分布,并实现断层成像。PET 是通过跟踪技术将具有选择性吸收的 β^+ 放射性核素或其标记化合物引入体内某些特定的脏器或病变部位,根据探测正电子在体内器官湮没而辐射到体表的光子,由计算机处理重建图像,以反映机体内生理、生化等功能的变化。PET 使用的标记化合物有肿瘤成像药物 ^{18}F 标记的脱氧葡萄糖 $^{18}F-DG$,测定糖代谢的 $^{11}C-DG$,测定血流量的 $^{13}NH_3$,$C^{15}O_2$,测定血容量的 $C^{15}O$,测定蛋白质合成的 ^{11}C-蛋氨酸等,其中 C,N,O,F 是构成人体组织的基本元素,它们在体内的代谢、生化反应和稳定性元素一样,将这些标记化合物注入体内后,用 PET 即可记录到有关组织、脏器的摄取、吸收、分泌、代谢、排泄等一系列生理和生化反应过程。因此 PET 所提供的图像反映的是人体的生理、病理及功能的状况。又由于PET 所使用的核素半衰期非常短,可以注入较大的剂量,而人体接受的辐射剂量却相对较小,这就有利于提高图像的对比度和空间分辨能力。PET 除了能对肿瘤进行早期诊断外,由于能探测 C,N,O 等标记的化合物,还是研究生命现象的重要手段,可以用图像的形式来反映人体在生理条件下的血流量、血容量、耗氧量、糖代谢、蛋白质合成及受体的分布和功能。PET 有可能将人的思维、行为和脑化学联系起来探讨、解释和定位人脑的功能活动。对于许多精神、感情、功能及运动障碍等功能性疾病,PET 具有理论意义和实用价值。将反映解剖学形态的X-CT图像与反映代谢等功能变化的 PET 图像进行融合,可以使两种技术互相补充,进而更加全面、客观地反映疾病的本质。

3. 放射性示踪剂

放射性核素作为示踪原子是指一种元素的各种同位素都有相同的化学性质,它们在机体内的分布、转移和代谢都是一样的。如要研究某一种元素在机体内的情况,只要在这种元素中掺入少量该元素的放射性核素,这些放射性核素在体内参与各种过程的变化,然后借助它们放出的射线,在体外探查该元素的行踪,这种方法称为示踪原子法。引入的放射性核素称为标记原子或示踪原子(tracer atom),即使该元素无形中带上一种特殊的标记,以便于对它从体外进行追踪。如将经放射性核素标记的药物引入体内,根据放射性药物聚集在体内某些脏器、参与代谢过程和流经某一通道,然后根据它发出的射线在体外探测其分布、聚集和流通量,可以作为诊断疾病的重要依据。示踪原子方法的灵敏度很高,一般的光谱分析方法可检测出 10^{-9} g 的物质,而放射性示踪原子方法能检测出 $10^{-14} \sim 10^{-18}$ g 的放射性物质。

临床上的示踪诊断应用日益广泛,如应用^{131}I标记的马尿酸作为示踪剂,静脉注射后通过肾图仪标记出肾区放射性活度随时间变化的情况,可以反映肾动脉血流、肾小管分泌功能和尿路排泄情况。又如胶体^{198}Au 被注射到体内后,将通过血运而集积在肝脏内,但不能进入肝肿瘤中,从体外探测^{198}Au 发出的 γ 射线可以了解^{198}Au 在肝脏内的分布情况,确定病变的位置和大小,为肝癌的诊断提供依据。

(1)体外标本测量。它是将放射性药物引入体内,然后取其血、尿、粪或活体组织等样品,测试其放射性活度。如口服维生素 B_{12} 示踪剂,通过测定尿液排出的放射性活度,可以间接量度胃肠道吸收维生素 B_{12} 的情况。

(2)放射自显影。放射性核素发出的射线能使胶片感光,利用胶片来探测和记录放射性核素分布的方法称为放射自显影,它是追踪标记药物或代谢物在体内去向的一种有效方法。如把细胞培养在含有放射性脱氧核糖核酸(DNA)的水中,就可以把细胞内的染色体标记上放射性核素,通过放射自显影可观察到染色体分裂过程中 DNA 的变化细节。

示踪原子法的优点是灵敏度高,可在生理条件下研究物质在机体内的活动规律,而且简单易行。

知识拓展

放射性测定年代

在地质和考古工作中,可以利用放射性衰变的半衰期来推断地层或古代文物的年代,如已知铀系的最终产物是 ^{206}Pb,根据目前岩石中 ^{238}U 和 ^{206}Pb 的含量比,由铀的半衰期即可估算该地层的年龄;利用生物遗骸中同位素 ^{14}C 与 ^{12}C 的含量比可推断生物死亡和文物的年代,等等。

来自地球外的宇宙线中含有大量质子,这些质子射入大气层后与大气层中的原子核进行反应,产生许多次级中子。次级中子又与大气中的氮(^{14}N)进行反应而产生放射性核素 ^{14}C:

$$n + {}^{14}N \longrightarrow {}^{14}C + p\,{}^{14}C$$

自发地进行 β 衰变:

$$^{14}C \longrightarrow {}^{14}N + e^-$$

下面介绍同位素 ^{14}C 测定考古年代的原理。

半衰期为 5 730 a。由于宇宙线中的质子流是恒定的,大气的组成也是恒定的,从而次级中子流也是恒定的,这使得 ^{14}C 的产生率保持恒定。经过相当长时间后,^{14}C 的产生和衰变达到平衡,其数目保持不变。在大气中还存在着大量的稳定核素 ^{12}C,根据实验测定,大气中 ^{14}C 与 ^{12}C 数目之比为 1.3×10^{-12},这个比例基本上与纬度无关。

植物吸收空气中的 CO_2(其中包含 ^{14}C 和 ^{12}C 两种同位素),动物又以植物为食物,通过食物链和新陈代谢,动植物和大气中的碳经常进行着交换,所以生物体内 ^{14}C 和 ^{12}C 的比例与大气中的一样。当生物体死亡后,它不再吸收 CO_2,于是生物遗骸中的这个比例因 ^{14}C 的衰变而减少。这样,就可以从生物遗骸中 ^{14}C 与 ^{12}C 的比例或 ^{14}C 的放射性活度以及 ^{14}C 的半衰期确定遗骸的年代,这种方法称为 ^{14}C 鉴年法。因受 ^{14}C 半衰期的限制,此法测定年代的范围在 100~30 000 年之间比较准确。^{14}C 鉴年法的先驱利比(W. F. Libby)因此于 1960 年获得诺贝尔化学奖。

例如,我们发现了古代墓葬中的一块骸骨,从这块骸骨中分离出 100 g 碳,测得样品中 ^{14}C 的放射性活度 A 为 15 Bq,则根据式(15.19)得

$$t = -\frac{1}{\lambda} \ln \frac{A}{\lambda N_0}$$

式中,N_0 为墓主死亡时骸骨 100 g 碳中含 ^{14}C 原子的数目:

$$N_0 = \left(\frac{^{14}\text{C}}{^{12}\text{C}}\right)_{\text{大气}} \times \frac{100\,\text{g} \times N_A}{\text{碳的克分子量}} = 1.3 \times 10^{-12} \times \frac{100 \times 6.022 \times 10^{23}}{12}$$
$$= 6.5 \times 10^{12}$$

式中，λ 为 ^{14}C 的衰变常量。由式(15.14)得 $\lambda = \ln 2 / T$。将 $T = 5\,730\,\text{a}$ 及 N_0 代入上式，可得墓主死亡距今的年代为

$$t = -\frac{5\,730}{0.693} \ln \frac{15 \times 5\,730 \times 365 \times 24 \times 60 \times 60}{0.693 \times 6.5 \times 10^{12}} = 4\,200\,\text{a}$$

也可以利用加速器质谱分析确定骸骨中 ^{14}C 与 ^{12}C 的比例，根据

$$\left(\frac{^{14}\text{C}}{^{12}\text{C}}\right)_{\text{样品}} = \left(\frac{^{14}\text{C}}{^{12}\text{C}}\right)_{\text{大气}} \exp(-\lambda t)$$

可得

$$t = \frac{1}{\lambda}\left[\ln\left(\frac{^{14}\text{C}}{^{12}\text{C}}\right)_{\text{样品}} - \ln\left(\frac{^{14}\text{C}}{^{12}\text{C}}\right)_{\text{大气}}\right] = \frac{T}{\ln 2}\left[\ln\left(\frac{^{14}\text{C}}{^{12}\text{C}}\right)_{\text{样品}} - \ln\left(\frac{1.3}{10^{12}}\right)\right]$$

这种方法只需几十微克样品。

习 题 15

习题 15 解答

1. 计算两个 ^{2}H 原子核结合成一个 ^{4}He 原子核时释放的能量(以 MeV 为单位)。

(23.85 MeV)

2. 两个氢原子结合成氢分子时释放的能量为 4.73 eV，试计算由此发生的质量亏损，并计算 1 mol 氢分子的结合能。 $(5.08 \times 10^{-9}\,\text{u}, 4.56 \times 10^{5}\,\text{J} \cdot \text{mol}^{-1})$

3. 试计算氘核和氦原子核的结合能和平均结合能。

(氘：2.22 MeV，1.11 MeV；氦：28.30 MeV，7.07 MeV)

4. ^{32}P 的半衰期是 14.3 d，试计算它的衰变常量 λ 和平均寿命，1 μg 纯 ^{32}P 的放射性活度是多少？

$(4.85 \times 10^{-2}\,\text{d}^{-1}, 20.6\,\text{d}, 1.06 \times 10^{10}\,\text{Bq})$

5. ^{131}I 的半衰期是 8.04 d，问在 12 日上午 9:00 测量时为 5.6×10^{8} Bq 的 ^{131}I，到同月30日下午 3:00，放射性活度还有多少？ $(1.16 \times 10^{8}\,\text{Bq})$

6. 利用 ^{131}I 的溶液做甲状腺扫描，在溶液出厂时只需注射 0.5 mL 就够了(^{131}I 的半衰期

为 8.04 d)。如果溶液出厂后贮存了 11 d,做同样扫描需注射多少溶液? (1.29 mL)

7. 一个含 ^{3}H 样品的放射性活度为 3.7×10^2 Bq,问样品中 ^{3}H 的含量有多少克? (已知 ^{3}H 的半衰期为 12.33 a) $(1.03\times10^{-12}$ g)

8. 设例 15.1 中的 ^{60}Co 源初装时不含任何杂质,试计算其质量。 (5.35 g)

9. 某患者口服 ^{131}I 治疗甲状腺功能亢进症,设每克甲状腺实际吸收 100 μCi 的 ^{131}I,其有效半衰期约为 5 d(这里所说的有效半衰期就是包括衰变和排泄过程,使体内放射性减少一半的时间),衰变时发出的 β 射线的平均能量为 200 keV,全部在甲状腺内吸收,γ 射线的吸收可忽略,试计算甲状腺接受的吸收剂量。 (73.8 Gy)

10. 两种放射性核素的半衰期分别为 8 d 和 6 h,设含这两种放射性药物的放射性活度相同,问其中放射性物质的摩尔数相差多少倍? (32 倍)

11. 已知 U_3O_8 中的铀为放射性核素 ^{238}U,今有 5.0 g U_3O_8,试求其放射性活度。(已知 ^{238}U 的半衰期为 4.47×10^9 a) $(5.27\times10^4$ Bq)

12. ^{226}Ra 和 ^{222}Rn 原子质量分别为 226.025 36 u 和 222.017 53 u,^{4}He 的原子质量为 4.002 603 u,问 ^{226}Ra 衰变为 ^{222}Rn 时衰变能 Q 为多大? (4.869 MeV)

13. 各种元素对于 X 射线的质量衰减系数近似满足 $\mu_m = KZ^a\lambda^a$。其中 K,α 大致是一个常量,Z 是吸收物质的原子序数,λ 为射线波长。由此式可以得到哪些有意义的结论?

14. $\alpha,\beta,\gamma(X)$ 射线的基本粒子分别是什么? 如何防护 $\alpha,\beta,\gamma(X)$ 射线?

15. α,β 和 γ 衰变所释放粒子的能量分别是分立还是连续的? 原因是什么?

16. 核衰变过程应遵循哪些守恒定律?

17. 带电粒子射线穿过物质时的能量损失方式主要有哪些?

18. 什么是当量剂量? 其大小取决于什么?

19. 光电效应的原理是什么? 要产生光电效应,对于入射光的频率应有何要求? 简述哪两个因素决定光电流大小。

20. 国际上规定经过长期积累或一次性照射后,对肌体既无损害又不发生遗传危害的最大允许剂量(MPD)为多少? 安全剂量又是多少?

第 **16** 章
热力学基础

引例

1. 弹簧振子是不是孤立系统?

2. 电冰箱是怎么制冷的?

热力学(thermodynamics)是从能量的角度研究与热运动有关的各种现象的科学。热力学第一定律是有关热力学过程中的能量转换和守恒的定律,热力学第二定律是有关热力学过程中的方向和条件的定律。热力学的研究方法不涉及物质的微观结构和过程,仅从少数宏观参量的变化来推断和解释一些实验结果,特别适用于对复杂生命系统的分析。

16.1 热力学的一些基本概念

16.1.1 热力学系统

在热力学中把研究对象称为**热力学系统**(thermodynamic system),简称系统。系统以外能够影响系统的所有物体称为系统的**外界物体**或环境(surroundings)。与环境没有能量交换也没有物质交换的系统称为**孤立系统**(isolated system)。严格来说,自然界中并不存在孤立系统,因为任何一个系统都会或多或少地受到外界的影响,但存在近似于孤立系统的系统。与外界有能量交换但没有物质交换的系统称为**封闭系统**(closed system)。与外界既有能量交换又有物质交换的系统称为**开放系统**(open system),生物体都属于开放系统,它不断与环境交换着物质和能量。

16.1.2　准静态过程

第 5 章分子动理论中指出,对于一定质量的气体,当它的密度、温度、压强达到均匀状态时称为**平衡态**,其中表征系统状态的物理量称为**状态参量**(即自变量),随状态参量变化的量称为**状态函数**(即因变量),简称"**态函数**"(state function)。态函数的特点是当系统从一个态转变为另一个态时,其值的变化只取决于这一转变的始态和终态,而与所经历的路径无关。对处于平衡态的理想气体来说,态参量 P, V, T 中只有两个是独立的,理想气体的态参量 P, V, T 之间服从方程 $PV = (M/\mu)RT$。如果 P, V 是态参量,则 T 就是态函数。所以任意两个参量值就对应一个平衡态。

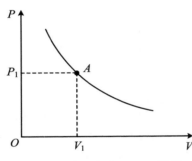

图 16.1　理想气体的 P-V 曲线

若以 P 为纵坐标,V 为横坐标,如图 16.1 所示,则 P-V 图上任何一点 $A(P_1, V_1)$ 就对应一个平衡态。非平衡态因为无均匀确定的参量,所以不能用图形表示。一个孤立系统,不论其初态如何,经过一定的时间以后,必将达到热力学平衡态,即系统的温度、压强等都达到均匀一致的状态。

系统在某一时刻的态取决于初始条件和系统所处的环境条件。当系统和外界发生相互作用时,系统的状态就会发生变化。热力学系统的态随时间的变化称为**热力学过程**(thermodynamic process),简称"过程"。如果过程所经历的所有中间状态都无限接近于平衡态,这个过程就称为**准静态过程**(quasi-static process)。图 16.1 中的曲线就代表一种准静态过程。准静态过程是一种理想过程,它实际上是不可能存在的。但如果使过程进行得非常缓慢,进行的速率趋近于零时,这个过程就趋于准静态过程。所以理想的准静态过程可以认为是实际过程的近似代表。本章讨论的过程,除非特别注明,一般都是指准静态过程。

16.2　热力学第一定律

16.2.1　功、热量、内能

热力学系统的状态可以发生变化,如传热和做功,一杯水被加热,温度升高;通过搅拌(做功)也可以使水温升高。两者方式虽然不同,但其导致的状态变化相同,这说明机械运动和热运动之间可以互相转化。传热过程中传递的能量称为热量(heat),热量和功一样也是能量转化的一种形式,一定量的功相当于一定量的热量。"传热"和"做功"虽有其等效的一面,但在本质上是不相同的。

大量事实表明,不论所经历的热力学过程怎么不同,只要系统的初、终状态确定不变,外界对系统所做的功与向系统所传递的热量的总和就是恒定不变的。如同前面为证明力做的功与路径无关而引进重力势能、电势能的概念一样,热力学系统可以引入**内能**(internal energy)的概念,内能是一个仅由系统状态决定的量,是系统中所有的分子热运动的能量和分子与分子间相互作用的势能的总和,它包括分子无规则热运动的动能、分子间的相互作用势能、化学能、原子能、核能等,但不包括系统整体运动的动能和系统与外界相互作用的势能。

功、热量和内能是三个不同的物理量,它们之间有严格的区分,但又有着密切的联系。"做功"(指机械功)是通过物体做宏观位移来完成的,它的作用之一是将物体的有规则运动转化为系统内部的无规则运动,即将机械能转化为内能。"传热"是通过分子之间的相互作用来完成的,它的作用是系统外物体分子无规则运动与系统内分子无规则运动之间的转换,从而改变系统的内能。

16.2.2 热力学第一定律

系统状态变化时,做功和传热过程可能会同时存在。假设一个系统由于与外界有能量交换而从状态Ⅰ(初态)变到状态Ⅱ(终态),内能则由 U_1 变为 U_2,在这个过程中系统吸收热量 Q,同时对外做功 A,根据能量转化和守恒定律,功、热量和内能之间应满足

$$Q = U_2 - U_1 + A \qquad (16.1)$$

式中各量的单位都用焦耳,此式就是**热力学第一定律**(first law of thermodynamics)的数学表示。这条定律说明:在任何过程中,系统从外界吸收的热量(Q),一部分用于使系统的内能增加($\Delta U = U_2 - U_1$),一部分用于系统对外做功(A)。为使式(16.1)适用于一切过程,将式中各量符号规定为:系统的内能增加时 ΔU 为正,系统对外界做功时 A 为正,系统从外界吸取热量时 Q 为正;反之皆为负。

将热力学第一定律应用于孤立系统时,系统和环境既没有热量交换($Q = 0$),又不对外做功($A = 0$),由式(16.1)可得 $\Delta U = 0$,这就是说,孤立系统内部各物体的能量可以互相传递,各种形式的能量也可以互相转化,但它们的内能不变,能量的总和不变。第2章中讨论过的做简谐振动的弹簧振子就是一个典型例子,其动能可以转化成势能,但总能量不变,这是理想模型。

如果系统状态只有微小的改变,即初、终两态相差无限小,则热力学第一定律可写为

$$dQ = dU + dA \tag{16.2}$$

热力学第一定律是能量守恒与转化定律在热力学领域内所具有的特殊形式,如果将系统的内能扩展为一切能量,则热力学第一定律就是能量守恒和转化定律。

历史上,曾经有人幻想制造一种不需要任何动力或燃料就可以不断地对外做功的机器,这种机器称为第一类永动机。热力学第一定律指出,做功必须由能量转化而来,不能无中生有地创造能量,第一类永动机违背热力学第一定律,是不可能做成的。因此,热力学第一定律也可叙述为:第一类永动机是不可能造成的。

16.3 能 量 交 换

系统所经历的过程各种各样,但最理想最简单的过程是:等体过程、等压过程、等温过程、绝热过程。

16.3.1 等体过程

等体过程(isochoric process)是指系统的体积始终保持不变,即 $dV = 0$, $A = 0$。据此,热力学第一定律可写成

$$Q = \Delta U \tag{16.3}$$

即系统从外界吸收的热量全部用来增加系统的内能。如果系统在等体过程中放热,则释放的热量等于系统内能的减少。

1 mol 的气体在等体过程中温度升高 1 K 时所吸收的热量称为**等体摩尔热容**,记作 C_V。质量为 M、摩尔质量为 μ 的气体,在等体过程中,温度升高 dT,吸收的热量为

$$dQ = dU = \frac{M}{\mu}C_V dT = nC_V dT \tag{16.4}$$

16.3.2 等压过程

等压过程(isobaric process)是指系统的压强始终保持不变,即 $dP = 0$。在等压过程中,系统对外所做的功为

$$\int_{V_1}^{V_2} P \mathrm{d}V = P(V_2 - V_1)$$

据此,热力学第一定律可写成

$$Q = \Delta U + P(V_2 - V_1) = U_2 - U_1 + PV_2 - PV_1$$
$$= (U_2 + PV_2) - (U_1 + PV_1) \qquad (16.5)$$

或

$$Q = H_2 - H_1 = \Delta H \qquad (16.6)$$

式中,$H = U + PV$ 是一个态函数,称为**焓**(enthalpy)。

式(16.5)和式(16.6)表明,在等压过程中,系统吸收的热量一部分用于增加内能,另一部分用来对外做功;或者说,系统吸收的热量全部用来增加气体的焓。由此可知,气体焓总是大于它的内能。

1 mol 的气体在等压过程中温度升高 1 K 时所吸收的热量称为**等压摩尔热容**,记作 C_P。质量为 M,摩尔质量为 μ 的气体,在等压过程中温度升高 $\mathrm{d}T$,吸收的热量为

$$\mathrm{d}Q = \frac{M}{\mu} C_P \mathrm{d}T = n C_P \mathrm{d}T \qquad (16.7)$$

由式(16.6)得

$$\mathrm{d}Q = \mathrm{d}H = n C_P \mathrm{d}T \qquad (16.8)$$

对于理想气体,由于 $PV = nRT$,所以

$$H = U + PV = n C_V T + nRT = n(C_V + R)T \qquad (16.9)$$
$$\Delta H = n(C_V + R)\Delta T$$

再由式(16.8)得

$$\Delta H = n C_P \Delta T$$

故

$$C_P = C_V + R \qquad (16.10)$$

式(16.10)称为**迈耶公式**,它表明,理想气体的等压摩尔热容等于等体摩尔热容与普适气体常量 R 之和。这是由于在等压条件下,当温度升高 1 K 时,1 mol 的气体除增加内能外,还将多消耗约 8.31 J 的热量转变为因膨胀而对外所做的功。

气体的等体摩尔热容 C_V、等压摩尔热容 C_P 与气体分子的自由度 i 有关(见 5.2.4 小节)。令 C_P 与 C_V 的比值为 γ,表 16.1 给出了几种气体的热容及 γ 值。

表 16.1 几种气体的热容及 γ 值

气体	自由度	$C_V(\text{J}\cdot\text{mol}^{-1}\cdot\text{K}^{-1})$	$C_P(\text{J}\cdot\text{mol}^{-1}\cdot\text{K}^{-1})$	$\gamma = C_P/C_V$
单原子分子	3	$\dfrac{3}{2}R \approx 12.5$	$\dfrac{5}{2}R \approx 20.8$	$\dfrac{5}{3} \approx 1.67$
刚性双原子分子	5	$\dfrac{5}{2}R \approx 20.8$	$\dfrac{7}{2}R \approx 29.1$	$\dfrac{7}{5}R = 1.40$
刚性多原子分子	6	$3R \approx 24.9$	$4R \approx 33.3$	$\dfrac{4}{3} \approx 1.33$

16.3.3 等温过程

等温过程（isothermal process）是指系统的温度始终保持不变，即 $dT = 0$，$dU = 0$。据此，热力学第一定律可写成

$$Q = A \tag{16.11}$$

这就是说，理想气体在等温膨胀时，从外界吸收的热量全部转化为对外所做的功；在等温压缩时，外界对系统所做的功全部转化为向外传递的热量。

设理想气体从自态 Ⅰ (P_1, V_1) 变到态 Ⅱ (P_2, V_2)（图 16.2），则系统对外所做的功为

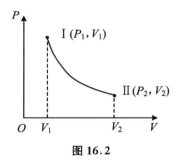

图 16.2

$$A = \int_{V_1}^{V_2} P dV = \frac{M}{\mu}RT \int_{V_1}^{V_2} \frac{dV}{V} = \frac{M}{\mu}RT\ln\frac{V_2}{V_1} \tag{16.12}$$

式中，T 为等温过程中系统的温度。当 $V_2 > V_1$ 即等温膨胀时，$A > 0$，系统对外做正功；反之，当 $V_2 < V_1$ 即等温压缩时，$A < 0$，外界对系统做正功。功的数值就等于 $P\text{-}V$ 图中曲线以下的面积（图 16.2）。

因为 $P_1 V_1 = P_2 V_2$，所以式（16.12）可以写为

$$A = \frac{M}{\mu}RT\ln\frac{P_1}{P_2} \tag{16.13}$$

16.3.4 绝热过程

绝热过程（adiabatic process）是指系统与外界没有热量交换，即 $Q = 0$。据此，热力学第一定律可以写为

$$\Delta U = -A \tag{16.14}$$

如果气体膨胀对外做功,$A>0$,则 $\Delta U<0$,气体内能减少,温度下降。所以在绝热过程中,气体对外做功是靠减少系统的内能来完成的。如果外界对系统做正功,$\Delta U>0$,则气体内能增加,温度上升。

人体是一个开放系统,它与外界之间不仅有能量交换(散失热量、对外做功),还有物质交换(摄取食物和氧,排出废料)。为了保证各个器官的正常活动、维持恒定的体温以及对外做功,人体必须从食物中获得能量。人体的能量转换服从热力学第一定律:

$$\Delta U = \Delta Q - \Delta A$$

式中,ΔU 应包括摄入的食物和体内脂肪的能量变化,假定在所考虑的时间内没有饮食和排泄,利用上式可知此时整个人体的总能量平衡。人不管是休息还是工作,总是在不停地把食物中储藏的化学能转化为其他人体必需的能量,以维持身体的各器官、组织或细胞的功能,此过程称为**分解代谢过程**。在这个过程中,内能减少,ΔU 为负。一部分分解代谢活动用于身体对外做功,一部分成为传导到体外的热量 ΔQ,所以 ΔQ 也是负的。

在生物能量学的描述中常用到 $\Delta U,\Delta Q$ 和 ΔA 随时间 t 的变化率,即

$$\frac{dU}{dt} = \frac{dQ}{dt} - \frac{dA}{dt}$$

式中,dU/dt 称为分解代谢率,dQ/dt 为产热率,dA/dt 为身体输出给外界的机械功率。输出功率 dA/dt 和散热的速率 dQ/dt 原则上都可以直接测出。分解代谢率则只能通过氧的消耗率来间接测定,因为食物在分解代谢过程中需要氧,氧的消耗率取决于分解代谢率。

人即使不做任何劳动,代谢率仍可以达到 2.93×10^5 J·h^{-1},这个代谢率称为**基础代谢率**(basal metabolic rate,BMR)。甲状腺功能异常时,基础代谢率会有 $20\%\sim70\%$ 的变化。

16.4 卡诺循环

16.4.1 循环过程和热机效率

热机(heat engine)是利用热来做功的机器,如蒸汽机、内燃机、汽轮机等。热机中被用来吸收热量并对外做功的物质称为**工作物质**。各种热机都通过重复地进行某些过程而不断地吸热来做功。为了研究热机的工作过程,引入一个新概念——循环过程。如图 16.3 所示,工作物质从 A 态出发,经历 A,C,B 过程达到

B 态,又从 B 态经历 B,C,A 过程回到 A 态,这样的过程称为**循环过程**(cycle process)。在 P-V 图上,循环过程表现为一封闭曲线。图 16.3 中,循环沿顺时针方向进行,是一个正循环。热机中所进行的过程就是类似这样的过程,其中曲线 ACB 表示吸热过程,曲线以下的面积为工作物质在膨胀过程中对外界所做的正功;曲线 BDA 表示放热过程,曲线以下的面积为工作物质在压缩过程中对外所做的负功。闭合曲线所包围的面积就是工作物质在一次循环中所做的净功。

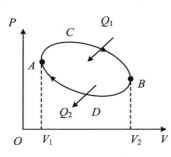

图 16.3 热机的循环过程

热机的共同特点是连续地进行循环过程,不断地对外做功。工作物质从中吸收热量的物体称为高温热源,如蒸汽机中的锅炉;工作物质对之放出热量的物质称为低温热源,如冷凝器。设热机在每一循环中,从外界吸取热量 Q_1,对外做净功 A,向外界放出热量 Q_2(只表示数值,下同),经过一个循环以后,工作物质回到原来的态,内能没有改变,则由热力学第一定律得

$$A = Q_1 - Q_2 \tag{16.15}$$

可见热机在每一循环中,由高温热源吸入的热量 Q_1 只有一部分转变为功 A,另一部分 Q_2 要传递给低温热源,这说明热转变为功是不完全的。我们把热机对外所做的净功 A 与它所吸收的热量 Q_1 的比值称为**热机的效率**,即

$$\eta = \frac{W}{Q_1} = \frac{Q_1 - Q_2}{Q_1} = 1 - \frac{Q_2}{Q_1} \tag{16.16}$$

实际上 Q_2 不能为零,所以热机的效率永远小于 1。

如果循环沿反时针方向进行,如图 16.4 所示,则称为**逆循环**(inverse cycle)。此时,外界对工作物质做净功 A,同时从低温热源吸入热量 Q_2,向高温热源放出热量 Q_1。根据热力学第一定律有

$$Q_2 + A = Q_1 \tag{16.17}$$

所以经过多次循环后,低温热源的温度就会愈来愈低,这就是冰箱、制冷机的工作原理。制冷机的效能用制冷系数 ε 表示,它的定义为

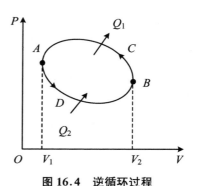

图 16.4 逆循环过程

$$\varepsilon = \frac{Q_2}{A} = \frac{Q_2}{Q_1 - Q_2} \tag{16.18}$$

16.4.2 卡诺循环及其效率

蒸汽机在 19 世纪初开始广泛使用的时候效率是非常低的,只有 3%~5%。为了提高效率,1824 年法国青年工程师卡诺提出了一种理想热机:热机的工作物质为理想气体,它只与一个高温热源(热源)和一个低温热源(冷源)交换热量,热源和冷源的温度在热机工作过程中不发生变化,并经历准静态的循环过程。这种热机后来被称为**卡诺热机**,它的循环过程称为**卡诺循环**(Carnot cycle),见图 16.5。因为是准静态过程,所以在工作物质与高温热源 T_1 接触的过程中,基本上没有温度变化,工作物质与高温热源接触而吸热的过程 AB 是一个温度为 T_1 的等温膨胀过程。同样,工作物质和低温热源 T_2 接触而放热的过程 CD 是一个等温压缩过程。因为工作物质只与两个热源交换能量,所以当工作物质脱离两个热源时所进行的过程 BC 和 DA 必然是绝热的准静态过程。总之,卡诺循环是由两个等温过程和两个绝热过程组成的。

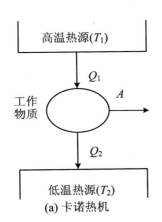

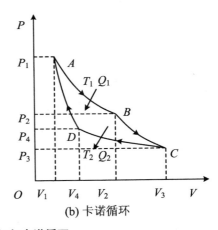

(a) 卡诺热机   (b) 卡诺循环

图 16.5 卡诺热机与卡诺循环

卡诺热机的效率计算如下。

假设热机在每一循环过程中只从热源吸热一次,向冷源放热一次,在整个循环过程中,气体的内能不变,但气体与外界通过热量传递而对外做功。若热源温度为 T_1,冷源温度为 T_2,工作物质在一个循环过程中的状态如图 16.5(b) 所示,A,B,C,D 四点的体积分别为 V_1,V_2,V_3 和 V_4。工作物质为 n mol,按照式(16.12),两个等温过程吸入和放出的热量分别为

$$Q_1 = nRT_1 \ln \frac{V_2}{V_1}, \quad Q_2 = nRT_2 \ln \frac{V_3}{V_4}$$

$$\frac{Q_2}{Q_1} = \frac{T_2}{T_1} \frac{\ln(V_3/V_4)}{\ln(V_2/V_1)}$$
(16.19)

由于 $\dfrac{V_2}{V_1} = \dfrac{V_3}{V_4}$，所以

$$\frac{Q_2}{Q_1} = \frac{T_2}{T_1}$$
(16.20)

故卡诺热机的效率为

$$\eta = 1 - \frac{Q_2}{Q_1} = 1 - \frac{T_2}{T_1}$$
(16.21)

卡诺循环指出，高温热源的温度愈高，低温热源的温度愈低，热机的效率愈大。热机的效率显然不能达到 100%，因为 T_2 不可能等于零，那么最大的可能效率又是多少呢？有关此问题的研究促成了热力学第二定律的建立。

16.5　热力学第二定律

第一类永动机被热力学第一定律否定后，历史上不少人曾试图制造另一种热机，它不断地完成循环动作，在每一个循环中把吸入的热量全部用来做功，即效率为 100% 的热机，这种机器称为**第二类永动机**。

热力学第一定律指明能量守恒与转换的数量关系，热力学第二定律则说明并非所有能量守恒的过程都能进行，这是因为热现象的自然过程都具有一定的方向性。

为了解决热力学过程的方向性问题，我们引入可逆过程的概念。若系统经过一定过程，从某一状态到达另一状态，又可以经过和原来完全一样的那些中间状态重新回到原来的状态，而不引起外界任何变化，则这种过程称为**可逆过程**（reversible process），否则就是一个**不可逆过程**（irreversible process）。实际上，一切自发过程都是不可逆的。

如气体自由膨胀的不可逆性，它反映的是这个系统内部发生的过程总是由热力学概率小的宏观状态向热力学概率大的宏观状态进行，而相反的过程在外界不发生任何影响的条件下是不可能实现的。因此，一孤立的热力学系统，其内部发生的过程，总是从高度有序的状态向比较无序的状态进行，由包含微观状态数目少的宏观状态向包含微观状态数目多的宏观状态进行，这就是热力学第二定律的统计意义。

工作在可逆循环状态下的热机称为**可逆热机**,反之为**不可逆热机**。卡诺循环中每个过程都是准静态过程,卡诺循环是理想的可逆循环,卡诺热机是可逆热机。1824 年,卡诺在研究热机效率的极限问题时提出了卡诺定理(Carnot theorem):

(1) 在相同的高温热源 T_1 和低温热源 T_2 之间工作的一切可逆热机,其效率都等于卡诺热机的效率,而与工作物质无关。

(2) 在相同的高温热源和低温热源之间工作的一切不可逆热机,其效率都不可能大于可逆热机的效率。

由卡诺定理可知,在高低温热源 T_1 和 T_2 之间工作的一切可逆热机的效率为

$$\eta = 1 - \frac{T_2}{T_1} \tag{16.22}$$

一切不可逆热机的效率为

$$\eta' < 1 - \frac{T_2}{T_1} \tag{16.23}$$

16.6　熵

开尔文根据卡诺定理建立了热力学温标,而克劳修斯根据卡诺定理引入了熵的概念,建立了热力学第二定律的数学形式。

16.6.1　克劳修斯等式

对于卡诺热机,其效率为

$$\eta = 1 - \frac{Q_2}{Q_1} = 1 - \frac{T_2}{T_1}$$

即

$$\frac{Q_2}{Q_1} = \frac{T_2}{T_1}$$

由此变换得

$$\frac{Q_1}{T_1} = \frac{Q_2}{T_2} \tag{16.24}$$

即

$$\frac{Q_1}{T_1} + \frac{Q_2}{T_2} = 0 \tag{16.25}$$

上式中 Q_1 表示吸收的热量,Q_2 表示放出的热量,且均取绝对值,Q/T 称为**热**

温比。

考虑卡诺循环中的两个绝热过程，$Q=0$，从而相应有 $Q/T=0$，因此可以把式 (16.25) 理解为：在卡诺热机中的工作物质从某个初态出发，经历了一个循环又回到原来的状态后，量 Q/T 在整个卡诺循环的四个过程中之和为零。

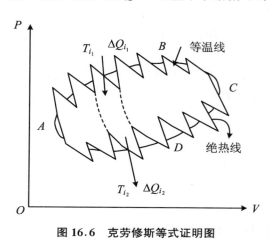

图 16.6　克劳修斯等式证明图

把这个结论推广到一切可逆循环过程，如图 16.6 所示，任意可逆循环 $ABCDA$，可看成是由许多小卡诺循环所组成的，这些小卡诺循环都是可逆的，且都是正循环。从图中可以看出任意两个相邻的小卡诺循环的绝热线大部分都是共同的，但进行的方向正好相反，从而效果相互抵消。因此，所有小卡诺循环的总效果就相当于图中锯齿形路径所表示的循环过程。根据式 (16.25)，对于任意一个可逆小卡诺循环均有

$$\frac{Q_{i1}}{T_{i1}} + \frac{Q_{i2}}{T_{i2}} = 0$$

对所有小卡诺循环求和，得

$$\sum_{i=1}^{n} \left(\frac{\Delta Q_{i_1}}{T_{i_1}} + \frac{\Delta Q_{i_2}}{T_{i_2}} \right)$$

如果小卡诺循环为无限小，循环的数目 $n \to \infty$，则锯齿形路径就趋近于原来的可逆循环过程，这时有

$$\oint \frac{\mathrm{d}Q}{T} = \sum_{i=1}^{\infty} \frac{\Delta Q_i}{T_i} = 0 \tag{16.26}$$

式 (16.26) 称为克劳修斯等式。它说明在任一可逆循环过程中，热温比的总和等于零。

16.6.2　熵的概念

图 16.7 是 $P\text{-}V$ 图上的任一闭合曲线，A 和 B 是曲线上任选的两点，代表两个平衡态，闭合曲线被 A，B 分为两段，一段从 A 经路径 1 到达 B，另一段从 B 经路径 2 回到 A，构成一个可逆循环过程。根据克劳修斯等式，有

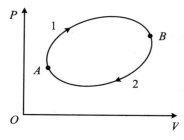

图 16.7　可逆循环过程

$$\oint \frac{\mathrm{d}Q}{T} = \int_{A}^{B}\!\!\!{}_{1} \frac{\mathrm{d}Q}{T} + \int_{B}^{A}\!\!\!{}_{2} \frac{\mathrm{d}Q}{T} = 0$$

即

$$\int_{A}^{B}\!\!\!{}_{1} \frac{\mathrm{d}Q}{T} - \int_{A}^{B}\!\!\!{}_{2} \frac{\mathrm{d}Q}{T} = 0$$

或

$$\int_{A}^{B}\!\!\!{}_{1} \frac{\mathrm{d}Q}{T} = \int_{A}^{B}\!\!\!{}_{2} \frac{\mathrm{d}Q}{T} \tag{16.27}$$

这说明积分 $\int_{A}^{B} \frac{\mathrm{d}Q}{T}$ 只取决于系统的初态和终态,与所经历的路径无关。因而又可以引入一个态函数,当系统从 A 状态经过任一可逆过程变到 B 状态时,该函数的增量用积分 $\int_{A}^{B} \frac{\mathrm{d}Q}{T}$ 来量度,这个态函数称为**熵**(entropy),用符号 S 表示,单位为 J·K^{-1}。这一定义最早由克劳修斯提出,也被称为**克劳修斯熵**。热力学系统经历一个可逆过程自 A 状态变到 B 状态时,熵的增量(熵变)为

$$S_B - S_A = \int_{A}^{B} \frac{\mathrm{d}Q}{T} \tag{16.28}$$

而对于无限小的可逆过程,则有

$$\mathrm{d}S = \frac{\mathrm{d}Q}{T} \tag{16.29}$$

用积分 $\int_{A}^{B} \frac{\mathrm{d}Q}{T}$ 求系统的熵变时,要注意积分对应的必须是一个可逆过程。如果系统由初态经历一个不可逆过程到达终态,那么要设计一个连接同样初、终两态的可逆过程来求积分 $\int_{A}^{B} \frac{\mathrm{d}Q}{T}$,从而计算出熵变。一个系统如果是由一些分系统组成的,则总熵变等于各分系统熵变的和。

1877 年,玻尔兹曼用统计理论建立了熵与热力学概率 P 之间的关系:

$$S = k\ln P \tag{16.30}$$

式中,k 是玻尔兹曼常量。这一定义称为**玻尔兹曼熵**。熵的单位与玻尔兹曼常量相同,都是 J·K^{-1}。玻尔兹曼熵公式是物理学中最重要的公式之一。它说明,系统处于某一热平衡态的熵取决于它的热力学概率 P(所包含的微观态数),P 越大,即系统内微观粒子的无序程度越大,熵就越大。熵是微观粒子无序性的量度。平衡态对应的热力学概率 P 极大,它的熵也取极大值。如一定量的同种物质,气态熵>液态熵>固态熵,其混乱度的关系也是如此。

16.6.3　熵增加原理与能量退降

对于不可逆循环,由卡诺定理可知,其效率为

$$\eta' = 1 - \frac{Q_2}{Q_1} \leqslant 1 - \frac{T_2}{T_1}$$

即

$$\frac{Q_2}{T_2} \geqslant \frac{Q_1}{T_1}$$

等号仅对可逆循环成立。采用热力学第一定律中对 Q 的符号规定,则上式改写为

$$\frac{Q_2}{T_2} + \frac{Q_1}{T_1} \leqslant 0 \tag{16.31}$$

上式表明,不可逆循环的热温比的和不大于零。

对于一般的循环过程,式(16.40)可进一步推广为

$$\oint \frac{\mathrm{d}Q}{T} \leqslant 0 \tag{16.32}$$

上式称为克劳修斯不等式。上式取等号表示可逆循环;上式取不等号表示不可逆循环。

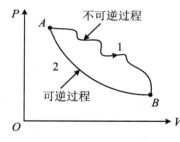

图 16.8　不可逆循环过程

一个任意的不可逆过程可用图 16.8 中的过程 1 表示,假设有一个任意可逆过程正好能使物体由终态 B 回到初态 A,如图 16.8 中的过程 2,则 1,2 构成不可逆循环,根据式(16.32)有

$$\oint \frac{\mathrm{d}Q}{T} = \int_A^B \frac{\mathrm{d}Q}{T} + \int_B^A \frac{\mathrm{d}Q}{T} \leqslant 0$$

即

$$\int_A^B \frac{\mathrm{d}Q}{T} + S_A - S_B \leqslant 0$$

因此有

$$S_B - S_A \geqslant \int_A^B \frac{\mathrm{d}Q}{T} \tag{16.33}$$

对于微过程,则有

$$\mathrm{d}S \geqslant \frac{\mathrm{d}Q}{T} \tag{16.34}$$

由上述可知,热力学系统的熵变在可逆过程中等于系统所吸收的热量与热源温度的比值;不可逆过程中则大于这个比值。

把热力学第一、第二定律结合起来,即 $\mathrm{d}Q = \mathrm{d}U + \mathrm{d}A$ 和式(16.34)结合起来,

可得

$$T\mathrm{d}S \geqslant \mathrm{d}U + \mathrm{d}W \tag{16.35}$$

此式为热力学的基本方程。

在式(16.34)中,如果热力学过程是绝热的,则 $\mathrm{d}Q = 0$,得

$$\mathrm{d}S \geqslant 0 \tag{16.36}$$

即绝热过程中,系统的熵 S 永不减少。对于可逆绝热过程,系统的熵不变;对于不可逆绝热过程,系统的熵总是增加的,这个结论称为**熵增加原理**(principle of entropy increase)。熵增加原理说明了热力学过程进行的方向:不可逆绝热过程总是向着熵增加的方向进行,可逆绝热过程则是沿着等熵路径进行。一个孤立系统中进行的任何过程都是绝热过程,其熵永不减少。

熵增加和不可逆过程造成的后果是能量的品质下降。我们来讨论有限温差热传导过程。设两物体 A,B 的温度分别为 T_A 和 T_B,且 $T_A > T_B$。当它们刚接触后,发生一不可逆传热过程,使热量 $|\mathrm{d}Q|$ 由 A 传向 B。这份能量 $|\mathrm{d}Q|$ 原来在 A 内,借助温度为 T_0 的热源($T_A > T_B > T_0$),利用卡诺热机从 A 中吸出 $|\mathrm{d}Q|$ 可以做功的最大值为

$$A_1 = |\mathrm{d}Q| \eta_c = |\mathrm{d}Q| \left(1 - \frac{T_0}{T_A}\right)$$

传热过程后,$|\mathrm{d}Q|$ 到了 B 内,这时利用它能做的功的最大值变成

$$A_2 = |\mathrm{d}Q| \left(1 - \frac{T_0}{T_B}\right)$$

前后相比,可转化为功的能量减少,其数量为

$$E_\mathrm{d} = A_1 - A_2 = |\mathrm{d}Q| T_0 \left(\frac{1}{T_B} - \frac{1}{T_A}\right)$$

经过不可逆的传热过程,A,B 构成的系统的熵的增量为

$$\mathrm{d}S = |\mathrm{d}Q| \left(\frac{1}{T_B} - \frac{1}{T_A}\right)$$

比较上面两式得

$$E_\mathrm{d} = T_0 \mathrm{d}S \tag{16.37}$$

由此可见,在能量的利用上,不可逆过程造成的后果总是使一定的能量 E_d 从能做功的形式变为不能做功的形式,能量的品质下降,而且 E_d 的大小和不可逆过程引起的熵的增加成正比,这种现象称为**能量退降**(degradation of energy)。一切不可逆过程虽然不能“消灭”能量,但总要或多或少地使一部分能量变成不能做功的形式。

孤立系统中熵的增加伴随着系统无序程度的增加,但自然界也会有许多从无序到有序的现象。各种生物都是由细胞按精确规律组成的高度有序结构。在生物

生长过程中,不断地有细胞死亡,也不断地把相对混乱无序的原子、分子组成新的有序的蛋白质和细胞。在生物进化过程中,生物都是经过漫长的时间由简单到复杂、由低级到高级、由较为有序向更加有序的方向发展。生命过程中的这种从无序到有序的现象,称为**自组织现象**(self-organization phenomenon)。生命过程实际上就是生物体持续进行的自组织过程。

知识拓展

信息熵与遗传

生物体自组织过程是不违反热力学第二定律的,热力学系统中的自发过程都是从有序向无序方向转化的,但这是针对孤立系统来说的。人体是一个与外界既有能量交换又有物质交换的开放系统,而且远离平衡状态。自组织过程是生命系统内不平衡的表现,而且不会达到平衡。一旦达到平衡而有序状态消失时,生命也就终止了。这种在远离平衡情况下系统出现的稳定有序的结构被称为**耗散结构**(dissipative structure)。从熵增加原理看,要保持生命过程的正常进行,或使系统向更加有序的方向发展,生命系统必须开放,以使系统的熵保持不变或减少。事实上,非孤立系统熵的变化可形式地分为两部分,一部分是由系统内部的不可逆过程引起的,叫**熵产生**(entropy production),另一部分是由系统和外界交换物质和能量引起的,叫**熵流**(entropy flow)。一个系统的熵产生永不可能是负的。孤立系统内进行的过程只有熵产生,没有熵流的变化,所以熵总是增加的。而开放系统是有熵流变化的,且熵流可以是负的,视外界的作用不同,整个开放系统的熵可能减少,系统存在着由无序到有序转化的可能。维持人体有序结构所需的能量来自外界供给的食物,食物在人体内被消化吸收后,变为简单的排泄物,这一过程给生命系统带来负熵,使生命系统的熵保持不变或减少,从而维持生命的有序结构。如果把人体和它们的环境放在一起考虑,则总熵仍是增加的,因此生命过程也是遵从热力学第二定律的。

自1865年克劳修斯提出熵的概念到现在,熵的概念有了很大的发展,先后出现了统计熵(玻尔兹曼)、负熵(薛定谔)、熵流(普里高津)、广义熵等重要概念。信息论的创始人香农(C. Shannon)将玻尔兹曼熵的概念加以发展,建立了信息熵的概念。

狭义地说,信息就是消息。对事件了解得越多,信息也就越多。得到信息的过程就是消除事件不确定性的过程。比如,系统处在一定的宏观状态下有多种可能的微观状态,可供选择的可能性越多,系统的状态的不确定性也就越大。为此引入一个概念——**不确定度**(uncertainty degree)。信息往往需要以语言文字或符号系统（如音符、数学公式、编码）为载体，在没有得到任何载有信息的载体之前，我们对系统处在何种状态并不确知，如果设法计量了这个不确知的程度有多大，我们就有可能计量信息。因此信息量与不确定度有关。

信息论指出，如果一个事件有 W 个等可能性的结局，那么结局未出现前的不确定度 H 与 W 的自然对数成正比，即

$$H = K \ln W$$

香农把这种不确定度称为**信息熵**（message entropy）。信息熵反映了信息量的缺损程度，消除了多少不确定度意味着得到了多少信息量。

如果一个事件有 W 个等可能的结局，那么每个结局出现的概率 $P = 1/W$，则

$$H = K \ln W = - K \ln P$$

由上式可知，信息熵是不确定度的量度。信息熵又称香农熵。某一事件的可能结局数越多或其相应概率越小，则信息熵 H 越大。

一般说来，事件的 W 个结局出现的概率并不相等。假如某时间可能的结局及其相应的概率如下：

可能结局：$W_1, W_2, \cdots, W_i, \cdots, W_N$，且 $\sum W_i = W$

相应概率：$P_1, P_2, \cdots, P_i = W_i/W, \cdots, P_N$，且 $\sum P_i = 1$

则该事件信息熵的加权平均值为

$$H = - K \sum P_i \ln P_i$$

上式为信息熵的普遍定义式。

既然信息熵意味着信息量的缺损，那么信息熵的减少就意味着事件不确定性的减小，也即意味着信息量的增加。如果受到信息前后某一事件的不确定程度（即信息熵）分别为

$$H_1 = - K \sum P_{1i} \ln P_{1i}$$

$$H_2 = - K \sum P_{2i} \ln P_{2i}$$

则可定义信息量为

$$I = - (H_2 - H_1) = - \Delta H$$

所以，信息量的大小等于信息熵的减少量，从这个意义上讲，获得信息就是获得负熵。如果收到信息前后可能的结局是等概率的，则信息量为

$$I = - \Delta H = K \ln(W_1/W_2)$$

由此可见，信息量的单位由比例系数 K 来确定。如果比例系数 K 取玻尔兹曼常量 k，则信息熵的单位就采用热力学熵的单位 $J \cdot K^{-1}$。在计算科学中常采用二进制，以 $(0, 1)$ 构成序列表示某种结果的指令，其信息量的单位采用 bit，换算关系为

$$1\ \mathrm{bit} = k\ln 2 = 0.975 \times 10^{-23}\ \mathrm{J \cdot K^{-1}}$$

自从 1865 年克劳修斯首先提出熵的概念以来,此后又出现了玻尔兹曼熵、香农熵(信息熵)等,熵的概念被泛化。特别是信息熵提出以后,熵的概念全面进入信息科学、社会科学以及生命科学等领域。

在生物遗传现象中,也可以借用信息量的概念进行分析和研究。将遗传密码信息的传递假设为一通信系统,S 为发信者,R 为收信者。S 以相等的概率发送 A,T,G,C 四种核苷酸信号,每种核苷酸出现的概率为 1/4,则信息量为 2 bit。由于 S 发送的不是单个核苷酸信号而是以三个核苷酸组成的三联体密码子形式的信息。三联体密码子的总数为 64 种,那么,每种三联体密码子出现的概率 $P(x)$ 为 1/64,S 发送的信息量 $I(x)$ 为 6 bit。R 接收到三联体密码子的信号后转译成 21 种不同的氨基酸消息。设消息的概率为 $P(y)$,经分析,概率为 1/64 的氨基酸有 2 种,概率为 2/64 的氨基酸有 9 种,概率为 3/64 的氨基酸有 2 种,概率为 4/64 的氨基酸有 5 种,概率为 6/64 的氨基酸有 3 种,这样 R 接收到的平均信息量 $I(y)$ 为 4.22 bit。

S 发送的信号 x(三联体密码子)与 R 接收到的信号 y(氨基酸)的联合概率的联合信息量 $I(x,y) = H(x) = 6$ bit。可见 $I(x) = I(x,y)$,表明 S 每发送一个三联体密码子信号,x 都能决定 R 所收到一个特定的氨基酸消息 y。$I(y) = 4.22$ bit $< I(x,y)$,这说明,当 R 接收到一个消息 y 时,并不能完全确定 S 所发送的信号 x,这是因为遗传密码存在简并的缘故。

信息和负熵的概念提供了组织复杂程度和进化程度的定量描述方法,为现代生物科学提供了新的研究方法和思维方法。负熵是十分积极而有用的,机体的新陈代谢过程是生物体不断从外界获得并积累自由能的过程,从而使它的熵变为负,有机体依赖负熵得以生存。玻尔兹曼曾说,生物为生存所做的斗争,既不是为了物质,也不是为了能量,而是为了熵。

习 题 16

习题 16 解答

1. 解释下列术语:① 系统;② 环境;③ 参量;④ 过程;⑤ 外界;⑥ 准静态。

2. 做功和传递热量是等效的,但又有本质的不同,试解释之。

3. 分析下述说法正确与否:

(1) 功可以完全变成热,但热不能完全变成功;

（2）热量只能从高温物体传到低温物体，不能从低温物体传到高温物体；

（3）可逆过程就是能沿反方向进行的过程，不可逆过程就是不能沿反方向进行的过程。

4．为什么说内能和熵都是态函数，而功和热量不是态函数？

5．把一块 0 ℃的冰投入大湖中，设大湖中水的温度比冰高一微小量，于是冰逐渐融解。问：
   （1）冰的熵有无变化？
   （2）大湖的熵有无变化？

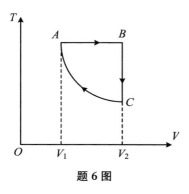

题 6 图

6．题图表示某理想气体循环过程的 $T\text{-}V$ 图，CA 为绝热过程，A 点的态参量（T，V_1）和 B 点的态参量（T，V_2）为已知。求 C 点的温度和这个循环的效率。

7．1 mol 单原子理想气体，从 300 K 加热到 350 K。试求在定容过程和定压过程中各吸取多少热量？内能各增加多少？对外做了多少功？

8．一卡诺机在温度为 1000 K 和 300 K 的两个热源之间工作，试计算：
   （1）热机效率；
   （2）若低热源不变，要使热机效率提高到 80%，则高温热源需提高多少？
   （3）若高温热源不变，要使热机效率提高到 80%，则低温热源温度需要降低多少？

9．2 mol 的理想气体，经历可逆等温过程，体积从 0.02 m² 膨胀到 0.04 m²，温度为 300 K。求其熵变为多少？

10．把 2 mol 的氧气从 40 ℃冷却到 0 ℃，分别求出定容冷却和定压冷却条件下的熵变。

11．投掷一骰子，计算下列信息所给出的信息量。
   （1）结果为奇数；
   （2）结果不为 3；
   （3）结果为奇数，但不是 3；
   （4）结果为 3。

12．试证明在同一 $p\text{-}V$ 图上一定量理想气体的一条绝缘线与一条等温线不能相交于两点。

附录 常用物理基本常量表

序号	物理常量	符号	最佳实验值	供计算用值
1	真空中光速	c	$(299\ 792\ 458 \pm 1.2)$ m·s^{-1}	3.00×10^{8} m·s^{-1}
2	阿伏伽德罗常量	N_A	$(6.022\ 045 \pm 0.000\ 031) \times 10^{23}$ mol^{-1}	6.02×10^{23} mol^{-1}
3	普适气体常量	R	$(8.314\ 41 \pm 0.000\ 26)$ J·mol^{-1}·K^{-1}	8.31 J·mol^{-1}·K^{-1}
4	玻尔兹曼常量	k	$(1.380\ 662 \pm 0.000\ 041) \times 10^{-23}$ J·K^{-1}	1.38×10^{-23} J·K^{-1}
5	理想气体摩尔体积	V_m	$(22.413\ 83 \pm 0.000\ 70) \times 10^{-3}$	22.4×10^{-3} m^3·mol^{-1}
6	基本电荷(元电荷)	e	$(1.602\ 1892 \pm 0.000\ 004\ 6) \times 10^{-19}$ C	1.602×10^{-19} C
7	原子质量单位	u	$(1.660\ 565\ 5 \pm 0.000\ 008\ 6) \times 10^{-27}$ kg	1.66×10^{-27} kg
8	质子静止质量	m_p	$(1.672\ 648\ 5 \pm 0.000\ 008\ 6) \times 10^{-27}$ kg	1.673×10^{-27} kg
9	中子静止质量	m_n	$(1.674\ 954\ 3 \pm 0.000\ 008\ 6) \times 10^{-27}$ kg	1.675×10^{-27} kg
10	法拉第常量	F	$(9.648\ 456 \pm 0.000\ 027) \times 10^{4}$ C·mol^{-1}	$96\ 500$ C·mol^{-1}
11	真空电容率	ε_0	$(8.854\ 187\ 818 \pm 0.000\ 000\ 071)$ $\times 10^{-12}$ F·m^{-2}	8.85×10^{-12} F·m^{-2}
12	真空磁导率	μ_0	$12.566\ 370\ 614\ 4 \pm 10^{-7}$ H·m^{-1}	4π H·m^{-1}
13	普朗克常量	h	$(6.626\ 176 \pm 0.000\ 036) \times 10^{-34}$ J·s	6.63×10^{-34} J·s
14	标准大气压	P_0	$101\ 325$ Pa	1.013×10^{5} Pa
15	电子的质量	m_e	9.3×10^{-31} kg	
16	电子的质量	e	-1.6×10^{-19} C	
17			$1\ eV = 1.6 \times 10^{-19}$ J	

参 考 文 献

［1］ 赵凯华.光学[M].北京:高等教育出版社,2004.
［2］ 姚启钧.光学教程[M].2版.北京:高等教育出版社,2008.
［3］ 胡新珉.医学物理学学习指导[M].2版.北京:人民卫生出版社,2004.
［4］ 胡新珉.医学物理学[M].7版.北京:人民卫生出版社,2008.
［5］ 张三慧.大学物理学[M].2版.北京:清华大学出版社,2000.
［6］ 张三慧.大学基础物理学:下册[M].清华大学出版社,2003.
［7］ 陈守洙,江之永.普通物理学[M].5版.北京:高等教育出版社,1998.
［8］ 马文蔚,等.物理学[M].4版.北京:高等教育出版社,2001.
［9］ 喀蔚波.医用物理学[M].2版.北京:高等教育出版社,2008.
［10］ 卢德鑫.大学物理学[M].2版.北京:高等教育出版社,2003.
［11］ 梁路光.医用物理学[M].2版.北京:高等教育出版社,2004.
［12］ 漆安慎.力学[M].北京:高等教育出版社,1997.
［13］ 黄勇.物理时空[M].沈阳:辽宁大学出版社,2006.
［14］ 毛根海.奇妙的流体运动科学[M].杭州:浙江大学出版社,2009.
［15］ 喀蔚波.医用物理学[M].北京:北京大学医学出版社,2013.